研修医・医学生のための

症例で学ぶ栄養学

折茂英生・勝川史憲・田中芳明・吉田 博
編著

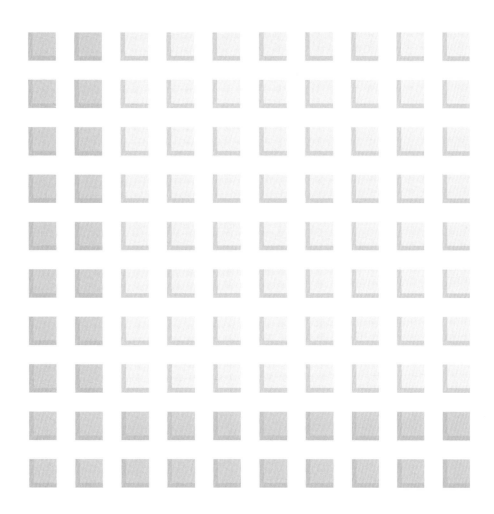

建帛社
KENPAKUSHA

序

　多くの医学生にとって，栄養学はとても学習しにくい科目である．栄養学の要素は医学教育のカリキュラムのなかに散りばめられているが，基礎医学を学んでいる間はそれらが重要な栄養療法の土台であることに気づかない．臨床医学の学習に進むと，さまざまな疾患に関連した栄養の問題が出てくるが，断片的な感じが否めない．公衆衛生学で学ぶ知識は，基礎とも臨床とも関連づけられず，無理やり暗記しようとすれば栄養学嫌いになってしまう．現行の医学教育モデル・コア・カリキュラムや医師国家試験の出題基準には，栄養学としてまとまった項目がない．

　こうして栄養学を後回しにした医学生がその大切さを身にしみて実感するのは，臨床実習で最初の患者を受け持ったときではないだろうか．さらに地域医療の現場を目にすれば，日本の医療全体に占める栄養療法の比重の大きさに愕然とするだろう．その時が栄養学教育の「啐啄同機（そったくどうき）」なのだが，残念ながら今の医学教育カリキュラムには，臨床実習の後にまとまった授業をする余地はほとんどない．結局，栄養学を学ぶのは研修医になってからである．それも，担当患者に即した栄養管理について，指導医から，あるいは多種雑多な情報源を頼りに，およそ系統的とはいえないやり方で学んでいるというのが実情であろう．

　本書は，このような栄養学教育の状況に危機感を抱き，解決策を模索した臨床栄養学の専門家集団が出した渾身の解答である．第2章から第4章には研修医に必要な栄養学の知識が過不足なくまとめられている．「第5章症例と栄養」は書名からもわかるように本書のハイライトであり，新しい試みである．医師にとって，使えない知識は意味がない，知識をどう使うかこそ本当に学んでほしい，という編者の強い意思を感じる．

　ここに集められた症例は，重要な臨床栄養学的知識をエビデンスとともに学ぶことを意図して選ばれているが，同時に臨床現場における栄養療法の欠くべからざる役割を活き活きと伝えるものとなっている．初学者は細かい用語を知らなくても，ここを読むだけで，栄養学を学ぼうとする動機がかきたてられるであろう．

　本書に期待することがもうひとつある．医学生に栄養学の要素を教えるすべての教員，特に基礎医学の担当者に本書を読んでいただきたいのである．冒頭に示した栄養学教育の問題のいくつかは，今学んでいることが将来どのように臨床に役立つかを適切に示すことで解決できる．そのために，基礎と臨床の統合型授業や，ペーパーペーシェントを用いた課題解決型授業（Problem-based learning：PBL）が有効とされる．しかし，教員個人のレベルでも，本書の症例で示された基礎と臨床のつながりを意識するだけで，かなりの効果が期待できよう．

　本書が，栄養学の大切さに気づいた研修医，医学生を変えるだけでなく，日本の医学教育そのものを変え，もってこれからの日本の医療・社会に貢献することを期待する．

2017年2月

東京慈恵会医科大学　学長　松藤千弥

は じ め に

　本書は「症例で学ぶ栄養学」として，医学を学び始めた医学生と研修医に向けた栄養学の入門書である．超高齢社会が近づき，今日の医療は大きく変わりつつある．予防や在宅医療といった，従来は軽視されがちであった分野がクローズアップされ，食事，運動などの日常生活，特に食事と関連した栄養の疾患予防や進展における重要性が再認識されてきた．もとより栄養を無視した医療は考えられないにもかかわらず，さまざまな事情から，医師の道を志すものが「栄養学」を本格的に学ぶ機会は少なく，医学生・研修医をターゲットとした栄養学のテキストも見当たらない．そこで本書はあくまで医学を学ぶものの立場に立って，症例を提示し，そのなかから栄養学的問題を抽出して解決法を考えるスタイルのテキストとして編集した．

　テキストでは「考えて理解する」だけでなく，「目で見て理解する」こともまた重要であり，本書ではできるだけ図表を入れて視覚的理解を助けるように工夫した．関連事項は⇨でページ数を示した．巻末には付表をつけ，参考とした．

　編者は実際に医学部で栄養学教育に取り組んできた実績をもつ医師・研究者であり，各著者も一線で活躍している医師・研究者にお願いした．序をお寄せいただいた東京慈恵会医科大学学長松藤千弥先生に深甚なる謝意を表するとともに，快く原稿を引き受けていただいた著者の先生方に深く感謝する．

　本書が読者にとって「栄養」に近づく鍵となり，将来の医療活動に役立つことを祈るものである．

2017年2月

編者一同
折 茂 英 生 (代表)
吉 田 　 博
田 中 芳 明
勝 川 史 憲

目次

第1章　医学と栄養学

1．医学における栄養学とは……………………………………………………………（折茂英生）…**1**
2．症例が結ぶ医学と栄養学………………………………（松井貞子，丸山千寿子，吉田　博）…**2**

第2章　栄養学の基礎―医師のためのミニマムエッセンス

1．ヒトの体組成……………………………………………………………………………（折茂英生）…**6**
　（1）ヒトの体組成の分け方……………………………………………………………………………**6**
　（2）ヒトの体組成の測定法……………………………………………………………………………**7**
2．エネルギー………………………………………………………………………………（折茂英生）…**7**
　（1）エネルギーとは……………………………………………………………………………………**7**
　　　1）エネルギーの単位——*7*
　（2）食品中のエネルギー値……………………………………………………………………………**7**
　（3）エネルギー消費量…………………………………………………………………………………**8**
　　　1）エネルギー消費量の測定——*8*　　2）エネルギー消費量の内訳——*9*
　（4）推定エネルギー必要量…………………………………………………………………………**10**
3．消化・吸収とバイオアベイラビリティ……………………………………………（折茂英生）…**10**
　　　1）消化・吸収とバイオアベイラビリティ——*10*
　　　2）糖質の消化・吸収——*11*　　3）タンパク質の消化・吸収——*11*
　　　4）脂質の消化・吸収——*12*
4．三大栄養素とその異常……………………………………………………………………………**13**
　（1）三大栄養素…………………………………………………………………（折茂英生）…**13**
　　　1）炭水化物——*13*　　2）タンパク質・アミノ酸——*14*
　　　3）脂　質——*15*
　（2）タンパク質・エネルギー栄養障害………………………………………（折茂英生）…**18**
　（3）脂質代謝異常…………………………………………………………………（吉田　博）…**18**
　　　1）高コレステロール血症——*18*　　2）高トリグリセリド血症——*20*
5．ビタミンと欠乏症・過剰症……………………………………………………（折茂英生）…**22**
　（1）ビタミンの種類と特性…………………………………………………………………………**22**
　（2）脂溶性ビタミン…………………………………………………………………………………**22**
　　　1）ビタミンA——*22*　　2）ビタミンD——*23*
　　　3）ビタミンE——*25*　　4）ビタミンK——*25*

（3）水溶性ビタミン……………………………………………………………………………26
  1）ビタミン B_1——26 2）ビタミン B_2——26
  3）ナイアシン——28 4）ビタミン B_6——28
  5）ビタミン B_{12}——29 6）葉　酸——29
  7）ビオチン——30 8）パントテン酸——31
  9）ビタミンC——31

6．ミネラル・微量元素と欠乏症・過剰症……………………………………（折茂英生）**32**

（1）ミネラル・微量元素の種類と特性…………………………………………………32
（2）多量ミネラル…………………………………………………………………………33
  1）カルシウム——33 2）リ　ン——34
  3）マグネシウム——35 4）ナトリウム——36
  5）カリウム——36 6）塩　素（クロール）——36
  7）硫　黄——36
（3）微量元素………………………………………………………………………………36
  1）鉄——36 2）ヨウ素（ヨード）——37
  3）亜　鉛——38 4）銅——38
  5）マンガン——38 6）セレン——38
  7）クロム——38 8）コバルト——39
  9）モリブデン——39 10）フッ素——39

コラム 食物繊維，プロバイオティクス・プレバイオティクス……………（折茂英生）…40
コラム 抗酸化物質：酸化ストレス，活性酸素……………（岸本良美，吉田　博，近藤和雄）…41

第3章　栄養学の応用―医師のためのアプリケーション

1．ライフステージと栄養……………………………………………………………………**43**

（1）妊娠・授乳期の栄養……………………………………………………（茆原弘光）…43
（2）乳幼児期の栄養…………………………………………………………（田嶋華子） 45
  1）乳児期の栄養——45 2）幼児期の栄養——46
（3）成長期（学童期・思春期）の栄養……………………………………（田嶋華子）…46
  1）学童期の栄養——46 2）思春期の栄養——47
（4）成人期の栄養……………………………………………………………（大荷満生）…48
  1）日本人の栄養摂取状況の推移——48
  2）成人期における食生活と健康障害——49
  3）成人期の食習慣に与える社会的要因——49
  4）生活習慣病予防のための栄養——50
（5）高齢期の栄養……………………………………………………………（大荷満生）…50
  1）高齢者の栄養の特徴——50 2）身体組成の加齢変化——51

　　　　3）高齢者にみられる低栄養の病態——51
　　　　4）フレイル，サルコペニアと自立障害——52

2．食事摂取基準 ………………………………………………………（折茂英生）…**53**

　（1）「日本人の食事摂取基準（2015年版）」の概要………………………………………53
　　　　1）策定の目的と歴史——53　　　2）対　象——54
　　　　3）指標の目的と種類——55　　　4）参照体位——56
　　　　5）エネルギー——56　　　　　　6）各栄養素——56
　（2）食事摂取基準の活用法………………………………………………………………59

3．食品成分表と食事ガイド ………………………………………（今井久美子）…**59**

　（1）食品成分表……………………………………………………………………………59
　　　　1）食品成分表の活用目的——59
　　　　2）食品成分表の沿革と日本食品標準成分表2015年版（七訂）——60
　　　　3）食品成分表の収載食品と成分値——60
　　　　4）栄養価計算への活用——61　　5）調理による栄養価計算への留意点——61
　（2）食事ガイド……………………………………………………………………………62
　　　　1）食事バランスガイド——62
　　　　2）マイプレートと諸外国のフードガイド——63

　コラム　食品機能と栄養補助食品 …………………………………………（中島　啓）…64

4．運動と栄養 ………………………………………………………（勝川史憲）…**65**

　コラム　遺伝子と栄養 ………………………………………………………（折茂英生）…66

5．食品と薬物の相互作用 …………………………………………（伊藤公美恵）…**67**

　（1）薬物相互作用…………………………………………………………………………67
　（2）薬物の体内動態………………………………………………………………………67
　（3）薬物動態学的相互作用と薬理学（薬力学）的相互作用……………………………67
　（4）代謝酵素（シトクロム P450）と CYP3A4…………………………………………70
　（5）主な食品と薬の相互作用……………………………………………………………70
　　　　1）グレープフルーツジュースと薬剤の相互作用——70
　　　　2）グレープフルーツ以外の柑橘類との相互作用——71
　　　　3）セントジョーンズワートと薬剤の相互作用——71
　　　　4）納豆・青汁・クロレラ（緑黄色野菜）と薬剤の相互作用——71

第4章　栄養療法——医師のためのベーシックセオリーとスキル

1．栄養療法とチーム医療 …………………………………………（田中芳明）…**74**
2．栄養アセスメント ………………………………………………………………**75**

　（1）栄養アセスメントとは………………………………………………（石井信二）…75
　（2）臨床診査………………………………………………………………（石井信二）…75

（3）身 体 計 測……………………………………………………………………（石井信二）…75
　（4）臨 床 検 査……………………………………………………………………（石井信二）…76
　（5）食 事 調 査……………………………………………………………………（永松あゆ）…76
　　　1）食事記録法——77　　　　　　　　2）食事摂取頻度調査法——77
　　　3）24時間思い出し法——77　　　　4）陰膳法——77
　（6）栄養アセスメント法……………………………………………………………（石井信二）…78
　　　1）栄養スクリーニング法——78　　2）タンパク代謝における指標——79
　　　3）脂質代謝における指標——82　　4）免疫能における指標——82
　　　5）総合的な栄養評価指数——82

3．栄養療法の計画……………………………………………………………………（石井信二）…82
　（1）エネルギー・栄養必要量の算定………………………………………………………………82
　　　1）エネルギー必要量——82　　　　2）タンパク質（アミノ酸）必要量——83
　　　3）脂質必要量——84　　　　　　　4）水　　分——84
　　　5）電解質——84　　　　　　　　　6）ビタミン・微量元素必要量——85
　　　7）小児におけるエネルギー・栄養必要量——85
　（2）栄養補給法の種類と選択………………………………………………………………………86
　　　1）カテーテル関連血流感染症——87　2）TPNの組成に起因する種々の合併症——88
　　　3）TPNと肝障害——88
　（3）経腸栄養剤の種類と選択………………………………………………………………………89
　　　1）経腸栄養剤（医薬品），濃厚流動食（食品）の分類——89
　　　2）経腸栄養剤，濃厚流動食の選択——89

4．栄養療法の実施……………………………………………………………………………………99
　（1）食事箋，栄養・食事指導………………………………………………………（永松あゆ）…99
　　　1）食事箋——99　　　　　　　　　2）食事箋の内容——99
　　　3）栄養・食事指導——99　　　　　4）栄養・食事指導の内容——100
　（2）経 腸 栄 養……………………………………………………………………（浅桐公男）…102
　　　1）経腸栄養法で使用する器材：特徴と管理——102
　　　2）経腸栄養の投与法——105　　　3）腸管メンテナンス——106
　　　4）経腸栄養の合併症と対策——107　5）早期経腸栄養——107
　（3）経静脈栄養………………………………………………………………………（浅桐公男）…108
　　　1）末梢静脈栄養と中心静脈栄養に必要な器材——108
　　　2）末梢静脈栄養と中心静脈栄養の投与計画——111
　　　3）末梢静脈栄養と中心静脈栄養の合併症と対策——111
　（4）輸液の種類と特性………………………………………………………………（浅桐公男）…112
　　　1）電解質製剤——112　　　　　　2）アミノ酸製剤——112
　　　3）脂肪乳剤——113　　　　　　　4）混合ビタミン製剤——113
　　　5）微量元素製剤——113　　　　　6）高カロリー輸液用液——113

（5）栄養サポートチーム（NST）の実際……………………………（七種伸行）…*113*
　　　　1）NSTの概要——*113*　　　　2）NSTの活動目的——*114*
　　　　3）NSTの活動——*114*　　　　4）スタッフ教育——*114*
　　　　5）今後の展望——*114*

5．エネルギーの過剰と栄養療法………………………………………（上野高浩）…**115**
　　（1）肥満と肥満症………………………………………………………………*115*
　　　　1）肥満の定義と分類——*115*　　2）肥満症とは——*116*
　　（2）メタボリックシンドローム………………………………………………*117*
　　　　1）疾患概念——*117*　　　　2）メタボリックシンドロームの診断——*117*
　　（3）肥満症，メタボリックシンドロームの栄養療法………………………*118*
　　　　1）1日摂取カロリーを設定する——*118*
　　　　2）設定したカロリーを基に食事内容，行動を指導する——*118*
　　　　3）運動療法を併用する——*118*
　　　　4）患者の治療に対する積極的な取り組みを促す——*119*

6．低栄養・消耗性疾患と栄養療法………………………………………（中島　啓）…**119**
　　（1）タンパク質・エネルギー栄養障害，やせ………………………………*119*
　　　　1）栄養療法——*119*　　　　2）留意すべき事項——*121*
　　（2）サルコペニア………………………………………………………………*121*
　　　　1）栄養療法——*121*

7．小児と栄養療法…………………………………………………………（浅桐公男）…**123**
　　（1）末梢静脈栄養………………………………………………………………*123*
　　　　1）使用する末梢静脈内留置針——*123*
　　　　2）末梢静脈確保のコツ——*123*
　　　　3）事故抜去を予防する固定のコツ——*123*
　　　　4）管理上のコツ——*124*
　　（2）中心静脈栄養………………………………………………………………*124*
　　　　1）使用する中心静脈カテーテル——*124*
　　　　2）輸液製剤の選択に関する注意点——*124*
　　（3）経 腸 栄 養…………………………………………………………………*124*

8．妊娠と栄養療法…………………………………………………………（茆原弘光）…**125**
　　（1）悪　　　阻…………………………………………………………………*125*
　　（2）妊娠性鉄欠乏性貧血………………………………………………………*125*
　　（3）妊娠糖尿病…………………………………………………………………*126*
　　（4）妊娠高血圧症候群…………………………………………………………*126*
　　（5）肥 満 妊 婦…………………………………………………………………*127*

第5章　症例と栄養

概　　要……………………………………………………………………(折茂英生)…*129*
1. 糖　尿　病………………………………………………(森山純江，柳内秀勝)…*130*
2. 高齢者の糖尿病………………………………(森山純江，柳内秀勝，吉田　博)…*132*
3. 糖尿病性腎症……………………………………………………………(田尻祐司)…*134*
4. 脂質異常症（高トリグリセリド血症）…………………………………(澤田正二郎)…*136*
5. 心　不　全………………………………………………………………(下澤達雄)…*138*
6. 慢性閉塞性肺疾患（COPD）……………………………………………(吉川雅則)…*140*
7. 炎症性腸疾患……………………………………………………………(内山　幹)…*142*
8. 肝　硬　変………………………………………………………………(川口　巧)…*144*
9. 慢性腎臓病（CKD）1……………………………………………………(磯﨑泰介)…*146*
10. 慢性腎臓病（CKD）2……………………………………………………(磯﨑泰介)…*148*
11. 透　　析…………………………………………………………………(阿部雅紀)…*150*
12. 外科1　イレウス………………………………………………………(石橋生哉)…*152*
13. 外科2　大腸がん………………………………………………………(石橋生哉)…*154*
14. 小児科1　急性胃腸炎・脱水…………………………………………(浅桐公男)…*156*
15. 小児科2　心身障害児・誤嚥性肺炎…………………………………(浅桐公男)…*157*
16. 産科　妊娠糖尿病………………………………………………………(茆原弘光)…*158*
17. 褥　　瘡…………………………………………………………………(七種伸行)…*160*
18. 嚥下障害…………………………………………………………………(三枝英人)…*163*

■付　表　1　日本人の食事摂取基準（2015年版）—抜粋—………………………*169*
■付　表　2　主な経静脈栄養剤の組成……………………………………………*178*
■索　　引……………………………………………………………………………*181*

第1章 医学と栄養学

1．医学における栄養学とは

　本書は「症例で学ぶ栄養学」として，医学を学び始めた医学生と研修医に向けた栄養学の入門書である。多くの医学部の教育カリキュラムには「栄養学」は含まれておらず，CBTや医師国家試験の出題項目としては分散されてまとまった形にはなっていない。しかし，栄養を無視した医療が成り立たないことは明らかである。薬物治療も手術も患者の栄養状態により結果が異なることは，医師ならば皆経験していることである。また，食事が重要な生活習慣であり，多くの生活習慣病の発症や進展の原因となることもおそらく誰でも知っている。患者から食事をどうしたらよいか尋ねられた経験のない医師は少ないであろう。その時に自信をもって，科学的に正しい回答ができる医師がどれだけいるだろうか？　入院患者の栄養状態を，治療効果が最大になるように自信をもって管理できる医師がどれだけいるだろうか？　本書の読者には是非こうした医師になってほしいとの願いから，実際の症例を提示し，栄養学的問題を抽出し，解決法を示すことにより，医学における栄養学を学べるように編集した。次節の「2．症例が結ぶ医学と栄養学」はその例であり，ここで本書の特徴を把握していただきたいと思う。本書は，栄養士・管理栄養士の養成課程の教科書とはひと味違う，あくまで医師を目指す，あるいは医師としての一歩を踏み出した読者を想定したテキストとなっている。

　「症例で学ぶ」といっても，やはり基礎的知識は必要である。医学生は一般的な生理学，生化学の講義は必ず受けている。栄養学はそうした基礎医学に立脚しているので，第2章「栄養学の基礎—医師のためのミニマムエッセンス」として，基礎栄養学について記載した。生理学を修得したものとして体組成，エネルギー，消化・吸収の解説を，生化学を修得したものとして各栄養素の解説を行った。そのため，一般的な栄養学の教科書にみられるような栄養素の代謝過程などは記述していないので，そのつもりで読んでいただきたい。第3章「栄養学の応用—医師のためのアプリケーション」では，各ライフステージごとと運動時の栄養の特徴と，食事摂取基準，および食品について記載した。いわゆる応用栄養学とされる分野と食品である。食品についての詳しい知識は，管理栄養士にとっては必須であるが，医師にとってはこの章で書かれた内容を把握していれば十分であろう。加えて，第2章，第3章に関連する最近のトピックを，「コラム」として取り上げた。今後重要になる分野であり，読者には知っておいてほしいところである。

　臨床栄養学の総論的事項として，第4章「栄養療法—医師のためのベーシックセオリーとスキル」にアセスメントの方法と栄養療法の実際を記載した。臨床栄養では理論とともにスキルも重要であり，特に研修医に配慮して理論に基づいたスキルを修得してもらえるように記述した。次

いで，第5章で症例を記載した．コモンディジーズを中心に，術前術後管理やライフステージに特徴的な症例にも配慮した．

本書は可能な限り図表を入れることで，視覚的にも内容を把握できるようにした．また，付表では，厚生労働省から公表されている「日本人の食事摂取基準（2015年版）」（⇨p.169）と「主な経静脈栄養剤の組成」（⇨p.178）を付したので，参考にしていただきたい．

編者は実際に医学部で栄養学教育に取り組んできた実績をもつ医師・研究者であり，各著者も一線で活躍している医師・研究者にお願いした．本書で学んだ読者が，専門科にかかわりなく「栄養に強い」医師となって活躍されることを望むものである．

2．症例が結ぶ医学と栄養学

本書の概要は，本章「1．医学における栄養学とは」に述べたとおりである．第5章において，主な疾患の症例をあげるが，ここではまず導入として，栄養学的アプローチが関係する代表的な疾患である脂質異常症（高LDL-C血症）の症例を示す．この症例から，医学と栄養学の結びつきを知る端緒としていただきたい．

> 患者：48歳，男性，会社員
> 疾患：脂質異常症（高LDL-C血症）
> 既往歴：胆石（43歳時胆嚢摘出術施行），糖尿病（－）
> 家族歴：特記すべきことなし
> 生活習慣：喫煙（－），飲酒（－），運動（ゴルフを1回／月）

◆経　過　等

1．30歳前半頃から毎年受けている人間ドックにて脂質異常症（高LDL-C血症）を度々指摘されていた．42歳から高LDL-C血症が持続していたことから，食事療法の実施および薬物療法の適応を検討する目的で，当院受診となった．薬物療法は受けていない．

2．初診時現症および検査データ
　身長176.1cm，体重77.8kg，BMI 25.1kg/m^2，ウエスト周囲長87.0cm，BP 128/88mmHg，アキレス腱肥厚および眼瞼黄色腫を認めない．
　TP 7.7g/dL，Alb 4.9g/dL，AST 25U/L，ALT 30U/L，γ-GT 27U/L，LDH 211U/L，T-Bil 0.8mg/dL，Cr 0.9mg/dL，BUN 14.0mg/dL，UA 6.1mg/dL，TC 226mg/dL，LDL-C 162mg/dL，HDL-C 46mg/dL，TG 148mg/dL，HbA1c 5.4%．

◆栄養管理の方針（⇨第4章2・3・5）

（1）栄養指導指示箋
　医師より3か月後にLDL-C 140mg/dL未満と減量（1kg/月）が指示された．栄養処方（1日）は，エネルギー2,000kcal（≒30kcal/kg標準体重），脂質エネルギー比20～25%，飽和脂肪酸エネルギー比4.5%以上7%未満，コレステロール200mg以下，炭水化物エネルギー比50～60%，食物繊維摂取量の増加（25g以上）であった．運動処方は，メディカルチェックが行われたうえ

で，1日20分程度のウォーキングが指示された。

（2）受診までの食習慣の状況
- 食事時間：朝食6時30分，昼食12時，夕食18～19時。
- 朝食は自宅（ご飯，味噌汁，納豆），昼・夕は外食（ラーメン，そば，丼物，カレーライスなどの単品料理が中心）を利用。
- 嗜好品：22時過ぎに菓子類（せんべいやスナック，チョコレートなど）や乳製品を摂取。
- 総括：肉類や乳製品を好み，野菜・海藻・こんにゃく・果物はあまり食べない。
　　　　幼少期より偏食（多種類の野菜や果物，魚類が食べられない）あり。

（3）栄養アセスメント
　管理栄養士が食事内容の聞き取りからエネルギーおよび栄養素摂取量を概算した結果，1日のエネルギー摂取量2,000～2,300kcal，脂質エネルギー比30～35％，コレステロール180～230mg，食物繊維10～15g，食塩相当量10～13gであった。

　食生活上の問題点は，①デスクワーク中心で運動習慣がなく身体活動量が低い，②外食の利用が多く遅い時間に菓子類を摂取する習慣があることから，エネルギーおよび脂質摂取量過多の傾向，なかでも肉類や乳製品の摂取頻度が高く飽和脂肪酸の摂取量が多い，③偏食があり，野菜や海藻・こんにゃくはあまり食べないため，食物繊維の不足，があげられた。

（4）栄養食事指導計画
　初回の栄養食事指導では，食事療法にてLDL-Cの低下効果が期待できることを説明し，動機づけを行った。次に食生活上の問題点をあげたうえで，食生活の改善に向けて実践可能な行動を患者本人に決定してもらい，次の栄養計画を立てた。
- 3か月後の目標：①LDL-Cを140mg/dL未満にする，②体重75～76kg（約1kg/月の減量）
- 1か月後の目標：①体重を毎日決まった時間に測り，記録する，②1回/日は魚類を食べ，肉類を減らす，③食べられる野菜について摂取量を増やす

（5）栄養食事指導後の経過
　2回目の栄養食事指導にて，初回に設定した1か月後の栄養計画の達成率に関する自己評価では，①が98％，②30％，③10％であった。体重は77～78kg前半を推移し，1kg/月ペースの減量目標は概ね達成されていた。血液生化学検査値は，LDL-C 154mg/dL，HDL-C 40mg/dL，TG 135mg/dLと改善傾向にあった。患者本人より，職場近くで魚料理が食べられる飲食店が少ないため，魚の摂取頻度を増やすには，夕食を自宅で食べるほうが実行しやすいと感じたとのことであった。夕食を自宅で食べることで，さらに夕食の食事時間が遅くなることが予想されたが，エネルギーや脂質，食塩摂取量の減少と野菜摂取量の増加が期待できるため，自宅での夕食（魚料理）摂取を推奨した。達成率の低かった③については，嫌いな野菜の摂取量を増やすことを目標としたため，食事療法を実行してみてストレスに感じていないかを確認したところ，可能なことから始めているので，無理なく実行できている。体重やウエスト周囲長が減ったことなど食事療法による効果を実感しているので，さらに改善できそうなことに取り組みたいという積極的な発言があり，次回までの目標として，④夕食は自宅で魚料理を食べるようにすること，⑤昼食はできるだけ野菜料理のある定食を利用することを追加した。

3か月後の栄養食事指導において，目標に対する達成率は70〜98％と前回に比べ全体的に上昇した。夕食（魚料理）を自宅で食べることについては，調理担当者である妻の協力も得られたことから，この1か月間はほぼ毎日魚料理を1回程度摂取できており，野菜摂取量の増加にもつながっていた。患者本人が3か月後の目標達成に向けて新たに取り組んだこととして，昼食は主に社員食堂を利用し，1食500kcal以下のヘルシーメニュー（定食）などを選ぶようにしたこと，帰宅後の菓子類や乳製品の摂取を極力控えたことを話された。その結果，3か月後には体重75.0kg（−2.8kg），LDL-C 128mg/dL（−34mg/dL）に改善した（図1-1，表1-1）。

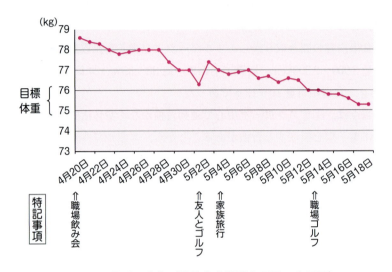

図1-1 体重の変化（栄養食事指導2回目→3回目）

表1-1 血中脂質濃度の変化

	20XX年2月10日 （初回指導時）	3月14日 （栄養食事指導2回目）	5月19日 （栄養食事指導3回目）
TC（mg/dL）	226	224	191
LDL-C（mg/dL）	162	152	128
HDL-C（mg/dL）	46	45	48
TG（mg/dL）	148	140	111

◆**栄養管理の考察と対策**（⇨第2章4・コラム，第3章2）

　動脈硬化性疾患の危険因子を改善する食事として，高LDL-C血症の場合，①LDL-Cを上昇させる飽和脂肪酸，コレステロール，トランス脂肪酸の摂取を減らすため，肉類や乳類と卵類を制限する。②LDL-C低下作用を有する食品，特に水溶性食物繊維，植物性ステロールや多価不飽和脂肪酸の摂取を増やすことが推奨されている。本症例においては，肉類が多く飽和脂肪酸エネルギー比高値，野菜や海藻・きのこ類の摂取が少なく食物繊維摂取量の不足がみられ，これらが高LDL-C血症の要因であることが推測された。栄養食事指導では，食習慣上，大豆製品は毎

日摂取し，卵やレバー，魚卵などコレステロール含有量の多い食品の摂取は少なかったため，主に肉類から魚類への置き換え，摂取可能な野菜料理や大豆・大豆製品での食物繊維および植物性ステロール類の摂取増加を目指し，外食では単品料理よりも定食を利用するよう説明した。さらに，患者の自主的なエネルギー摂取制限と乳製品を控えたこともあり，3か月後には約20%のLDL-C低下が得られた。食事コレステロールの摂取量も減少したが，「日本人の食事摂取基準（2015年版）」にもあるように，既に脂質異常症がみられているなどリスクが高い傾向にある場合は，食事コレステロール摂取量を減らすことが推奨されている。

　食事療法によるLDL-C改善効果について，Jenkinsらが行ったカナダ人を対象とした6か月間の介入研究によると，飽和脂肪酸を制限した食事療法によりLDL-Cが3%低下（-8 mg/dL），さらに植物性ステロールや大豆タンパク質，水溶性食物繊維摂取を強化した食事療法に加え，2回/6か月，もしくは7回/6か月の栄養指導を行った場合で，それぞれ13.1%（-24 mg/dL），13.8%（-26 mg/dL）のLDL-C低下を認めている。

　脂質異常症では，糖尿病や高血圧，CKDなどを合併していることが多く，心血管系疾患の予防の観点からも，定期的な栄養食事指導の実施が，生活習慣病全体の改善にも有効である。貝原益軒の『養生訓』に示されている医食同源は現代人においても重要な考え方であり，この推進により薬物治療を必要とするステージへの重症化を予防することも期待できる。医学研究においてbench-to-bedsideのスタイルで研究室での結果を用いて患者を治療するための新たな方法を開発するプロセスが注目されているが，栄養食事指導においても，医師と管理栄養士の間の実りあるキャッチボール，医学と栄養学のクロストークが患者の利益につながることはいうまでもない。

文　献

1．医学における栄養学とは
- Ross AC, Caballero B, Cousins RJ, Tucker KL, Ziegler TR（editors）：Modern nutrition in health and disease, 11th ed., Lippincott Williams & Wilkins, Philadelphia, 2014.
- Geissler CA, Powers HJ（editors）：Human nutrition, 12th ed., Churchill Livingstone, Edinburgh, 2011.
- Hark L, Deen D, Morrison G（editors）：Medical nutrition & disease；a case-based approach, Wiley Blackwell, Chichester, 2014.
- 馬場忠雄, 山城雄一郎編集：新臨床栄養学　第2版, 医学書院, 2012.
- 日本臨床栄養学会監修：臨床栄養医学, 南山堂, 2009.

2．症例が結ぶ医学と栄養学
- Jenkins DJ, et al.：Effect of a dietary portfolio of cholesterol-lowering foods given at levels of dietary advice on serum lipids in hyperlipidemia：a randomized controlled trial. JAMA, 2011；**306**(8)；831-839.
- 日本動脈硬化学会：動脈硬化性疾患予防ガイドライン2012年版, 2012, p.59.
- 菱田明, 佐々木敏監修：日本人の食事摂取基準（2015年版）, 第一出版, 2014.

第2章 栄養学の基礎
―医師のためのミニマムエッセンス

1. ヒトの体組成

(1) ヒトの体組成の分け方

　栄養アセスメントに使用される身体計測は体組成から決定される。ヒトの体組成の5段階モデルでは，原子，分子，細胞，組織・器官，そして体全体の各レベルを考える（表2-1）。

　原子レベルでは，ヒトの体を構成する主な原子は次の11種類，すなわち酸素（O），炭素（C），水素（H），窒素（N），カルシウム（Ca），リン（P），カリウム（K），硫黄（S），ナトリウム（Na），塩素（Cl），マグネシウム（Mg）である。

　分子レベルでは，ヒトの体組成は6種の主な構成要素，すなわち水，炭水化物，タンパク質，脂質，骨ミネラル，軟部組織ミネラルからなる。これを脂肪成分と脂肪以外の成分に分けて考える，すなわち体組成を脂肪組織（fat mass）と除脂肪組織（fat free mass：FFM）に分けるモデルがよく用いられている。FFMは除脂肪体重を意味し，エネルギー貯蔵組織である脂肪組織に比べ容易に代謝される体成分であり，指標として用いられる。

　細胞レベルでは，細胞（cell mass），細胞外液（ECF），細胞外基質（ECS）の3分割，または脂肪組織を脂肪細胞と脂肪細胞以外の細胞（body cell mass：BCM）に分けるモデルも用いられる。BCMは容易に代謝される成分である。

　組織・器官レベルでは，脂肪組織，骨格筋，骨，内臓諸器官，血液に分けるモデルが用いられる。

表2-1　ヒトの体組成

レベル	モデル	構成因子数
原　子	体重 = O + C + H + N + Ca + P + K + S + Na + Cl + Mg	11
分　子	体重 = 脂肪 + 水分 + リン + 細胞内ミネラル + 骨ミネラル + グリコーゲン 体重 = 脂肪 + 除脂肪組織（FFM）	6 2
細　胞	体重 = 細胞（cell mass）+ 細胞外液（ECF）+ 細胞外基質（ECS） 体重 = 脂肪 + 体細胞組織（BCM）+ ECF + ECS	3 4
組織・器官	体重 = 脂肪組織 + 骨格筋 + 骨 + 血液 + その他	
全　体	体重 = 頭部 + 頸部 + 体幹 + 上肢 + 下肢	

(2) ヒトの体組成の測定法

　アセスメントを確実に行うには上記の体組成が測定できなければならない。しかしこれらの成分を生体で直接測定するのは困難であるため，体組成を反映するいくつかの指標が使用される。除脂肪組織（FFM）は全体重から脂肪組織を減じた除脂肪体重（lean body mass：LBM）を表す。また，除脂肪体重は膜脂質などの貯蔵脂肪以外の脂質を加えた体重をさす。除脂肪体重の最大要素は骨格筋が占める。除脂肪体重の異動は骨格筋の増減によることが多い。高齢者にみられるサルコペニアでは骨格筋の減少による除脂肪体重の減少が起こる。身体計測（anthropometry）による栄養アセスメントは体重と筋肉量を測定することにより，体組成を推測する簡易な方法である。生体電気インピーダンス法（体脂肪計）は細胞内と細胞外の水分から生体の全水分量を測定し，計算によりFFMを推定する。CT，MRIを用いて画像解析から筋肉量，fat massを測定する方法も使用される。

2．エネルギー

(1) エネルギーとは

1）エネルギーの単位

　旧来のエネルギーの単位は，すべてのエネルギーを熱エネルギーに転換した形で表される。1カロリー（1 cal）とは1 gの水の温度を15℃から16℃に上昇させるのに必要なエネルギーとして定義される。これは非常に小さい値であるので，栄養学では1,000 cal，すなわち1 kcalを単位として用いるのが普通である。なお，かつては1 kcalを1 Cal（大カロリー）として標記していたため，混乱が生じることがあり，Calという標記は用いるべきではない。一方，国際単位では，力のエネルギーを基本としたジュール（J）で表される。1 kgの物体を1ニュートンの力で1メートル移動させるときのエネルギーが1 Jと定義される。この2つの単位系の換算は1 kcal＝4.184 kJまたは1 kJ＝0.0239 kcalである。一般には国際単位が推奨されており，栄養学においても研究発表や論文にはジュールが使われているが，実践や臨床では依然としてカロリーが使用されている。

(2) 食品中のエネルギー値

　食品がどの位のエネルギーをもっているかを調べるには燃焼させた時の温度上昇を測定すればよい。これはボンブ熱量計（bomb calorimeter）という器具を使って測定できる。ボンブ熱量計内では食品は完全に酸化されて二酸化炭素と水が生成する。ボンブ熱量計を使用して得られるエネルギー値は，炭水化物の平均が4.1 kcal/g，脂肪が9.3 kcal/g，タンパク質が5.4 kcal/gである。ボンブ熱量計内ではタンパク質は完全燃焼するので，生体内で供給できるエネルギー値とは異なる。生体内ではタンパク質中の窒素は燃焼できないし，食物の生体への取り込みは100％ではないから，生体内で供給できるエネルギー値は体外での物理的燃焼値とは異なる。この生体内での生理的燃焼値をアトウォーター（Atwater）指数（またはfuel factor）と呼び，炭水化物が4 kcal/

g, 脂肪が9kal/g, タンパク質が4kcal/gである（表2-2）。食品ごとのエネルギー値, すなわちエネルギー換算係数は食品成分表に示されていて, 栄養計算に使用されるが, エネルギー換算係数の掲示されていない食品については Atwater 指数を用いて計算される。

表2-2 三大栄養素のエネルギー値

栄養素	燃焼値（kcal/g）		
	物理的燃焼値	生体の燃焼値	生理的燃焼値（Atwater 指数）
炭水化物	4.1	4.1	4
タンパク質	5.4	4.2	4
脂質	9.3	9.3	9

（3）エネルギー消費量（energy expenditure：EE）

1）エネルギー消費量の測定

ヒトがエネルギーをどれだけ消費したかはさまざまな方法で測定することができる。エネルギー消費量の測定法（calorimetry）には直接法と間接法がある。直接法では隔離された室内で人体から出た熱量を水に吸収させ, その温度上昇から測定する。この方法には一定の時間室内に被験者が滞在する必要や, 測定室が高価であることなどからあまり実用的ではない。ベッドサイドでも可能な方法が間接法である。これは間接カロリメーター（間接熱量計）を用いて, 呼気ガス分析を行い, 酸素消費量（$\dot{V}O_2$）と二酸化炭素排出量（$\dot{V}CO_2$）からエネルギー消費量（EE）を計算する方法である。

呼吸商（respiratory quotient：RQ）とは $\dot{V}CO_2$ を $\dot{V}O_2$ で割った値であり, 消費された O_2 のエネルギーへの利用率を表す。グルコースが完全に酸化されれば RQ は1.0であり, 脂肪の酸化時の平均 RQ は0.71, タンパク質は0.84である。通常の食物はこれらの混合物であるので, RQ はこの中間となる。炭水化物と脂肪は完全に酸化されるが, タンパク質が酸化された時に残った窒素は主に尿中に排泄されるので, 尿中窒素（UN）1 g はタンパク質6.25 g に相当するから, 尿中窒素の測定により酸化されたタンパク質量を計算できる。タンパク質の酸化に要する $\dot{V}O_2$ は5.92 L, $\dot{V}CO_2$ は4.75 L とされ, RQ からこの値を引いた非タンパク質呼吸商（nonprotein RQ：NPRQ）は完全燃焼できる炭水化物と脂質によるエネルギーを表すことになり, 消費された炭水化物と脂質の比を知ることができる。すなわち NPRQ が1.0であれば消費されたのはすべて炭水化物であり, 0.707であればすべて脂質であるが, 通常の食物ではこの中間の値なので, NPRQ 値から両者の比と, それによる消費エネルギーを求めることができ, これに尿中窒素から求めたタンパク質の消費によるエネルギーを加えて食物による消費エネルギーを計算できる。Weir は実測に基づいて次のような計算式を提唱した。

$$EE(kcal) = 3.941 \times \dot{V}O_2(L) + 1.106 \dot{V}CO_2(L) - (2.17 \times UN(g))$$

Weir によると, 酸素消費量から計算されるカロリーに及ぼすタンパク質代謝の効果を無視す

るエラーはタンパク質に由来する総カロリー12.3％につき1％であり，総カロリーの12.5％がタンパク質に由来すると考えられることから，上記の式を簡略化すると，

$$EE(kcal) = 3.9 \times \dot{V}O_2(L) + 1.1 \dot{V}CO_2(L)$$

となり，尿中窒素の測定を省略しても呼気ガス分析だけでEEを計算できる。

calorimetryによらないエネルギー消費量の測定法として**二重標識水法**〔doubly labeled water（DLW）method〕がある。安定同位体^2H_2Oと$H_2^{18}O$を投与後7〜21日間それぞれの安定同位体の消失率を測定し，その差から$\dot{V}CO_2$を計算する。

2）エネルギー消費量の内訳

図2-1は**総エネルギー消費量**（total energy expenditure：**TEE**）の内訳を示す。大きく分けるとヒトが生きるうえで最低限の代謝に必要なエネルギーである基礎代謝量（basal metabolic rate：BMR），熱産生に伴うエネルギー消費，身体活動に伴うエネルギー消費である。基礎代謝量は食後12時間以上経過した時点で一定の安定した環境下，仰臥位で覚醒した状態で測定される。基礎代謝量は年齢，性，体組成（除脂肪組織fat free massに相関する），その他により影響を受ける。また，正確な測定が困難であることから，安静時代謝量（resting metabolic rate：RMR）を用いることも多い。RMRはBMRより2割程度高い。

熱産生（thermogenesis）は食事によるもの，寒冷や熱によるもの，随意運動でない筋収縮によるものなどがある。**食事誘導熱産生**（diet-induced thermogenesis：**DIT** またはthermic effect of food：**TEF**）は食事の摂取に伴い発生する熱産生であり，平均的に食事中のエネルギーの10％が熱として失われる。食事誘導熱産生は食品によって異なり，脂肪は低くタンパク質は高い。食物の消化・吸収，運搬などに伴うエネルギー消費によると考えられ，食事中から食直後に体が熱くなるのはこの作用による。これは食事に伴う不可避的なエネルギーの消費であり，推定エネルギー必要量の算定では安静時エネルギー必要量に含めて算定される。

身体活動に伴うエネルギーの消費は活動の強度によって異なる。これは**身体活動レベル**（physical activity level：**PAL**）で表され，1日の総エネルギー消費量を**基礎エネルギー消費量**（basal energy expenditure：**BEE**；1日当たりのBMR）で除した値として定義される。「日本人の食事摂取基準（2015年版）」（以下，食事摂取基準）では身体活動レベルを低い（Ⅰ），ふつう（Ⅱ），高い（Ⅲ）に分類している。低い（1.50）は生活の大部分が座位で，静的な活動が中心の場合，ふつう（1.75）は座位中心の仕事だが，移動や立位での作業などを含む場合，高い（2.00）は移動や立位の多い仕事，活発な運動習慣をもっている場合である。

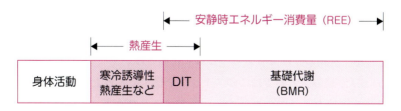

図2-1 エネルギー消費量の内訳

(4) 推定エネルギー必要量 (estimated energy requirement: EER)

　エネルギー必要量はエネルギー消費量に基づいて決定される。消費量分を摂取すればよいので，推定必要量も消費量を補えばよい。エネルギー消費量が基礎代謝量と活動代謝量の和であるので，推定必要量も基礎代謝量に身体活動に伴うエネルギー必要量を加えたものになる。すなわち，

　　　　推定エネルギー必要量（EER）＝ BEE × PAL

で表される。

　前述した理由で，BMR あるいは BEE を実測するのは困難なことが多いため，予測式から求めることが頻用される。古典的な予測式がハリス-ベネディクト（Harris-Benedict）の式（⇒p.83, 表4-3）であり，性別に年齢，身長，体重に係数を乗じて安静時エネルギー消費量（resting energy expenditure : REE）を求め，これに各人の PAL を乗じた値を加えて1日の推定必要エネルギー代謝量を算出する。この係数は19世紀末のアメリカ白人のデータによるため，必ずしも正確なものとはいいがたいので，人種や地域によりより適正な予測式が用いられることも多い。

　より簡単には，体重から推測することもできる。日本人成人の基礎代謝量平均値（1日当たり参照体重当たりの基礎代謝量）が報告されており，日本人の平均基礎代謝量はこれに参照体重と身体活動レベルを乗じて算出している。個人レベルでも，健常人であればその個人の標準体重と身体活動レベルを乗じればおおよその推定エネルギー必要量は算出できる。

3．消化・吸収とバイオアベイラビリティ

1）消化・吸収とバイオアベイラビリティ

　食物のエネルギーや栄養価は生体に取り込まれて初めて発揮できる。食品分析の結果がそのまま生体内での生理的作用とはいえないのは明らかであり，消化・吸収のメカニズムを経由して食物は生理的に意味のあるものとなる。バイオアベイラビリティ（bioavailability；生物学的利用効率）とは，食物が生体内で消化・吸収・代謝され，利用できる効率をさし，食品によって，また加工処理，共存物質，腸内環境などによって異なってくる。

　消化は口腔内に食物が入った時に始まり，主に小腸内まで続く。吸収の主な部位は栄養素では十二指腸から小腸であり，水は胃から大腸までの間で吸収される。消化・吸収には腸管だけでなく脳・神経のはたらきが重要であり，交感神経・副交感神経とその神経伝達物質，消化管ホルモンと消化液の分泌および消化管の運動がすべて連携している。その詳細を述べるのは本書の目的ではないので，生理学・消化器学の成書を参照されたい。口腔に食物が入ってからの消化のステップを脳相，胃相，腸相に分けて考えることは，正確とはいえないがわかりやすいので古くから行われている。また，経静脈栄養ではこのステップを経ずに栄養素が体内に取り込まれるため，このステップによる調節を受けていないことに留意する必要がある。本節では三大栄養素の消化・吸収について述べる。

　消化は管腔内消化，膜消化および細胞内消化に分けられる。管腔内消化は管腔内に分泌される

消化液により行われ，消化液にはイオンと消化酵素が含まれる。口腔には3種の唾液腺から唾液が分泌され，唾液には重炭酸，アミラーゼ，リパーゼが含まれる。胃では壁細胞から塩酸が，主細胞からペプシン，リパーゼを含む胃液が分泌される。十二指腸には膵液と胆汁が分泌される。膵液は最も強力な消化液であり，重炭酸と消化酵素としてタンパク質分解酵素のエンドペプチダーゼであるトリプシン，キモトリプシン，エラスターゼ，エキソペプチダーゼであるカルボキシペプチダーゼA，B，脂肪分解酵素であるリパーゼ，ミセル化された脂肪にリパーゼが作用する時に必要なコリパーゼが含まれる。胆汁中には消化酵素は含まれないが，脂肪のミセル化に必要な胆汁酸とコレステロールを含む。**膜消化**は小腸粘膜上皮細胞の刷子縁に局在する膜酵素による消化である。小腸は絨毛に加え，粘膜上皮細胞の管腔側に刷子縁が存在するため，管腔に接する面積が非常に大きな構造となっている。さらに小ペプチドは小腸粘膜上皮細胞内で消化される（**細胞内消化**）。

2）糖質の消化・吸収

炭水化物のうち糖質は管腔内消化により二糖類まで分解され，膜酵素である二糖類加水分解酵素により単糖類となり，単糖類の輸送体（SGLT1またはGLUT5，⇨ p.13）により吸収される。糖質の主な原料は多糖類であるデンプン（スターチ）である。デンプンはデキストリンを経てマルトースに分解され，膜酵素であるマルターゼによりグルコースに分解される。砂糖の主成分であるショ糖（スクロース）は膜酵素スクラーゼによりグルコースとフルクトースに分解される。乳汁中の主要な糖質であるラクトースは膜酵素ラクターゼによりグルコースとガラクトースに分解される。なお，スクラーゼはスクラーゼ/イソマルターゼ複合体として存在している。ヒトの小腸刷子縁膜ではマルターゼ（グルコアミラーゼ）活性が最も強く，次いでスクラーゼ，ラクターゼの順となる。ラクターゼ活性は乳児期には高いが成長とともに減弱する。また，成人のラクターゼ活性は生活習慣に応じた民族差があることが知られている（遊牧民族やその子孫では高い）。単糖類にまで分解された糖質は刷子縁膜の輸送体により小腸粘膜上皮細胞内に吸収される。グルコースとガラクトースは共通の輸送体である Na^+/糖共輸送体SGLT1（Na-dependent glucose transporter 1）によりナトリウムイオンとともに吸収される。ナトリウムは漿膜側で側底膜の Na^+，K^+-ATPaseにより能動輸送され，それが駆出力となってさらに糖が細胞内に流入するため，このメカニズムは二次性能動輸送と呼ばれている。フルクトースは能動輸送ではなく，促進拡散の輸送体であるGLUT5により細胞内に入る。吸収された糖は側底膜の別の輸送体GLUT 2により血液に供給される（図2-2）。

3）タンパク質の消化・吸収

タンパク質は管腔内消化で小ペプチドまで分解される。膵液のタンパク質分解酵素はプロエンザイムとして分泌され，十二指腸で一部が加水分解を受けて活性を獲得する。小ペプチドは刷子縁膜の20種類ほどのペプチダーゼ（多くはアミノペプチダーゼ）によりアミノ酸，ジペプチド，トリペプチドに分解され，膜上のアミノ酸輸送体やジペプチド/トリペプチド輸送体により小腸粘膜上皮細胞内に取り込まれる。ジペプチド，トリペプチドは小腸粘膜上皮細胞内のジペプチダーゼ，トリペプチダーゼによりアミノ酸に分解される。アミノ酸輸送体はアミノ酸に対し一対一対応ではなく，また，種類によって能動輸送のものと促進拡散のものとがある。刷子縁膜のアミノ

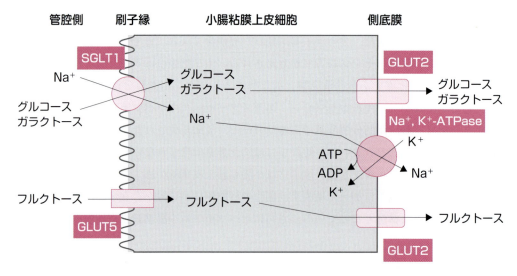

図2-2　糖質の吸収

酸輸送体は能動輸送体が多いが，すべてではない。一般に，アミノ酸よりジペプチド，トリペプチドのほうが吸収効率はよいとされている。また，門脈中のアミノ基窒素化合物の10%はアミノ酸ではなくペプチドであり，ペプチダーゼによって完全には分解されないことを示している。

4）脂質の消化・吸収

　脂質の消化・吸収は水溶性の栄養素とは異なる。脂肪は十二指腸内で胆汁中の胆汁酸とコレステロールによりミセルを形成し，可溶化する。ミセルの表面でコリパーゼを仲介としてリパーゼが作用し脂肪を分解し，胆汁酸，コレステロール，モノアシルグリセロール，脂肪酸からなる複合ミセルは腸管粘膜の不撹拌水層を通過し，一部の脂質は単純拡散にて細胞膜を通過する。ABCG5，ABCG8などの脂肪酸の能動輸送体も存在する。コレステロールはステロールに共通の刷子縁膜の輸送体 NPC1L1（Nieman-Pick C1-like1）により小腸粘膜上皮細胞に取り込まれる。一方，ステロールを能動輸送により管腔側に排泄するのは ABCG5，ABCG8 であり，この取り込みと排泄の差がコレステロールの吸収であり，高コレステロール血症の治療薬として NPC1L1 の阻害薬エゼチミブが使用されている。小腸粘膜上皮細胞に取り込まれた脂肪酸は脂肪酸結合タンパク（fatty-acid binding proteins：FABP）と結合して運搬され，細胞内で再びグリセロールと結合してトリアシルグリセロールに合成される。合成されたトリアシルグリセロールと吸収されたコレステロール，脂溶性ビタミンはカイロミクロンに含まれてリンパ管に分泌される。中鎖脂肪酸（炭素数6〜12）からなる脂肪は MCT（medium-chain triacylglycerols）と呼ばれ，水溶性でミセル化を要さずにトリアシルグリセロールのまま細胞内に入る。小腸粘膜上皮細胞内で中鎖脂肪酸に分解され，カイロミクロンに含まれずに門脈に吸収されるため，胆汁や膵液の不足による脂肪吸収障害の治療に用いられる。

4．三大栄養素とその異常

(1) 三大栄養素

エネルギー源となる栄養素は炭水化物，脂質，タンパク質であり，これを三大栄養素という。

1）炭水化物

炭水化物はエネルギー源となる糖質と食物繊維に分類できる（ただし，食物繊維には炭水化物に属さないものもある）。糖質は生化学的には単糖類（グルコース，フルクトース，ガラクトースなど），二糖類（マルトース，スクロース，ラクトースなど），オリゴ糖類，多糖類（デンプン，グリコーゲンなど）に分けられる。一方，栄養学的に血糖値を上昇させる glycemic carbohydrates と，消化されない non-glycemic carbohydrates に分けることもできる。糖質は一般に摂取エネルギーの50〜70％を占め，最も重要なエネルギー源であり，4 kcal/g のエネルギーを供給する。その多くは最終的にグルコースとして解糖を受ける。また，生体は食事によるもの以外に，肝，腎においてグルコースを生成することができる（糖新生；gluconeogenesis）。肝，骨格筋に蓄積されるグリコーゲンはグルコースの重合体であり，貯蔵型グルコースとしての役割をもっている。

血中のグルコース濃度（血糖値）はインスリンとグルカゴンにより一定に保たれる（3.9〜5.8mM または70〜105mg/dL）。グルコースの細胞への取り込みは促進拡散輸送体であるグルコース輸送体ファミリー（GLUT）により行われ，GLUT1は多くの組織に発現するが，特に赤血球と脳血管で重要である。GLUT2は肝，腎，小腸，膵β細胞に発現し，グルコースのほかにフルクトースやガラクトースの輸送も行う。GLUT3は脳，腎，胎盤，精巣に多く発現する。GLUT4は脂肪細胞，骨格筋，心筋に多く発現し，インスリン依存性にグルコースを細胞内に取り込む。インスリン刺激によりGLUT4は細胞膜上に移動し，グルコースの取り込みが促進される。GLUT5は十二指腸，精巣に多く発現し，フルクトースの輸送体として作用する。GLUT5は膵β細胞にはほとんどなく，血中フルクトースはインスリン分泌刺激をしないため，フルクトース（およびフルクトースを含んでいるスクロース）の大量摂取はインスリンによる調節を受けにくいことが理解される。GLUT ファミリーにはこのほかにも多くの糖輸送体が含まれる。単糖類の輸送には別種の輸送体，すなわち Na^+／糖共輸送体（SGLT）が関与する。この型の輸送体は3.-2)（⇨ p.11）で述べたように，Na^+ の濃度勾配を利用する二次性能動輸送体である。吸収細胞の刷子縁膜に局在し，SGLT1は小腸粘膜細胞刷子縁にあってグルコース，ガラクトースの腸管吸収を，SGLT2は腎尿細管にあって再吸収を行う。

グリセミックインデックス（glycemic index：GI）とは食後の血糖上昇の指標であり，糖質を含む食品（糖質50ｇ分）の食後２時間値の血糖上昇曲線下面積をグルコースのみ50ｇ摂取時（これを100とする）と比較して表示する。グルコースが少なくアミロースが多いデンプン含有食品ほど低いが，糖質の少ない食品では高く，摂取時間や代謝状態などによっても左右される。グリセミックロード（glycemic load）とは食事中の各要素のGIと各要素の量を乗じたものである。non-glycemic carbohydrate は小腸で消化されないのでGIを上昇させることなく，大腸で腸内細菌

により発酵を受けるもので，非デンプン性多糖類，すなわちセルロース，ヘミセルロース，ペクチンなどの食物繊維，難消化性デンプン（resistant starch），難消化性オリゴ糖が含まれる。デンプン自体も消化性と血糖上昇作用から3種類に分けて考えられる。RDS（rapidly digestive starch）は加工食品などに含まれるもので，吸収が早く，したがってGIも高い。SDS（slowly digestive starch）は豆類やパスタに含まれるデンプンで消化・吸収が遅くGIが低い。難消化性デンプンは全粒穀物（whole grain）に含まれるデンプンである。RDSに由来するグルコース，遊離のグルコース，スクロースは食後早期に血糖値が上昇し，インスリン分泌が刺激されるので，まとめてRAG（rapidly available glucose）と呼ばれる。

2）タンパク質・アミノ酸

タンパク質はエネルギー源であるとともに生体構成成分である。また，アミノ酸はタンパク質を構成するほかに，個々のアミノ酸としての生理作用をもつ。

生体のタンパク質は20種のL-α-アミノ酸からなるが，ヒトはこのうち9種のアミノ酸を合成できないため，食物から摂取する必要がある。ロイシン，イソロイシン，バリン，リジン，メチオニン，スレオニン，フェニルアラニン，トリプトファン，ヒスチジンであり，必須アミノ酸（不可欠アミノ酸）という。ヒスチジンの必須性は乳児期には明らかであるが，成人では必須性には乏しくなる。必須アミノ酸でない11種は非必須アミノ酸（可欠アミノ酸）と呼ぶが，生体の状況によっては必須性が生じる。ここで「非必須」とは栄養学的に食物から摂取しなくても合成できるという意味であり，「なくてもよい」ことを意味するものではない。システインとチロシンはそれぞれ必須アミノ酸であるメチオニンとフェニルアラニンから合成されるため，原料となる必須アミノ酸が不足すると必須性が生じる。また，アルギニン，アスパラギン，グルタミン，グリシン，プロリン，セリンも代謝条件によっては必須性が生じる。例えば，アルギニンは成長期には必須である。加えて，多くの神経伝達物質がアミノ酸から合成される。アルギニンからは一酸化窒素（NO），グルタミン酸からはγ-アミノ酪酸（GABA）が（グルタミン酸自体も神経伝達物質である），チロシンからはアドレナリン，ノルアドレナリン，ドーパミンなどのカテコールアミンが合成される。

タンパク質はアミノ基に窒素Nを含むため，生体で利用されないNを指標としてその動態を検討できる。尿中に排泄されるNは大半が尿素であるが，その他はアンモニア，クレアチニン，尿酸などに含まれる。タンパク質のエネルギー源としての酸化に伴い生じる窒素化合物はアンモニアと尿素であり，クレアチニンは筋でクレアチンから生じ個人の筋肉量に比例して一定である。また尿酸はタンパク質ではなくヌクレオチドの代謝産物であるが，クレアチニンと尿酸の割合は低く，一定であるので，尿中Nの変動はほぼタンパク質代謝の変動を示すと考えられる。その他に排泄されるNは便，皮膚の剥離や汗などに含まれる。これらのN排泄量とN摂取量を測定し，その差からタンパク質栄養状態を評価するのが窒素バランス（窒素平衡，nitrogen balance）法であり，最も簡便なタンパク質栄養の評価法である。入＞出の時は窒素バランスが正（プラス），逆は負（マイナス）であり，前者は成長期に，後者は体タンパクの崩壊時にみられる。健常成人では差はなく，窒素バランスが保たれている。筋タンパクの異化により生じる3-メチルヒスチジンは尿中に排泄され，筋線維タンパク崩壊の指標とみなされる。また，同様に筋タンパクに由来

するクレアチニンの尿中排泄量は身長・体重により決まるため，クレアチニン排泄量の身長に対する比であるクレアチニン身長係数（creatinine-height index：CHI）標準値に対する割合で評価する。

　食品中のタンパク質の栄養価の評価法はいろいろあり，絶対的な評価法は存在しないが，大きく分けて生物学的方法と化学的方法がある。

　生物学的方法とは生体での利用効率から評価する方法であり，一般には動物実験（ラット）による。生物価（biological value：BV）とは吸収窒素量に対する体内貯留窒素量の割合（%）である。正味タンパク質利用率（net protein utilization：NPU）はこれに吸収率を加味して評価するもので，摂取窒素量に対する体内貯留窒素量の割合（%）である。タンパク質効率（protein efficiency rate：PER）は摂取タンパク質量に対する成長期動物の体重増加量の比である。

　化学的方法は食品中の必須アミノ酸の割合から評価する方法である。基準となるタンパク質の必須アミノ酸含量の割合と比較することによりスコア化する。必須アミノ酸の含量が多いだけでなく，9種類が揃っていることが良質のタンパク質であり，しばしばアミノ酸樽の理論で説明される。すなわち良質のタンパク質とは9枚の板で構成される樽に入る水であり，短い板があればその板の長さまでで中に入れた水は流出してしまうので，入りうる水量（タンパク質の質）は最も短い板（最も割合の低い必須アミノ酸）で規定される。この割合の低い必須アミノ酸を**制限アミノ酸**（limiting amino acid）といい，この割合でタンパク質の栄養価が規定されるので，最も割合の低い第一制限アミノ酸のスコアをそのタンパク質のスコアとする。この場合，基準となるタンパク質，つまり最も良質なタンパク質とは何かが問題となる。かつては卵のタンパク質を基準として卵価が計算されたが，現在では想定される評点パターン〔FAO（国連食糧農業機関）から発表された最新のものはタンパク質消化能補正アミノ酸スコア（PDCAAS），1990〕を基準にアミノ酸スコアが計算される。多くの食品では第一制限アミノ酸はリジンであり，次いで含硫アミノ酸となっている。

　分岐鎖（分枝）アミノ酸（branched chain amino acids：**BCAA**，バリン，ロイシン，イソロイシン）の代謝の場は肝ではなく骨格筋が主体であることから，タンパク質栄養において独自の効果をもつ。BCAAの代謝は共通のメカニズムをもち，その過程で複数のNADHを生じるため，BCAAの酸化によってエネルギーを産生する。BCAAは運動時や高齢者の筋タンパクの回復において重要な役割をもつことが知られている。

3）脂　　質

　脂質とは水に溶けない生体物質の総称であり，化学的にはさまざまなものが含まれる。主な脂質にはトリアシルグリセロール（トリグリセリド，中性脂肪：TG），リン脂質，糖脂質，ステロール（コレステロールを含む），コレステロールエステルなどがある。また，TGやリン脂質を構成する脂肪酸は炭素数によっては水溶性のものもあるが，一般に脂質の一種として扱われる。また，脂質関連物質としては脂溶性ビタミンやケトン体があげられる。脂溶性ビタミンは脂質の定義にあてはまるが，ケトン体（アセト酢酸，β-ヒドロキシ酪酸，アセトン）は水溶性で本来の意味の脂質ではない。脂質のうちエネルギー源となるのはTGとその構成因子である脂肪酸である。ケトン体は脂肪酸の酸化により生じるアセチル-CoA（コエンザイムA：coenzyme A）から肝で合成され，肝外組織でエネルギー源として使用される。脂肪とはTGとその誘導体，脂肪酸をさし，脂質の一部であるが，脂肪（fat）と脂質（lipid）はよく混用されているので注意が必要である。脂

肪は単位質量当たりのエネルギー値が最も高い（9 kcal/g）エネルギー源であり，TGの形で脂肪細胞に蓄積される。

脂質は水に溶けないため，吸収も独特のメカニズムによることは前述した。血中の運搬も単純ではなく，アルブミンに結合して運搬される遊離脂肪酸を除くとリポタンパクに含まれて運搬される。リポタンパクはタンパク質部分（アポリポタンパクという）と脂質からなる，一重層の膜で囲まれた球体をなす。両親媒性脂質（リン脂質，コレステロール）とアポタンパクがリポタンパク表面の膜に，極性の強い（疎水性の）脂質（TG，コレステロールエステル）が中心部に分布する。リポタンパクの代謝は外因性経路，内因性経路，コレステロール逆転送系に大別される（図2-3）。外因性経路とは食事由来の脂質の運搬系であり，吸収された脂質は大型で最も比重が軽いリポタンパクであるカイロミクロンに取り込まれる。カイロミクロンは直径が大きいため小腸粘膜細胞から毛細血管に入らずリンパ管に分泌され，胸管を経て鎖骨下静脈から循環系に入る。血管内でカイロミクロンは内皮細胞膜のリポタンパクリパーゼ（lipoprotein lipase：LPL）により，TGが加水分解され，生じた脂肪酸は組織に取り込まれる。相対的にコレステロールを多く含む

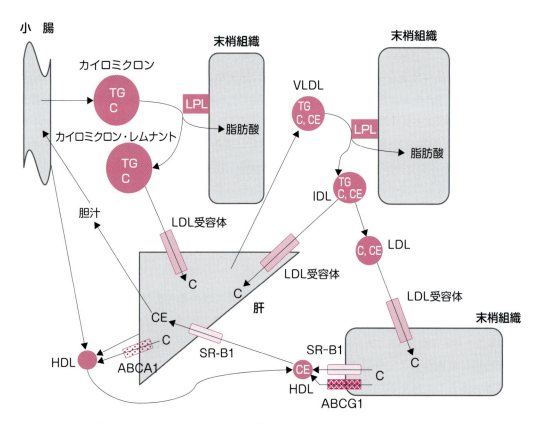

TG：トリアシルグリセロール（トリグリセリド，中性脂肪）
C：コレステロール
CE：コレステロールエステル
LPL：リポタンパクリパーゼ
ABCA1：ATP-binding cassette transporter A1
ABCG1：ATP-binding cassette transporter G1
SR-B1：スカベンジャー受容体 B1

図2-3　リポタンパクと血中脂質代謝

ようになったカイロミクロンはカイロミクロン・レムナントとなり，表面のapoEが肝のLDL受容体（LDL receptor）またはLDL受容体関連タンパク（LDL receptor-related protein：LRP＝レムナント受容体）と結合し，肝に取り込まれる。内因性経路は肝で合成されたTGとコレステロールが末梢組織に運搬される経路である。肝では脂肪酸とグリセロールからTGを合成し，一方アセチル-CoAが縮合したHMG-CoAからメバロン酸を経てコレステロールを合成する。これらはVLDL（very low-density lipoprotein）に含まれて循環系に分泌される。VLDLはカイロミクロンに次いで比重が軽いリポタンパクであり，apoB-100とapoEをもつ。VLDLもカイロミクロンと同様にLPLの作用で脂肪酸を遊離して肝外組織に供給した後，VLDLレムナント（intermittent density lipoprotein：IDL）に変化する。IDLの一部は肝でapoB-100またはapoEを介してLDL受容体により肝に取り込まれる。残ったIDLはさらにLPLの作用でTGを失い，コレステロールを主体とするLDL（low-density lipoprotein）に変化すると，肝や肝外組織のLDL受容体により取り込まれ，コレステロールを肝外組織に供給する。長く血中に存在したLDLは酸化などの修飾を受け，変性LDLとなり，血管壁マクロファージのスカベンジャー受容体B1（SR-B1）により取り込まれる。変性LDLを取り込んだマクロファージは泡沫細胞（foam cell）となり血管壁に沈着する。コレステロール逆転送系は肝外末梢組織のコレステロールを肝に運搬する。コレステロール逆転送系の主役はHDL（high-density lipoprotein）であり，最も小さく，比重の重いリポタンパクである。HDLは肝と小腸で合成され，apoAをもつ（apoA-Ⅰは小腸と肝，apoA-Ⅱは肝で合成）。Apo A-Ⅰは分泌後小腸や肝細胞膜のABCA1（ATP-binding cassette transporter A1）との相互作用によりリン脂質とコレステロールを受け取り，nascent HDL（リン脂質とコレステロールからなる円盤型のpre-βHDL）を形成する。次いで，apo A-Ⅰにより活性化された血漿LCAT（lecithin-cholesterol acyltransferase）が，リン脂質（lecithin）とコレステロール間で脂肪酸の交換を行いコレステロールがエステル化される。生成したコレステロールエステルは中心に移動し，球形の成熟型のHDLとなる。HDLは末梢組織のSR-B1やABCG1に結合してコレステロールを受け取り，LCATによりエステル化される。HDLは肝のSR-B1に結合してコレステロールエステルを供給し，肝から胆汁中へコレステロールと胆汁酸として排出される。

　TGを構成する脂肪酸は多くの種類があり，脂肪酸の組成の違いは脂質栄養上重要である。脂肪酸は二重結合を含まないパルミチン酸，ステアリン酸などの飽和脂肪酸と二重結合をもつ不飽和脂肪酸に分けられ，不飽和脂肪酸はさらに1個の二重結合をもつパルミトレイン酸，オレイン酸などの一価不飽和脂肪酸（monounsaturated fatty acid：MUFA）と2個以上の二重結合をもつ多価不飽和脂肪酸（polyunsaturated fatty acid：PUFA）に分けられる。動物はΔ^9を越えた位置に二重結合を導入できないので，Δ^9を越えた二重結合をもつPUFAは食物から摂取しなければならない不可欠脂肪酸（必須脂肪酸）である。これにはカルボキシル基の反対側から6番目に二重結合のあるn-6系（リノール酸）と3番目に二重結合のあるn-3系（α-リノレン酸）がある。リノール酸からはアラキドン酸が，α-リノレン酸からはエイコサペンタエン酸（EPA）やドコサヘキサエン酸（DHA）が合成される。したがって，アラキドン酸，EPA，DHAは厳密な意味では不可欠脂肪酸ではないが，不可欠脂肪酸がないと合成されないため，不可欠脂肪酸に含めて考えることも多い。炭素数20のPUFA（γ-リノレン酸，アラキドン酸，EPA）からはシクロオキシゲ

ナーゼ（cyclooxygenase）の作用によりプロスタグランジンやトロンボキサンなどのプロスタノイドが，リポキシゲナーゼ（lipoxigenase）の作用によりロイコトリエンなどが生成し，これらは多彩な生理活性をもち，特に炎症や血小板凝集に大きな役割を演じている。飽和脂肪酸，MUFA，PUFA の比はリポタンパク代謝に影響があり，血中 LDL コレステロール値と関係がある。また，プロスタノイドやロイコトリエンは原料となる γ-リノレン酸，アラキドン酸，EPA により異なった生理活性をもち，特にアラキドン酸由来のプロスタグランジン類（PG_2）は血小板凝集機能や血管収縮作用が強く，血栓形成に傾きやすいのに対し EPA 由来の PG_3 は血小板を抑制する機能がある。動物油にアラキドン酸が多く含まれるのに対し EPA は魚油に多く，食品と血栓形成の関係が知られている。グリーンランド・イヌイットはn－3系の魚油を多く摂取し，EPA，DHA の摂取量が多く，虚血性心疾患が少ないことが知られている。

(2) タンパク質・エネルギー栄養障害 （protein-energy malnutrition：PEM）

　タンパク質とエネルギーの栄養障害を総称して **PEM** と呼ぶ。このうちエネルギー欠乏が主体であるものを**マラスムス**（marasmus）といい，やせがみられるのに対し，タンパク質欠乏が主体であるものを**クワシオルコル**（kwashiorkor）といい，浮腫・腹水を認めるため，一見してやせがみられないことが多い。両者を兼ね備えた病態（例えば，上半身にやせが著明で四肢に浮腫が著明な状態）を**マラスムス・クワシオルコル**（マラスミッククワシオルコル：marasmic kwashiorkor）と称する。このような病態は開発途上国の乳児・小児に多いとされるが，日本などの先進国では高齢者施設や独居高齢者にしばしばみられることは認識される必要がある。

(3) 脂質代謝異常

　臨床にて確認される脂質代謝異常としては**高脂血症**と**低脂血症**に大別され，主には高脂血症に対する治療として栄養指導が行われる。高脂血症すなわち**高コレステロール血症**，**高 LDL コレステロール血症**，**高トリグリセリド血症**（**高 TG 血症**）などが動脈硬化のリスク因子として対応されるが，低 HDL コレステロール血症も同様にリスクとなることから，現在では**脂質異常症**と称することが多い。また，高 TG 血症のなかでは，TG が 500〜1,000mg/dL 以上の高値の場合はカイロミクロンが増加していることが多く，動脈硬化のリスクよりは膵炎の発症に留意する。本項では高コレステロール血症および高 TG 血症について臨床栄養学の観点から概説する。

1) 高コレステロール血症

　コレステロールは強固な構造であるステロイド核を有するステロールの一種で動物細胞に多く存在し，植物には植物ステロール（カンペステロール，シトステロールなど）がある。コレステロールは細胞膜の構築，ステロイドホルモンやビタミンDの材料，胆汁酸の生成など必要な生体分子である。細胞膜のコレステロールは膜の流動性低下と安定化に寄与していて，スフィンゴリン脂質と協働してラフトを形成して，膜を介したシグナル伝達，細菌やウイルスの感染，細胞接着あるいは細胞内小胞輸送，さらに細胞内極性などにおいて重要な役割を担う。
　コレステロールは，主に肝臓（500〜1,000mg/日）で合成されていて，体内で合成された内因性コレステロールは体内のコレステロール全体の70〜80%を占める。グルコースの代謝や脂肪酸の

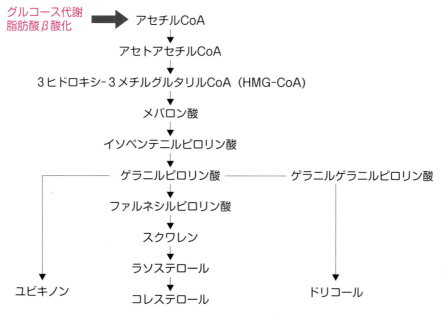

図2-4　コレステロール生合成の過程（メバロン酸経路）

β酸化から由来するアセチルCoAから始まり，LDLコレステロール低下薬の代表であるスタチンの作用点であるHMG-CoA還元酵素を介してメバロン酸が生成され，その後複数のステップを介してコレステロールが生合成される（図2-4）。このように過剰な糖質や脂質が食事摂取されればコレステロール合成が高まる傾向にあるが，細胞内のコレステロール合成はSREBP2が鍵分子となってネガティブフィードバックがかかるホメオスタシス（恒常性）が成立している。また，生合成のコレステロールの一段階前にあるラソステロールはコレステロール合成のマーカーとして，その血中濃度が測定されることがある。

　一方，食事として摂取したコレステロールは小腸において輸送タンパク（コレステロール輸送体：NPC1L1）のはたらきを介して吸収され，このような外因性コレステロールは全体の20～30％とされる。日本人の平均的な摂取量はおよそ300mg/日で，性別および年齢によって200～400mg/日程度にわたる。食事中のコレステロールはすべて吸収されるわけではなく，吸収率には20～80％程度（平均で50％ほど）と相当な個人差があり，吸収されなかったコレステロールは便中に排泄される。食事中のほかの成分によってもコレステロールの吸収は影響を受け，特に食物繊維や植物性ステロールを多く含む食事では吸収されにくくなる。食事性コレステロールが血清コレステロール濃度の上昇に及ぼす影響には閾値と頂値があり，食事性コレステロール100mgから明らかな影響がみられ，400mg以上では影響が少なくなる（図2-5）。食事によるコレステロール過剰摂取は個人差があるものの血清コレステロール（TC）あるいはLDLコレステロール（LDL-C）濃度を高める傾向にあるが，KeysらやHegstedらの式（表2-3）に示されるように，TCやLDL-C濃度には食事性コレステロールのみならず飽和脂肪酸（SFA）と多価不飽和脂肪酸（PUFA）の摂取のバランスが大きく影響する。ステアリン酸以外のSFAは，コレステロール

と合わせて摂取することによって，血清LDL-C値を上昇させる。一価不飽和脂肪酸（MUFA）であるオレイン酸では結論は一定していないが，PUFAではLDL-Cを低下させる。しかしながら，不飽和脂肪酸でもトランス脂肪酸ではSFAよりもLDL-C値を上昇させ，さらには動脈硬化性疾患のリスクも増大する。食事摂取基準では食事性コレステロール摂取の上限量が数値で示されていないが，説明文に明記されているように，健常ではなく既にLDL-Cが高い場合，または脂質異常症以外のリスク因子（糖尿病，高血圧症，喫煙など）を併せもつ場

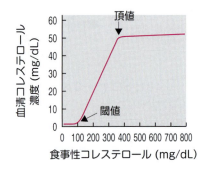

図2-5　血清コレステロール濃度に影響する食事性コレステロールの閾値と頂値

出典）Connor WE, Connor SL：Curr Athero Rep 2002；**4**；425-32.

合ではコレステロール摂取制限は必要であり，その際に飽和脂肪酸の摂取量を含めた脂肪酸の質と量にも留意すべきである。脂質栄養においては，量とともに質の影響に留意して，疾病の発症および重症化の予防を図ることが大切である。

コレステロールやTGなどの脂質は血液の成分として存在するために，リポタンパクという粒子の構成成分となり，図2-6のように内因系と外因系の代謝マップのなかで循環している。LDLが結合して代謝される主要な受容体がLDL受容体であり，この欠損は家族性高コレステロール血症（FH）の主な原因である。またLDL受容体タンパクを分解する酵素であるPCSK9が機能獲得型に変異した場合はLDL受容体活性が低下してFHの原因となる。反対にPCSK9の機能喪失型変異の場合はLDLコレステロール濃度が顕著に低下する。空腹時採血にてTCが220mg/dL以上，LDL-Cが140mg/dL以上が高値と判定される。

2）高トリグリセリド血症

TGはグリセロールに脂肪酸（炭素Cが数珠状に連結して末尾はカルボキシル基－COOHが結合した構造体）が3個結合して形成される。脂肪酸は体内にてエネルギーとして消費されるが，余剰分については再度TGとして貯蔵される。また，脂肪酸は二重結合の有無で大きく分類され，二重結合のない飽和脂肪酸（SFA，室温で固体）と二重結合のある不飽和脂肪酸（室温で液体）である。SFAにはラウリン酸（C12：0），ミリスチン酸（C14：0），パルミチン酸（C16：0），ステアリン酸（C18：0）などがあり，バターやラードなどの動物性脂肪に多い。一方，不飽和脂肪酸には二重結合が1つの一価不飽和脂肪酸（MUFA）と二重結合が2つ以上の多価不飽和脂肪酸

表2-3　KeysとHegstedの式

Keysの式
△血清コレステロール（mg/dL）＝ $2.7\triangle S - 1.35\triangle P + 1.5\sqrt{\triangle C}_{1,000/cal}$

Hegstedの式
△血清コレステロール（mg/dL）＝ $2.16\triangle S - 1.65\triangle P + 0.068\triangle C$

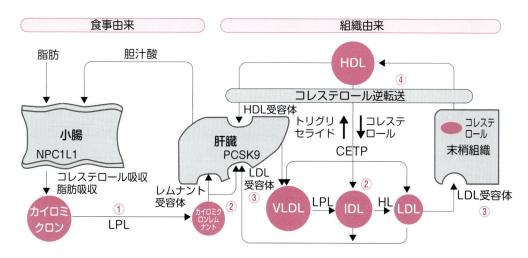

図2-6 リポタンパク代謝とその異常

出典）日本動脈硬化学会編：動脈硬化性疾患予防のための脂質異常症治療ガイド　2013年版，日本動脈硬化学会，2013，p.13

(PUFA) があり，MUFA にはオリーブ油に多く含まれるオレイン酸（C18：1）がある。PUFAには二重結合の始まる位置から n-3系 と n-6系 の PUGA がある。前者には α-リノレン酸（ALA，C18：3），エイコサペンタエン酸（EPA，C20：5），ドコサヘキサエン酸（DHA，C22：6）などがある。EPA や DHA は主に魚油に含まれる。

　空腹時血清 TG 濃度が150mg/dL 以上で高トリグリセリド血症（高 TG 血症）が診断される。高 TG 血症がある場合は，レムナントリポタンパクの増加，small dense LDL の増加，低 HDL-C 血症がよくみられ，メタボリックシンドロームや2型糖尿病などを伴っていることも多い。いずれの併存も動脈硬化性疾患のリスクを高める要因となる。ただし，図2-6のなかで，LPL 欠損症やアポタンパクＣ２欠損から生じる高カイロミクロン血症による高 TG 血症の場合は動脈硬化性疾患よりは膵炎の発症に注意を要する。

　高 TG 血症では，アルコールの過剰摂取（飲酒の際の食事内容によって影響度が異なる）や，エネルギーおよび脂肪の過剰摂取とともに，炭水化物の過剰摂取さらには n-3系PUFA の摂取不

足などが臨床栄養的に確認される。以上の要因に対して適切に栄養指導を行うことで高TG血症の軽減を図るが，運動療法（脂肪酸のエネルギー燃焼やLPL活性の亢進）と適切に組み合わせることでよりいっそう高TG血症が改善される。炭水化物によるエネルギー摂取を5％減らし，その分をSFA，MUFA，PUFAのそれぞれに置き換えた場合では，いずれの脂肪酸でも血清TGが低下し，HDLコレステロールが上昇する。ただし，SFAへの置換ではLDLコレステロールが上昇してしまう。高TG血症に対して炭水化物を減らす際には，相対的なSFAやトランス脂肪酸の増加に注意する。基本的に，SFAやトランス脂肪酸は高TG・低HDLの要因であるインスリン抵抗性を増大させ，PUFAはインスリン抵抗性を軽減する。

空腹時の高TG血症だけではなく，食後の高TG血症すなわち食後高脂血症が動脈硬化性疾患のリスクとして重要であるとされ，食後（非空腹時）のTGが175あるいは200mg/dL以上の場合留意するべきとされている。しかしながら，食後高脂血症の測定のタイミングや食事内容など標準化するべき評価条件があり，今後の課題となっている。

5．ビタミンと欠乏症・過剰症

(1) ビタミンの種類と特性

ビタミンとは，生理機能を保つのに必要であるが，自ら合成できず，食事中から摂取する必要のある有機微量栄養素と定義される。したがって化学的には雑多なものが含まれるが，栄養学では大きく脂溶性ビタミン（fat-soluble vitamins）と水溶性ビタミン（water-soluble vitamins）に分類する。脂溶性ビタミンは水に溶解しないビタミンの総称であり，ビタミンA，D，E，Kの4種が含まれる。水溶性ビタミンは文字通り水に溶けるビタミンであり，ビタミンB群（ビタミンB_1，B_2，B_6，B_{12}，ナイアシン，葉酸，ビオチン，パントテン酸）とビタミンCが含まれる。水溶性ビタミンは活性型に変換後，補酵素として作用するものが多い。一方，脂溶性ビタミンのうちビタミンA，D，Kは活性型に変換後，直接遺伝子発現を調節する転写因子として作用するホルモン様分子である。

ビタミンの研究は19世紀以来行われてきており，はじめは欠乏症の研究から行われたため，歴史的に有名な欠乏症が知られている。しかし，ビタミンには欠乏症だけでなく過剰症もある。特に脂溶性ビタミンは排泄されにくいため，過剰症が起こりうる。欠乏症の症状はそのビタミンの生理作用から容易に推測できるものとは限らず，症状発症の機序がよくわからないものもある。また，ビタミンの摂取量については定義にあるように微量で生理作用を発揮するが，薬物として大量に使用されることもある。この場合の効果は生理作用とは異なることも多いことに留意する必要がある。

(2) 脂溶性ビタミン

1）ビタミンA

ビタミンAはレチノールで代表される3種類のレチノイドをいう。側鎖の15番の炭素がアル

コール（エタノール）であるものが**レチノール**（retinol），アルデヒドであるものが**レチナール**（retinal），カルボン酸であるものが**レチノイン酸**（retinoic acid）である（図2-7-A）。また，生体内でビタミンAに変化するプロビタミンAとしては，カロテノイドである**β-カロテン**（β-carotene），**α-カロテン**，**β-クリプトキサンチン**（β-cryptoxanthin）がある。生体内での転換効率を考えるとβ-カロテンはビタミンAとしての効力がレチノールの1/12，α-カロテンとβ-クリプトキサンチンは1/24であり，レチノール1μgはβ-カロテン12μg，α-カロテンとβ-クリプトキサンチンは24μgに相当するので1レチノール活性当量（μgRAE）としている。

　ビタミンAは脂質とともに吸収され，カイロミクロンに含まれ，肝に取り込まれるとエステル化されて貯蔵される。標的器官への輸送はall-transレチノールとしてレチノール結合タンパク（retinol-binding protein：RBP）に結合しさらにトランスサイレチン〔transthyretin：TTR，別名プレアルブミン（prealbumin）〕と複合体を形成して運搬される。標的細胞内では細胞内レチノール結合タンパク（cellular retinol-binding protein：CRBP）と結合する。細胞内でレチノールはレチノイン酸に変化し，核内のレチノイン酸受容体（retinoic acid receptor：RAR）と結合する。RARはレチノイドX受容体（retinoid X receptor：RXR）とヘテロダイマーを形成して標的遺伝子調節領域のレチノイン酸応答配列（retinoic acid responsive element：RARE）に結合してその遺伝子の発現を調節する。レチノイン酸が調節する遺伝子には形態形成遺伝子が多く，胎児期の形態形成に重要である。加えて，骨形成，粘膜の維持にかかわる遺伝子の調節も行っている。ビタミンAには網膜の暗順応における作用もある。網膜桿体を裏打ちする網膜色素上皮でall-trans-レチノールから11-cis-レチナールが合成され，網膜桿体でオプシンと結合してロドプシンを形成し，光刺激により11-cis-レチナールはall-trans-レチノールに変化してオプシンから分離し，視神経にシグナルが伝達される。all-trans-レチノールは色素上皮に戻り再び11-cis-レチナールに合成される。また，レチノイン酸はヘルパーT細胞のバランス調節をはじめとする免疫機能の調節も行っている。

　ビタミンAは肝臓，魚油に多く含まれる。また，プロビタミンであるβ-カロテンは緑黄色野菜に多く含まれるが，脂肪とともに調理することにより吸収効率を高めることができる。ビタミンAの欠乏症は暗順応が低下する夜盲症がよく知られている。ビタミンAの機能は上記のように形態形成，骨形成，粘膜の維持にかかわるため，粘膜の障害による眼球乾燥症（xerophthalmia）や成長障害がみられることがある。一方，ビタミンAは脂溶性ビタミンで肝に貯蔵されるため，サプリメントで過剰摂取すると過剰症が現れることがある。**ビタミンA過剰症**（hypervitaminosis A）は頭蓋内圧亢進症状（頭痛，嘔吐，意識障害など），皮膚粘膜障害などが現れる。妊娠中の過剰摂取は胎児の奇形を惹起する。実験的にもトリ胚の上肢（翼）にレチノイン酸を局所投与すると骨の奇形が生じることが報告されている。

2）ビタミンD

　ビタミンDはコレステロールの誘導体であり，**ビタミンD_2（エルゴカルシフェロール）**と**ビタミンD_3（コレカルシフェロール）**がある（図2-7-B）。前者は植物性で，エルゴステロールから合成され，後者はヒトの皮膚に存在する7-デヒドロコレステロールから合成されるため，エルゴステロールと7-デヒドロコレステロールはプロビタミンである。ヒトの生体では7-デヒド

A. ビタミンAとβ-カロテン

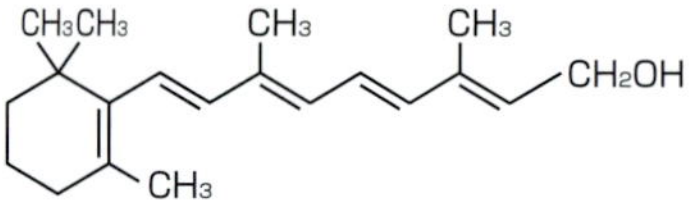

レチノール

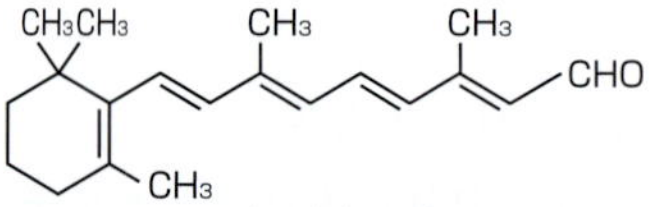

レチナール

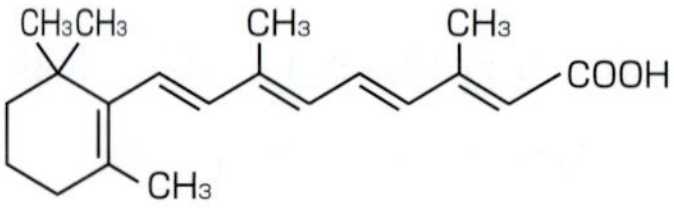

all-*trans*-レチノイン酸

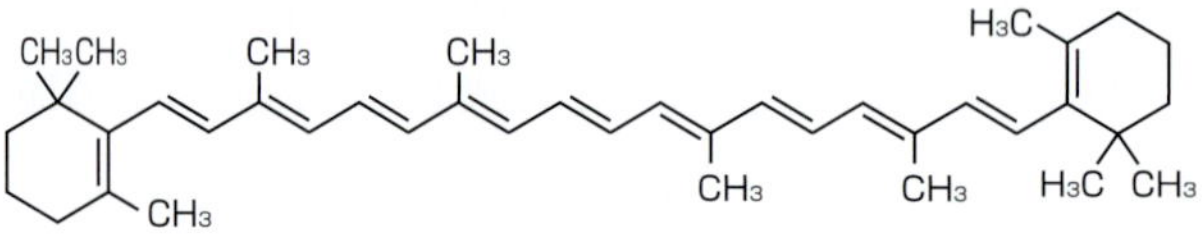

β-カロテン

B. ビタミンD

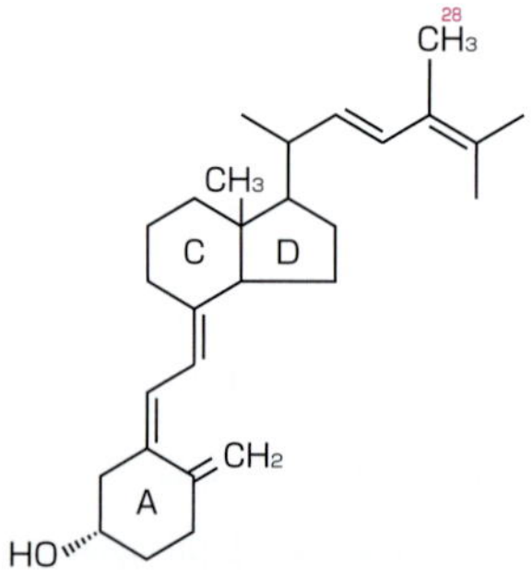

ビタミンD₂

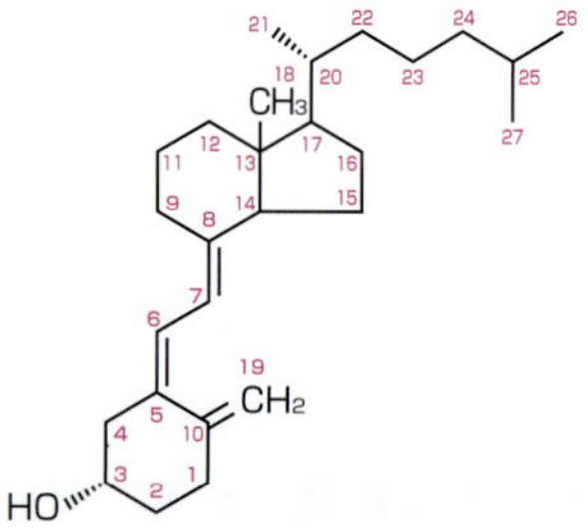

ビタミンD₃

C. ビタミンE

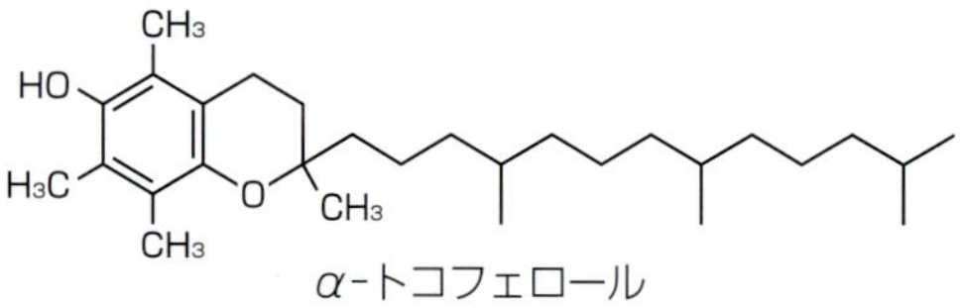

α-トコフェロール

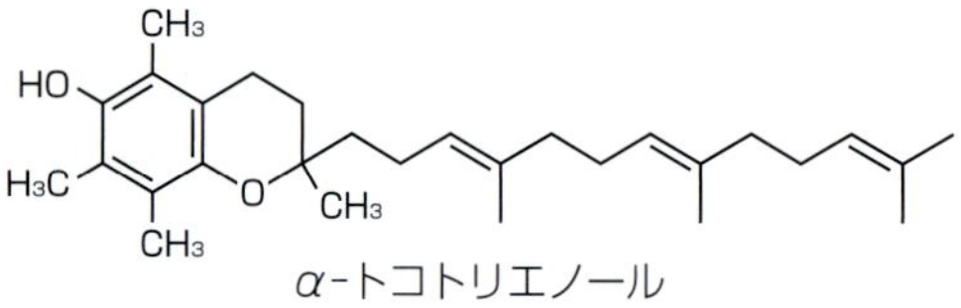

α-トコトリエノール

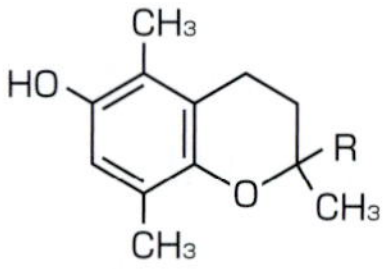

β-トコフェロールおよびトコトリエノール

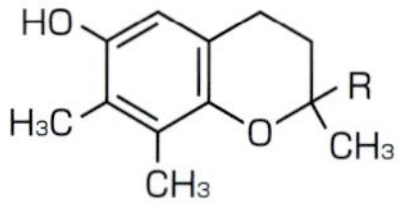

γ-トコフェロールおよびトコトリエノール

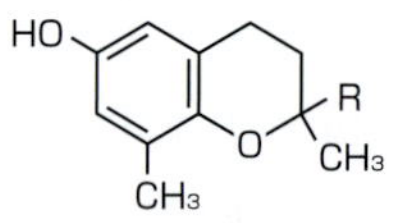

δ-トコフェロールおよびトコトリエノール

D. ビタミンK

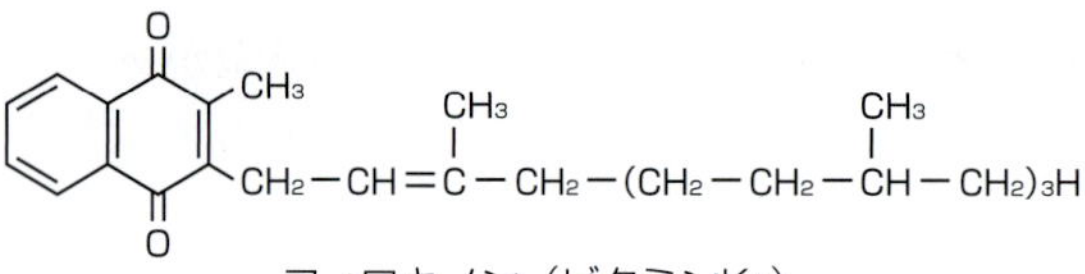

フィロキノン（ビタミンK₁）

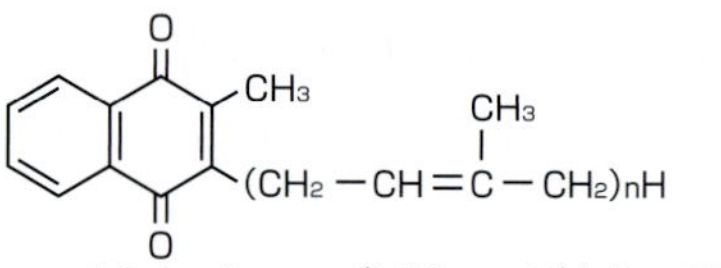

メナキノン-n（MK-n，ビタミンK₂）

図2-7　脂溶性ビタミン

ロコレステロールは紫外線（UVB）により環状構造の9，10番が開裂してプロビタミンD_3に変化し，さらにプロビタミンD_3は温度（体温）でコレカルシフェロールに変化する。ビタミンD_2，D_3とも，活性型への変換は同様の代謝を受ける。血管内ではビタミンDはビタミンD結合タンパク（vitamin D-binding protein：DBP）により運搬される。肝でビタミンDは25位が水酸化され，25-ヒドロキシビタミンDとなり，次いで腎で1位が水酸化され1,25-ジヒドロキシビタミンDとなる。この1,25(OH)$_2$ビタミンDが活性型であり，DBPと結合して標的細胞に運搬され，細胞内では核内ビタミンD受容体（VDR）と結合し，レチノイン酸と同様にRXRとのヘテロダイマーを形成して標的遺伝子のビタミンD応答配列（vitamin D responsive element：VDRE）に結合して発現を調節する。ビタミンDにより発現調節を受ける遺伝子には，カルシウムの吸収にかかわるカルビンジンD，Ca^{2+}-ATPase，骨代謝にかかわるオステオカルシンなどがある。また，腎で1位を水酸化する1α-ヒドロキシラーゼ（1α-hydroxylase）活性は副甲状腺ホルモン（PTH）による調節を受けており，活性型ビタミンDの量は微量であり生体の必要に応じて調節されるため，ホルモンとして扱われる。ビタミンDの古典的標的器官は小腸，骨，腎であり，血液へのカルシウムの動員を促進させて，カルシウム・リン代謝を調節する。非古典的作用としては細胞の成長・分化，免疫などに関与する。

　ビタミンDは肝臓やきのこ類（ビタミンD_2）に多い。しかし日光に十分当たる環境であれば皮膚の7-デヒドロコレステロールから合成できる。ビタミンDの欠乏症は骨石灰化障害によるくる病（rickets）または骨軟化症（osteomalacia）であり，骨端線閉鎖以前では前者を，以後では後者を呈する。低カルシウム血症と低リン血症を伴うことが多い。ビタミンD過剰症（hypervitaminosis D）では異所性石灰化を生じる。

3）ビタミンE

　ビタミンEはトコフェロールとトコトリエノールがあり，側鎖の位置によりそれぞれα，β，γ，δの4種があるため，合計8種の構造をもつが，実際の効力ではα-トコフェロールのみが重要である（図2-7-C）。ビタミンEの生理作用は抗酸化作用である。生体では細胞膜に局在して，膜脂質の過酸化により生じるフリーラジカルの消去を行い，膜の安定性を保つと考えられている。生体外では油脂の過酸化防止に用いられる。

　ビタミンEは油脂や豆類，緑色野菜に含まれている。ビタミンEの欠乏症として報告されているのは未熟児の溶血性貧血であるが，成人では欠乏症は報告されていない。

4）ビタミンK

　ビタミンKにはフィロキノン（ビタミンK_1）とメナキノン（ビタミンK_2）の2型がある（図2-7-D）。生理作用としてはグルタミン酸残基のカルボキシル化であり，γ-グルタミルカルボキシラーゼの補欠分子族である。カルボキシグルタミン酸をもつタンパク（Glaタンパク）はカルシウム結合サイトをもち，血液凝固因子であるプロトロンビン，第Ⅶ因子，第Ⅸ因子，第Ⅹ因子，骨形成にかかわるオステオカルシン，マトリックスGlaタンパクなどがある。補欠分子族として作用するのは還元型であるビタミンKヒドロキノンであり，自身は酸化され，エポキシドとなり，再び還元されてヒドロキノンに戻る。抗凝固薬であるワルファリン（warfarin）はこの還元過程を阻害する。最近，ビタミンKの遺伝子発現調節作用が明らかになった。メナキノンは核内受容

体（steroid X receptor：SXR）に結合し，骨代謝にかかわる遺伝子発現調節を行う。

フィロキノンは緑色野菜に，メナキノン（MK）はMK-4が肉類に多く，MK-7が納豆に多い。ビタミンKの欠乏症としては新生児出血症（hemorrhagic disease of newborn：HDN）が知られ，脳内出血を起こすと予後が悪いため，日本では新生時期にビタミンK補給が一般的に行われる。過剰症は知られていないが，ビタミンKの人工的な誘導体であるメナジオンの毒性が報告されている。また，ワルファリンを服用している患者には納豆制限が行われる。MK-7が摂取されるとワルファリンのビタミンK還元阻害作用が不十分となり，凝固因子の合成が妨げられなくなるおそれがあるためである（⇨p.71）。

（3）水溶性ビタミン

1）ビタミンB_1

ビタミンB_1は最初に発見されたビタミンであり，結晶化も最初になされた。当初アミンの一種と考えられvitamineと名づけられて，これがビタミン（vitamin）の名の起こりとなった。ビタミンB_1の一般名はチアミン（サイアミン；thiamin）であり，リン酸化をうけたチアミンピロリン酸〔thiamin pyrophosphate：TPP，またはチアミン二リン酸（thiamin diphosphate：TDP）〕が活性型である（図2-8-A）。TPPが補欠分子族として作用する酵素は4種ある。解糖系からクエン酸回路（TCAサイクル）への移行でピルビン酸の酸化的脱炭酸反応を触媒するピルビン酸脱水素酵素複合体，クエン酸回路の中間体であるα-ケトグルタル酸の酸化的脱炭酸反応を触媒するα-ケトグルタル酸脱水素酵素複合体はいずれもミトコンドリア内にあり，エネルギー代謝に必要な酵素である。同じくミトコンドリア内で分岐鎖アミノ酸の酸化で作用する分岐鎖α-ケト酸脱水素酵素複合体もTPPが補欠分子族として必要であり，この3種の酵素は反応機構が類似している。第四の酵素は細胞質にあり，ペントースリン酸回路でアルドースとケトースを相互変換するトランスケトラーゼである。HPLCによる直接測定が行われる以前は，ビタミンB_1の評価法として赤血球トランスケトラーゼ活性が用いられた（TPPを加えた後の活性の変化をTPP効果として欠乏を判定する）。食品のビタミンB_1は全粒穀物（玄米，全粒粉小麦など），豚肉に多い。

ビタミンB_1の欠乏症は脚気（beriberi）である。症状は循環器症状（心不全をきたす）と末梢神経症状（ポリニューロパチー；peripheral polyneuropathy）であり，前者が主体のものを脚気衝心（wet beriberi），後者が主体のものを乾性脚気（dry beriberi）とよんでいる。特殊な欠乏症としてウェルニッケ脳症（Wernicke-Korsakoff syndrome）がある。これはアルコール依存症の合併症として起こるチアミン欠乏症であり，中枢神経症状すなわち健忘，見当識障害，作話を呈する（コルサコフ症候群）。

2）ビタミンB_2

ビタミンB_2の一般名はリボフラビン（riboflavin）であり，イソアロキサジン環（isoalloxazine ring）をもつ黄色のビタミンである。リン酸化をうけて活性型のFMN（flavin mononucleotide）とFAD（flavin adenine dinucleotide）が生じる（図2-8-B）。リボフラビンの生理作用は多くの酸化還元酵素（フラビン酵素）の補酵素としての作用であり，FMNよりもFADとして使われる例が多い。FADはNAD（nicotinamide adenine dinucleotide）と異なりフラビンタンパクに強固に結合

A. ビタミンB₁

チアミン

チアミンピロリン酸（TPP）

B. ビタミンB₂（リボフラビンとFMN，FAD）

C. ナイアシン

ニコチン酸　　ニコチンアミド

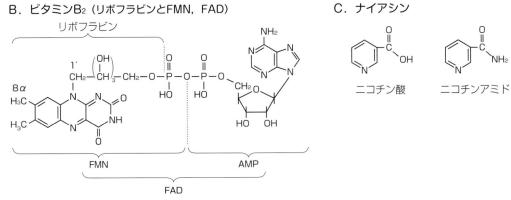

D. ビタミンB₆

ピリドキシン　ピリドキサミン　ピリドキサール

E. ビタミンB₁₂

F. 葉　酸

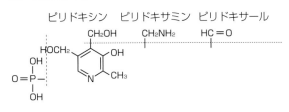

パラアミノ安息香酸（PABA）　グルタミン酸

G. ビオチン

H. パントテン酸

I. ビタミンC

図2-8　水溶性ビタミン

し，その一部となる。多くのフラビンタンパクはミトコンドリアに存在する。酸化還元反応はエネルギー代謝，脱アミノ反応，脱水素反応などに必要となる反応である。食品のビタミンB_2は卵，肉，乳，芽キャベツ，ブロッコリーなどに多く，FMNまたはFADとして存在する。

ビタミンB_2の欠乏症は脂漏性皮膚炎，口角炎，舌炎などがあげられているが，欠乏症は起りにくく，起こる場合もほかの栄養素の欠乏症を合併することが多い。

3）ナイアシン（niacin）

ナイアシンはニコチン酸（nicotinic acid）とニコチン酸アミド（nicotinamide）の総称である（図2-8-C）。活性型はNADとNADP（nicotinamide adenine dinucleotide phosphate）であり，還元されるとそれぞれNADHとNADPHとなる。NAD，NADPもビタミンB_2と同様に酸化還元酵素の補酵素であるが，FADのように酵素の一部として結合することはない。NADHはミトコンドリアで電子伝達系に電子を供給することによりエネルギー産生を行う。一方，NADPHは脂肪酸やコレステロール合成などにおいて還元力として作用する。ナイアシンはビタミンに分類されるが，生体ではトリプトファンから合成することもできる。トリプトファンからの合成効率を考慮すると，トリプトファン60mgからナイアシン1mgが合成される計算になるため，トリプトファン60mgまたはナイアシン1mgを1ナイアシン当量（NE）と定め，食事摂取基準で用いている。ナイアシンは豆類，穀物，肉に含まれる。また，とうもろこしでは含量は少ないわけではないが，調理法によってはナイアシンを供給できない。

ナイアシンの欠乏症はペラグラ（pellagra）であり，3つのDすなわち皮膚炎（dermatitis），下痢（diarrhea），認知症状（dementia）で特徴づけられる。かつてはとうもろこしを主食とする地方に多発した（調理法に問題があったといわれている）ことが知られている。

ナイアシンはビタミンB_1，ビタミンB_2とともにエネルギー代謝時に消費されるビタミンであるので，食事摂取基準ではこの3種のビタミンはエネルギー必要量が増加する条件ではそれに比例して増加させるように設定している。

4）ビタミンB_6

ビタミンB_6の一般名はピリドキシン，ピリドキサール，ピリドキサミンの3種であり，ピリドキシンで代表される（図2-8-D）。化学的には2-メチル，3-ヒドロキシ，5-ヒドロキシメチルピリジンの誘導体であり，4位にアルコールOHをもつものがピリドキシン，アルデヒド基をもつものがピリドキサール，アミンになっているものがピリドキサミンである。活性型はピリドキサール5′-リン酸（pyridoxal 5′-phosphate：PLP）とピリドキサミン5′-リン酸（pyridoxamine 5′-phosphate：PMP）である（図2-8-D）。PLPはさまざまな機能をもつが，多くは補酵素としての作用である。PLPが補酵素としてはたらく酵素には，アミノ酸代謝にかかわるアミノ基転移反応を触媒するアミノトランスフェラーゼ（トランスアミナーゼ），硫酸基転移反応を触媒するシスタチオニンβ-シンターゼとシスタチオニンγ-リアーゼ，一炭素単位（one-carbon unit）の転移反応を触媒するセリンヒドロキシメチルトランスフェラーゼ，グリシン脱炭酸酵素，アミノ酸から生理活性物質を生じる際にはたらくヒスチジン脱炭酸酵素（ヒスチジンからヒスタミンを産生），芳香族アミノ酸脱炭酸酵素（5-ヒドロキシトリプトファンからセロトニンを産生），グルタミン酸脱炭酸酵素（グルタミン酸からGABAを産生），DOPA脱炭酸酵素（チロシンの誘導体である

DOPA からドーパミンを産生），グリコーゲンの加リン酸分解を触媒するグリコーゲンホスホリラーゼ，ヘム合成の最初のステップを触媒するδ-アミノレブリン酸シンターゼなど多岐にわたる。補酵素以外の作用としては，転写因子であるステロイドホルモン受容体に結合してデオキシリボ核酸（DNA）から遊離させる作用（ステロイドホルモンの阻害効果）が報告されている。

　ビタミン B_6 は多くの食品に含まれており，欠乏症は起こりにくい。欠乏した乳児で，脳内の GABA が不足することによって起こる痙攣が報告されている。

5）ビタミン B_{12}

　ビタミン B_{12} は総称してコバラミンと呼ばれ，コバルト原子をもつ赤色のビタミンであり，水溶性ビタミンでは最も大きな分子である（図2-8-E）。β-リガンドと呼ばれる構造の残基によりメチルコバラミン，デオキシアデノシルコバラミン，ヒドロキシコバラミン，シアノコバラミンの4種があり，このうちメチルコバラミンとデオキシアデノシルコバラミンが生理活性をもつ。コバラミンは分子が大きいため，拡散では吸収できない。食物中のコバラミンは胃内で遊離した後，胃の壁細胞から分泌される糖タンパクである内因子（intrinsic factor：IF）と結合し，内因子－B_{12} 複合体が回腸にある受容体（キュビリン；cubilin）と結合し，腸管粘膜細胞に取り込まれる。腸管粘膜細胞内で内因子から遊離した B_{12} はトランスコバラミンⅡと結合し，血漿中に分泌され，標的細胞膜のトランスコバラミンⅡ受容体と結合して取り込まれる。

　コバラミンの生理作用はデオキシアデノシルコバラミンとしてメチルマロニル-CoA シンターゼの補酵素となり，メチルマロニル-CoA からスクシニル-CoA へのメチル基転移反応を行う（奇数個脂肪酸やメチオニンの代謝経路）か，メチルコバラミンとしてメチオニンシンターゼの補酵素となり，ホモシステインからメチオニンへのメチル基転移反応を行う。後者の酵素にはもう1つの補欠分子族としてメチルテトラヒドロ葉酸が必要であり，このメチオニン代謝の要点において，ビタミン B_{12} と葉酸が共役している（図2-9）。

　ビタミン B_{12} は肝臓，海産物に多く含まれるが，腸内細菌が合成するため，食事中のビタミン B_{12} の不足による欠乏症はほとんどなく，ビタミン B_{12} の欠乏症の大部分は吸収障害の結果である。最も多い原因は胃壁細胞に対する自己抗体を生じる慢性萎縮性胃炎や，胃切除後の内因子分泌障害である。稀にはキュビリンの遺伝的欠損によるもの（Imerslund-Gräsbeck syndrome）もある。症状は大別すると血液症状（巨赤芽球性貧血），神経症状，消化器症状（原因による）である。ビタミン B_{12} 欠乏による巨赤芽球性貧血を特に悪性貧血（pernicious anemia）と呼ぶが，治療に対する反応性は良好である。神経症状は亜急性連合性脊髄変性症（subacute combined degeneration：SCD）をきたすと治療は困難である。欠乏症の原因からみて，ビタミン B_{12} の経口投与は奏効せず，注射による治療が必要である。

6）葉　酸 (folic acid)

　葉酸の化学構造はプテロイルグルタミン酸（pteroylglutamic acid）であり，プテリン環のN5～8が還元されたテトラヒドロ葉酸（tetrahydrofolate：THF）が活性型として作用する（図2-8-F）。生理作用は，one-carbon unit，すなわちホルミル基（－CHO），メチル基（－CH_3），メチレン基（＝CH_2）などの転移反応に関与する。その結果，プリン合成，チミジル酸合成，セリン合成，メチオニン合成，ギ酸の生成などで補欠分子族として作用する。メチオニン合成におけるメチオ

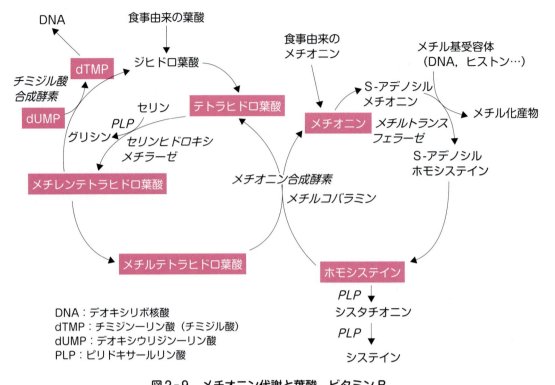

図2-9 メチオニン代謝と葉酸，ビタミンB$_{12}$

ニンシンターゼの基質の1つがTHFの誘導体であるメチルテトラヒドロ葉酸であり，上記のようにこの反応にはビタミンB$_{12}$が必要である。

葉酸は緑色野菜，果物，酵母，肝臓などに含まれる。葉酸の欠乏症は巨赤芽球性貧血を呈する。その理由として，赤芽球でチミジル酸の減少によりDNA合成が低下し，細胞分裂が進まないため，巨赤芽球を呈すると説明されている。同様の機序は細胞分裂の盛んな腸管粘膜でも起こっているが，症状としては現れない。チミジル酸合成酵素の補酵素として働くのは5,10-メチレンテトラヒドロ葉酸であるが，これはメチオニンシンターゼにより生成するTHFに由来するため，ビタミンB$_{12}$が欠乏しても5,10-メチレンTHFが不足し，同様の症状が現れる。妊娠時の葉酸補給により，神経管閉鎖障害（neural tube defects：NTD）が予防できることが知られ，400 μg/日の摂取が推奨されているが，予防の機序についての詳細は不明である。

7）ビオチン（biotin）

ビオチン（図2-8-G）はカルボキシラーゼの補酵素として−CO$_2$の転移反応に関与する。ビオチンが関与するカルボキシラーゼは5種，すなわちアセチル-CoAカルボキシラーゼ（2種のisoform），ピルビン酸カルボキシラーゼ，メチルクロトニル-CoAカルボキシラーゼ，プロピオニル-CoAカルボキシラーゼである。

ビオチンは多くの食物に含まれており，通常の食事で欠乏することはない。実験的には卵白で飼育した動物に起こることが知られており，生卵を大量に摂取する習慣をもつヒトでの報告がある。これは卵白に含まれる糖タンパク質であるアビジンと強固に結合するためである。変性して

いないアビジンはタンパク質分解酵素に抵抗性が強く，吸収が妨げられる。このビオチンとアビジンの高い親和性は実験的に免疫染色などで利用される。

8）パントテン酸（pantothenic acid）

パントテン酸はパントイン酸とアラニンが結合した構造をもち，生体内でCoAに合成されると，活性を生じる（図2-8-H）。生理作用はCoAとしての作用であり，CoAはアセチル基，アシル基の運搬体として機能する。アセチル-CoAはエネルギー代謝の中心的な中間体，スクシニル-CoAはクエン酸回路の重要な中間体であり，アシル-CoAは脂肪酸酸化におけるアシル基運搬体である。

パントテン酸やCoAは多くの食品に含まれており，欠乏症は通常は起こらない。重篤な栄養失調に伴う欠乏症状として，四肢末端の灼熱感などの感覚障害の報告がある。

9）ビタミンC

ビタミンCはL-アスコルビン酸（L-ascorbic acid）ともいい，糖の誘導体である（図2-8-I）。動物はヒトを含む霊長類，モルモット，一部のコウモリや鳥を除き，グルコースを原料としてL-グロン酸から合成できる。したがって，アスコルビン酸がビタミンであるのは上記の種類に限られる。アスコルビン酸の腸管吸収はナトリウム依存性の能動輸送体であるSVCT1（sodium-dependent vitamin C transporter：SLC23A）により行われる。

アスコルビン酸は電子供与体，すなわち還元剤としてはたらき，容易に酸化されてデヒドロアスコルビン酸に変化する。アスコルビン酸の生理作用は還元剤としての作用（鉄，銅の還元に必要）とともに水酸化酵素（ヒドロキシラーゼ）の補欠分子族として水酸化反応を促進する。ヒドロキシラーゼには銅と鉄を補欠分子族として要するものがあり，酸化した鉄，銅をアスコルビン酸が還元する。コラーゲン合成に必要なプロリンヒドロキシラーゼやリジンヒドロキシラーゼは鉄を含み，カテコールアミン合成に必要なドーパミンβ-ヒドロキシラーゼやペプチジルグリシンヒドロキシラーゼは銅を含む。さらにアスコルビン酸はラジカルを捕捉する抗酸化剤としての作用もあるが，感染防御，抗ストレス作用，メラニン合成抑制効果などについては十分なエビデンスは得られていない。

アスコルビン酸は多くの野菜，果実に含まれているが，調理により容易に酸化される。欠乏症である壊血病（scurvy）は新鮮な野菜を食べられない環境にある船員に多く発病することが古来知られていた。壊血病の症状は歯肉や四肢の斑状出血のようなゆるやかな出血であり，これは小血管におけるコラーゲン合成の障害による。続発症として貧血がみられるほか，カテコールアミン合成障害によると思われる情動の異常がみられることもある。

表2-4 ビタミン

ビタミン		一般名	活性型	機能	欠乏症	過剰症
脂溶性ビタミン	A	レチノール レチナール レチノイン酸		暗順応 分化・成長	夜盲症	肝障害
	D	カルシフェロール	$1,25(OH)_2$ ビタミンD	カルシウム・リン代謝	くる病,骨軟化症	異所性石灰化
	E	トコフェロール		抗酸化	溶血性貧血(稀)	
	K	フィロキノン メナキノン		血液凝固	出血傾向	
水溶性ビタミン	B_1	チアミン	TPP	エネルギー代謝	脚気	
	B_2	リボフラビン	FMN FAD	エネルギー代謝 脂肪酸合成	口角炎,舌炎	
	ナイアシン	ニコチン酸 ニコチン酸アミド	NAD NADP	エネルギー代謝	ペラグラ	紅潮,肝障害
	B_6	ピリドキシン ピリドキサール ピリドキサミン	PLP PMP	アミノ酸代謝 ヘム合成 グリコーゲン分解	口角炎,痙攣	
	B_{12}	コバラミン		成熟赤血球	悪性貧血	
	葉酸		テトラヒドロ葉酸	成熟赤血球 $-CO_2$転移	巨赤芽球性貧血	
	ビオチン				皮膚炎(稀)	
	パントテン酸		CoA	脂肪酸,ステロール,ヘム合成	神経炎(稀)	
	C	アスコルビン酸		コラーゲン合成	壊血病	

6. ミネラル・微量元素と欠乏症・過剰症

(1) ミネラル・微量元素の種類と特性

ミネラルには広義と狭義があるが,栄養学でミネラルというときは無機質と同義の意味で使うことが多い(表2-5)。ミネラル(無機質)を多量ミネラル(major minerals,1日必要量100mg以上)と微量元素(trace elements,1日必要量100mg未満)に分類し,多量ミネラルは狭義のミネラル(Ca,P,Mg)と電解質(electrolytes:Na,K,Cl)に分類する。硫黄(S)は多量ミネラルであるが,タンパク質の一部であり,単独で問題にされることはない。微量元素のうち,必要量が1日1mg未満のものを超微量元素(ultratrace elements)という。超微量元素の必須性の確認は困難である。仮に必須なものでも量が多ければ毒性を発揮するが,超微量元素の場合,動物実験でもヒトの臨床でも毒性が先にたって必須性が確認できないものもある。現在,必須性が確認できた超微量元素はマンガン(Mn),コバルト(Co),モリブデン(Mo)である。1日必要量が1~100mg

表2-5 ミネラル

	ミネラル	局在	機能	欠乏症	過剰症
多量ミネラル	カルシウム	硬組織	シグナル伝達，神経伝達，筋収縮，骨量維持，血液凝固	くる病，骨軟化症	カルシウムアルカリ症候群
	リン	硬組織	エネルギー代謝，遺伝情報，細胞膜，骨量維持，酸塩基平衡		腎障害，異所性石灰化
	マグネシウム	硬組織 軟部組織	神経伝達，筋収縮 エネルギー代謝	嘔吐，痙攣	下痢
	ナトリウム	細胞外液	神経伝達，筋収縮，酸塩基平衡，浸透圧維持		高血圧
	カリウム	細胞内液	神経伝達，筋収縮，酸塩基平衡，浸透圧維持	（高血圧）	
微量元素	鉄	肝・脾・骨髄	ヘモグロビン 酸化酵素	小球性貧血	ヘモクロマトーシス
	ヨウ素	甲状腺	チロキシン	甲状腺腫，クレチン病	甲状腺腫，甲状腺機能低下
	亜鉛	筋，骨	$-CO_2$転移，味覚	味覚障害，成長障害	
	銅	筋，骨	鉄代謝，エネルギー代謝	小球性貧血	
	マンガン		骨・皮膚代謝	骨障害，成長障害（稀）	パーキンソン症候群
	セレン		抗酸化	心筋障害	毛髪・爪の脱落
	クロム		糖代謝	耐糖能低下	
	モリブデン		酸化酵素	神経障害	

の微量元素で必須なものは鉄（Fe），ヨウ素（I），亜鉛（Zn），銅（Cu），セレン（Se），クロム（Cr）である。

(2) 多量ミネラル

1）カルシウム（Ca）

カルシウムの99％は骨と歯に局在し，ヒドロキシアパタイト〔hydroxyapatite, $Ca_{10}(PO_4)_6(OH)_2$〕としてコラーゲン線維中に結晶として沈着している。残り1％が体液中に存在し，血漿中濃度は約2.5mM，細胞内では0.1μMである。カルシウムイオンは細胞内シグナル伝達を行うため，平常時の濃度は血漿中，細胞内とも厳密に調節されている。血漿カルシウムの調節は3つのホルモン，すなわちPTH，活性型ビタミンD，カルシトニンにより行われる。カルシウムの調節部位は吸収が行われる小腸，再吸収が行われる腎，貯蔵される骨の3箇所が要点となる。血漿カルシウム濃度はカルシウム感知受容体（calcium sensing receptor：CaSR）が感知するが，副甲状腺にはCaSRが多く分布し，濃度が低下するとPTHが分泌され，ビタミンDの活性化を促進し，この2つのホルモンは腸管吸収の促進，腎での再吸収の促進，骨からの動員の促進により血漿カルシウムを上昇させる。

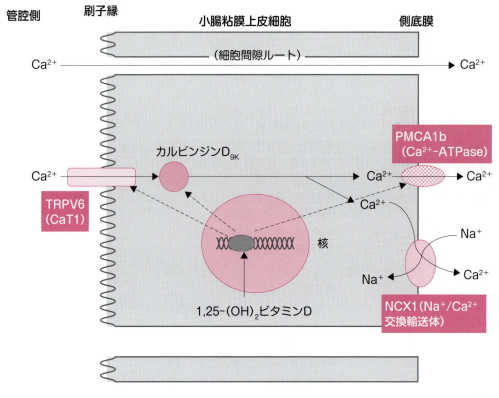

図2-10 カルシウムの腸管吸収

　カルシウムの腸管吸収は十二指腸から空腸上部で起こる能動輸送と，小腸全域で起こる粘膜上皮細胞間での拡散がある（図2-10）。能動輸送では粘膜上皮細胞の刷子縁膜にあるチャネル（transient receptor potential channel V6；TRPV6またはCaT1）を通って細胞内に入り，カルビンジンD_{9k}（calbindin D_{9k}）に結合して細胞内を運搬され，側底膜にあるCa^{2+}-ATPase（PMCA1b；カルシウムポンプ）により漿膜側に駆出される。腎尿細管での再吸収も小腸によく似たメカニズムで起こるが，刷子縁膜のチャネルはTRPV5（CaT2）であり，側底膜ではポンプよりもNa^+/Ca^{2+}交換輸送体（NCX1）が主要な役割をもつ（NCX1は小腸にもあるが補助的である）。カルビンジンとCa^{2+}-ATPaseはビタミンD依存性に転写される。カルシウムの吸収率は低く，30％程度である。ラクトースは促進し，シュウ酸・フィチン酸は阻害する。カルシウムの吸収を促進するサプリメントとして，calcium-citrate-malate（CCM）やcasein phosphopeptide（CPP）が用いられる。

　カルシウムの欠乏症は骨石灰化の障害である。骨端線閉鎖以前に起こればくる病に，閉鎖後に起これば骨軟化症となる。

2）リン（P）

　リンもカルシウムと同様骨と歯にその80％が局在する。しかし，その他にリン酸化合物は少量であっても核酸，アデノシン一リン酸（ATP）など生命に必須の元素である。血漿中のリン濃度は1〜1.5mM（3.0〜4.5mg/100mL）であり，細胞内に最も多い陰イオンである。血漿リンの調節はPTH，活性型ビタミンDによる古典的調節機構に加え，近年新たに発見されたFGF23

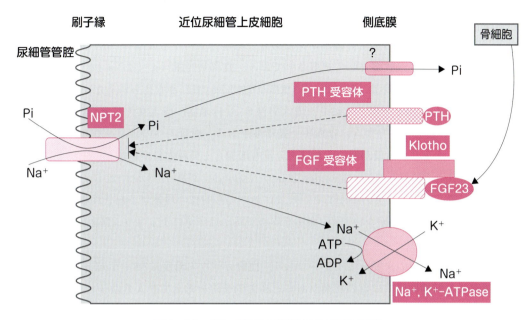

図2-11 リンの近位尿細管における再吸収

(fibroblast growth factor 23) によるリン利尿が重要である(図2-11)。血漿カルシウムの上昇により分泌されるPTHは腎尿細管における再吸収を抑制し,同時に活性化されるビタミンDは腸管吸収を促進してリン濃度を上昇させる。一方,リン濃度の上昇は骨細胞からのFGF23の分泌を刺激し,FGF23は尿細管上皮細胞のFGF受容体に結合して刷子縁膜のリン酸輸送体NPT2aを減少させてリン再吸収を抑制させ,リン利尿を起こさせる。FGF23の受容体への結合には,Klothoという共受容体(co-receptor)が必要である。FGF23はビタミンDの活性化も抑制してリンの腸管吸収を抑制する。健常人では血漿リンの調節は腎再吸収の調節が最も重要であるが,腎不全で腎機能が障害されると腸管吸収による調節が重要となる。

リンの腸管吸収は小腸粘膜上皮細胞刷子縁膜の輸送体NPT2bにより行われる。NPT2b(Na/PiIIb)は生体にあるナトリウム-リン酸共輸送体(NaPi)ファミリーの1つで,尿細管のNPT2a,NPT2cもこのファミリーに属する。体内の多くの細胞のリン酸輸送体は別のNaPiファミリーに属するPit-1,Pit-2である。リンの吸収率はカルシウムより高く,60〜70%であり,カゼインやフィチン酸により阻害される。リンの過剰摂取はがんや心臓病の進展に悪影響を及ぼすと考えられているが,リンは多くの調味料や保存料に含まれていて正確に摂取量を推測するのが困難であり,一般的な栄養調査で推測されるより多量を摂取している可能性が高く,今後の問題点となっている。

3) マグネシウム(Mg)

マグネシウムは約60%が骨,筋,軟部組織に局在する,多くの酵素の補欠分子族である。マグネシウムの腸管吸収は小腸粘膜細胞刷子縁膜のチャネルであるTRPM6を介した能動輸送である。カルシウムと同様に細胞間隙を通過する拡散ルートも存在する。

4) ナトリウム (Na)

ナトリウムは細胞外液の主要な陽イオンであり，血漿ナトリウム濃度は136〜145mEq/Lである。ナトリウムの多くは食塩として摂取されており，食塩相当量（g）はNa（g）×2.54で計算できる。ナトリウムの必要量は600mg/日（食塩として1.5g/日）と考えられるが，日本人の平均摂取量は食塩として10gを超えており，成人男性8g/日未満，成人女性7g/日未満が目標量（DG）となっている。ナトリウムには血圧上昇効果がある。血管内へのナトリウムの移動には水の移動が伴い，ナトリウム量が増加すれば水分量も増加し，循環血量が増加し，圧が上昇する。しかし，ナトリウムに対してはresponderとnon-responderがあり，Dahl ratにおいては血圧上昇ラットと上昇しないラットの系がある。ヒトにおいても同様の現象が予想されるが，現在のところ，的確に診断する方法がないため，血圧上昇の予防には一律にナトリウム制限が課せられる。

5) カリウム (K)

カリウムは細胞内液の主要な陽イオンであり，血漿カリウム濃度は3.5〜5mEq/Lである。カリウム摂取量と収縮期圧には負の相関があり，高血圧予防を考えて成人男性3g/日以上，成人女性2.6g/日以上の摂取が目標量（DG）となっている。細胞内液の多い，野菜，果実の摂取が推奨される。

6) 塩 素（クロール；Cl）

塩素は細胞外液の主要な陰イオンであり，血漿塩素濃度は9.5〜10.5mEq/Lである。胃液には多量の塩素が含まれる（約170mEq/L）。塩素の摂取もナトリウムとともに食塩としての摂取が中心である。

7) 硫 黄 (S)

硫黄も必須の多量ミネラルであるが，通常含硫アミノ酸（メチオニン，シスチンなど）を含むタンパク質の一部であり，含硫アミノ酸を含む食品の摂取で足りるため，特に硫黄の食事摂取基準は設けられていない。

(3) 微量元素

1) 鉄 (Fe)

最も重要な微量元素である。鉄は遷移金属で2価〔Fe（Ⅱ）：ferrous〕と3価〔Fe（Ⅲ）：ferric〕の両型をとる。2価鉄は溶解度が高いが，容易に酸化されて3価鉄となる。3価鉄は溶解度が低い。鉄は成人男性で体内に3〜4g存在し，機能鉄（ヘモグロビン，ミオグロビン，カタラーゼなどの含鉄酵素），貯蔵鉄（フェリチン，ヘモシデリン），輸送鉄（トランスフェリン；transferrin）に分けられ，70％を機能鉄，30％を貯蔵鉄が占める。鉄はほとんど排泄されないので，閉鎖系であるが，月経のある女性では月経血中への損失が最も大きい鉄損失である。

鉄の吸収は十二指腸から空腸上部で起こり，小腸粘膜上皮細胞の刷子縁膜には鉄を2価に還元する3価鉄還元酵素（ferrireductase）活性をもつDcytBが存在し，2価鉄は輸送体であるDMT1（divalent metal transporter 1）を通過して細胞内に入る。側底膜には2価鉄駆出のための輸送体フェロポーチン（ferroportin）とフェロキシダーゼ（ferroxidase）活性をもつヘファエスチン（hephaestin）があり，血漿側に運ばれた2価鉄はフェロキシダーゼにより酸化されて3価鉄とな

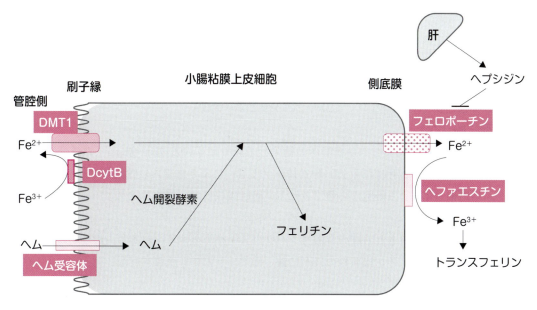

図2-12　鉄の腸管吸収

りトランスフェリンに結合して赤芽球などの標的器官に輸送される（図2-12）。ヘムは無機鉄とは異なるルートにより，刷子縁膜のヘム受容体（HCP1）により取り込まれ，細胞内でヘムが開裂して放出された鉄はフェロポーチンにより血漿に入る。小腸粘膜細胞にはフェリチンがあり，余分な鉄を貯蔵し，粘膜細胞の寿命がくると剥離して鉄を排泄する。無機鉄は3価では溶解度が低くほとんど吸収されない。また，ヘム鉄は無機鉄（非ヘム鉄）より吸収効率がよい。したがって動物性の肉などヘム鉄として摂取するか，ビタミンCなどの還元剤と共存して摂取するとバイオアベイラビリティが上昇する。ポリフェノール，フィチン酸，カルシウム，クロロゲン酸（コーヒー）などは阻害する。

　鉄代謝の調節の主役は肝が産生するヘプシジン（hepcidin）であり，フェロポーチンと結合すると，フェロポーチンはエンドサイトーシスにより細胞膜から細胞内に移動し分解されるため，鉄の細胞外への輸送が阻害されて吸収が抑制される。フェロポーチンはマクロファージの膜にもあり，ヘモグロビンの破壊により生じた鉄を循環系へ放出するが，ヘプシジンにより阻害される。ヘプシジンは鉄が十分存在する時，酸素高値時（高地など），炎症により誘導されるので，後二者の条件では貧血の原因となる。

　鉄の欠乏によりヘム合成が障害されるので，小球性低色素性貧血（鉄欠乏性貧血）となる。**鉄欠乏性貧血**は栄養性貧血で最も頻度の高い，普遍的な疾患であり，特に月経のある女性に多い。鉄欠乏には至らないが貯蔵鉄の低い，潜在性鉄欠乏は血清フェリチンが低下するため診断可能である。この時期であれば鉄の豊富な食品摂取で対応できるが，貧血に至ると鉄剤の使用が不可欠である。鉄過剰症としては家族性ヘモクロマトーシスがあり，鉄の沈着が起こる。ヘプシジンの調節タンパクの遺伝子に原因のある遺伝性疾患である。

2）ヨウ素（ヨード：I）

　体内の**ヨウ素**の70〜80％は甲状腺に局在し，甲状腺ホルモン（トリヨードチロニンとチロキシン）

の成分として機能する。ヨウ素は海水魚，海藻など海産物に多いため，内陸国を中心に欠乏症は多く，国際保健上重要なミネラルである。成長期に欠乏すると甲状腺腫（goiter）を伴った成長障害，精神発達障害をきたす（**クレチン病**；cretinism）。過剰症も報告されており，食事摂取基準では耐容上限量（UL）を成人で 3 mg/日としているが，日本人ではこれを超える量を常時摂取している人もいる（このような例では過剰症状は発症していない）。

3）亜　鉛（Zn）

亜鉛は筋や骨に多く局在し，金属酵素の補欠分子族や転写因子（zinc finger）の成分として機能する。亜鉛は hZips と呼ばれる ZIP 輸送体ファミリーにより細胞内に輸送され，ZnTs と呼ばれる亜鉛駆出輸送体により細胞から駆出される。腸管吸収において前者は Zip4，後者は ZnT1 が担っている。

なお，亜鉛により誘導される肝の含硫タンパクにメタロチオネインがあり，重金属の代謝・解毒を行う。メタロチオネインは亜鉛のほかに銅，カドミウムでも誘導される。

4）銅（Cu）

銅は遷移金属で 1 価の Cu（Ⅰ）と 2 価の Cu（Ⅱ）がある。アミンオキシダーゼ（amine oxidase），スーパーオキシドジスムターゼ（superoxide dismutase：SOD），フェロキシダーゼ（ferroxidase），シトクロム C オキシダーゼ（cytochrome C oxidase），ドーパミン β-モノオキシゲナーゼ（dopamine β-monooxygenase），チロシナーゼ（tyrosinase）などの金属酵素の補欠分子族として機能する。フェロキシダーゼ活性をもつ銅結合タンパクにはセルロプラスミンやヘファエスチンがある。銅の細胞内への輸送には ATP7A が，細胞外への輸送には ATP7B が，いずれも能動輸送体として機能する。ATP7A は腸管吸収を行う輸送体であり，欠損する遺伝病には精神発達障害，毛髪異常などを呈する**メンケス**（Menkes）**病**がある。ATP7B が遺伝的に欠損すると胆汁への排泄が障害されて肝，角膜，脳のレンズ核に銅が蓄積する**ウイルソン**（Wilson）**病**が発症する。血漿中の銅はセルロプラスミンに結合して運搬される。小腸粘膜上皮細胞側底膜に局在するヘファエスチンとセルロプラスミンはフェロキシダーゼ活性をもち，鉄の腸管吸収に必須であることから，銅の欠乏により小球性低色素性貧血をきたす。

5）マンガン（Mn）

マンガンは遷移金属で Mn（Ⅱ）と Mn（Ⅲ）がある。ピルビン酸カルボキシラーゼなどの補欠分子族である。

6）セレン（Se）

セレンはグルタチオンペルオキシダーゼの活性中心をなす。セレンは土壌中に量の少ない地方があり，欠乏症が地方病として知られている。心筋障害をきたす**克山病**，変形性骨軟骨関節症をきたす**カシン・ベック**（Kashin-Beck）**病**があり，いずれも中国の地方病であるが，セレンの欠乏に加え，ウイルス感染が発病の引き金になると考えられている。

7）クロム（Cr）

クロムは遷移金属であり Cr（Ⅲ）と Cr（Ⅵ）があり，6 価クロムは毒性が高い。クロムの機能はインスリン作用にかかわるもので，欠乏により耐糖能が低下するが，詳細なメカニズムは不明である。

8）コバルト（Co）

コバルトはビタミンB_{12}の成分であり，ビタミンB_{12}として吸収される。単独の欠乏症は知られておらず，食事摂取基準にもコバルト単独の摂取量は設定されていない。

9）モリブデン（Mo）

モリブデンはモリブドプテリンとしてキサンチン酸化還元酵素やアルデヒド酸化酵素の補欠分子族として機能する。

10）フッ素（F）

フッ素の必須性は証明されておらず，おそらく必須性はないと考えられる。骨・歯にとりこまれるとフルオロアパタイト（fluoroapatite）となり，う歯の予防効果があることから，米国の多くの自治体では水道水にフッ素を添加している。しかし，フッ素には毒性があり，斑状歯や骨のフッ素症（fluorosis）をきたすため，わが国では添加はされていない。

コラム 食物繊維，プロバイオティクス・プレバイオティクス

　食物繊維（dietary fiber）とは，ヒトの消化酵素で消化されない食物中の難消化性成分の総体をいう。多くは炭水化物（非デンプン性炭水化物）に含まれるが，炭水化物に分類されないものも含まれる。食物繊維はエネルギー源にはならないが，さまざまな生理的機能があり，生活習慣病との関連が指摘されるものである。食物繊維は水溶性と不溶性に分類される。水溶性食物繊維は腸内細菌により発酵を受け，短鎖脂肪酸を産生する。これは大腸で吸収され，大腸の生理機能の調節を行っている。不溶性食物繊維は水と結合して体積が増えることにより便量を増やし，排便を促進する効果があるとされ，大腸がんを抑制する効果が期待されてきた。水溶性食物繊維に分類されるものには，植物細胞壁に由来するヘミセルロースBやペクチン，ガム質に由来するグアーガム，アラビアガム，コンニャクマンナン，海藻の多糖類に由来するアルギン酸ナトリウム，カラゲナン，寒天，微生物の多糖類であるキサンタンガムやプルラン，難消化性オリゴ糖であるマルチトール，ガラクトオリゴ糖，レジスタントスターチが含まれる。合成多糖類であるポリデキストロースも水溶性食物繊維に含まれる。一方，不溶性食物繊維では，植物細胞壁の成分としてはセルロース，ヘミセルロースA，プロトペクチンが，海藻の多糖類に由来するものではアルギン酸カルシウムが含まれる。動物性の多糖類であるキチン，キトサンも不溶性である。炭水化物に属さないポリフェノールの一種であるリグニンは植物細胞壁の不溶性食物繊維であり，タンパク質であるコラーゲンも動物性の不溶性食物繊維として扱われることがある。現在では，粘度と発酵性が生理作用に重要と考えられている。

　食物繊維が関連する生活習慣病には心筋梗塞，脳血管障害，糖尿病，大腸がん，脂質異常症，肥満，高血圧など多く指摘されているが，すべてが十分なエビデンスがあるものではない。また，食物繊維摂取と便秘症との関連が示唆されているが，摂取量と排便習慣との量的相関性は明らかでない。しかし24g/日以上の摂取で心筋梗塞の死亡率が有意に低いとの報告があり，これに基づき現在の日本人の摂取量の中央値（13.7g/日）との中間値から食物繊維の食事摂取基準の目標値（成人男性20g/日，成人女性18g/日）が設定されている。

　食物繊維，特に水溶性繊維は腸内細菌と関連が深いことから，腸内細菌叢（gut microbiota）（腸内フローラ；gut flora）が注目されている。腸内細菌バランスを改善して宿主に保健効果をもたらす生菌を含む食品（WHO定義では，適切な量を投与された時に宿主に保健効果をもたらす生きた微生物）をプロバイオティクス（probiotics）と呼び，乳酸菌やビフィズス菌を含む食品がある。また，腸内細菌叢を改善させる効果をもつ食品，すなわち宿主に保健効果をもたらす特定の腸内細菌を増殖・活性化させる難消化性食品をプレバイオティクス（prebiotics）と呼び，難消化性オリゴ糖（フルクトオリゴ糖，ガラクトオリゴ糖など）を含む食品が多い。両者を同時に摂取するシンバイオティクス（synbiotics）も存在する。こうした食品には特定保健用食品として認定されているものも多い。

文献）・Ross AC, Caballero B, Cousins RJ, Tucker KL, Ziegler TR（editors）：Modern nutrition in health and disease, 11th ed., Lippincott Williams & Wilkins, Philadelphia, 2014, pp.506-512.
　　　・Marchesi JR, Adams D.H, et al.：The gut microbiota and host health：a new clinical frontier. Gut, 2016；**65**；330-339.

コラム　抗酸化物質：酸化ストレス，活性酸素

　酸化ストレスとは，生体内で生成される活性酸素種やフリーラジカルの酸化損傷力と，生体に備わっている抗酸化機構のバランスが崩れ，酸化に傾いた状態をいい，さまざまな疾病の発症，進行にかかわっている。食品中の抗酸化物質として，ビタミンCやE，カロテノイド，ポリフェノールがよく知られており，それらの摂取と疾病との関連が注目されている。

■ビタミン

　ビタミンC（アスコルビン酸）の不足は古くから壊血病の原因として知られており，コラーゲン合成やアミノ酸，脂肪酸，ホルモンの代謝などに関与している。ヒトは合成できないため，必須の栄養素であり，柑橘類をはじめとする果実や，野菜，じゃがいもなどに含まれる。活性酸素種の消去能に加え，酸化されたビタミンEを還元するはたらきをもつ。

　ビタミンEは抗不妊因子として発見され，側鎖に不飽和結合がないトコフェロールと，3つの不飽和結合をもつトコトリエノールに分類され，それぞれ，α，β，γ，δ の4種の同族体がある。これらの生理活性は異なり，最も高い活性を示すのは α-トコフェロールであり，植物油やアーモンドなどの種実類に多く含まれている。ビタミンEはリポタンパク中にも存在し，LDLの酸化を抑制することにより動脈硬化予防に寄与する可能性が示されている。

　多くの疫学研究より，野菜や果実を多く摂取している人は，冠動脈疾患やがんのリスクが低いことが示されている。一方で，ビタミンCやビタミンEの摂取量とこれらの疾患リスクとの関連を調べた前向き研究や，サプリメントなどを用いた臨床介入研究の結果では，効果あり，効果なしの双方がみられ，まだ結論が出ていない。

■カロテノイド

　カロテノイドは黄〜橙〜赤色などを呈する色素で，炭化水素化合物をカロテン類，酸素化合物をキサントフィル類といい，β-カロテンなど生体内でビタミンAに変換させるものをプロビタミンAという。主なものとして，β-カロテンやルテイン，ゼアキサンチンは緑黄色野菜や鶏卵に多く，リコピンはトマトやすいか，アスタキサンチンは鮭やイクラ，β-クリプトキサンチンはみかんに特徴的である。カロテノイドの機能性で特に注目されているのは，抗酸化作用と発がん抑制作用であり，その特徴は一重項酸素消去能が高いことである。また，脂質の自動酸化過程のラジカル連鎖反応において，脂質ラジカルの生成を抑制する作用もあり，その効果はカロテン類よりもキサントフィル類のほうが強い。

■ポリフェノール

　ポリフェノールはフェノール性の水酸基を複数もつ化合物の総称であり，植物性の食品に広く含まれている。最も多いフラボノイド類のなかには，緑茶に多いカテキンや，たまねぎに含まれるケルセチン，ベリー類に多いアントシアニン類などがある。その他には，コーヒーに含まれるカフェ酸，ごまのセサミン，赤ワインのレスベラトロールなどが有名である。疾病との

関連が議論され始めたのは、フランスでは脂肪摂取量が多いにもかかわらず冠動脈疾患の死亡率が少ないという"フレンチパラドックス"から、赤ワインに注目が集まったことに端を発する。大規模な疫学研究においても、フラボノイドの摂取量が多い群で冠動脈疾患での死亡率が低いことが報告されている。抗酸化作用に加えて、抗炎症作用や、脂質代謝および糖代謝に及ぼす影響など、多岐にわたるはたらきが解明されつつある。2013年に The New England Journal of Medicine に発表された PREDIMED study では、ナッツやオリーブオイルを強化した地中海式食事の介入により、リスク保因者の冠動脈疾患発症率が30%低下した。

　食事からの抗酸化物質摂取の重要性は、冠動脈疾患やがんの予防におけるエビデンスが蓄積されてきており、虚血性心疾患の一次予防ガイドラインにおいても、抗酸化物質の摂取が推奨されている。また近年では、認知機能や運動器機能などに対する効果も注目されつつあり、健康寿命の延伸に向けて期待が高まっている。

文献）・Hertog MG, Feskens EJ, Kromhout D：Antioxidant flavonols and coronary heart disease risk. Lancet, 1997；**349**；699.
・Estruch R, Ros E, Martinez-Gonzalez MA, et al.：Mediterranean diet for primary prevention of cardiovascular disease. N Engl J Med, 2013；**369**；676-677.

第3章 栄養学の応用
―医師のためのアプリケーション

1．ライフステージと栄養

(1) 妊娠・授乳期の栄養

　妊娠・授乳期の栄養は，母体の健康と分娩・産褥の経過に大きな役割を果たしている。また，胎児の健やかな発育のために必要なエネルギーと栄養素は多くを母体に依存しているため，適切な母体栄養が胎児・新生児期の良好な栄養状態を形づくる点で重要である。

　妊娠・授乳期の栄養を理解するためには，妊娠特有の体組成と基礎代謝の変化を理解する必要がある。胎児と胎児付属物，および子宮をはじめとする母体側諸器官は妊娠経過に伴って増大し，積み重ねられ，分娩時には約12kgの増加量となる（図3-1）。妊娠すると妊娠8週頃から母体の脂肪蓄積が始まる。妊婦の母体重増加量のうち約3分の1は貯蔵脂肪の増加によるものである。胎児は妊娠20週以降成長速度が増加し，胎盤・子宮・乳房などの組織も増大する。血漿量は妊娠中期から後期にかけて約50％増加する。

　妊娠によって，主に心機能，呼吸機能，腎機能の仕事量が増大する。心拍出量は妊娠5週頃から妊娠24週までの間で約50％増加し，以後38週までほぼ一定となる。呼吸機能は，妊娠初期から後期にかけて著明に増加する血中プロゲステロンの影響と，各臓器の仕事量の増加により，分時換気量，酸素消費量は増加し，呼吸器系の仕事量が増大する。腎機能は，妊娠時には循環血漿量および細胞外液量の増加，血漿アルブミン濃度の低下による血漿膠質浸透圧の低下などの要因により，糸球体濾過量と腎血漿流量は増加し，腎血流量も増加する。

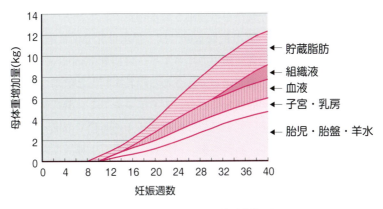

図3-1　正常妊婦の母体重増加因子

妊娠中の基礎代謝量は，非妊娠時と比較して妊娠初期には5%，妊娠後期には15〜20%の増加を示す。この変化は，妊娠による母体の貯蔵脂肪の増加と，母体の心機能をはじめとする諸臓器の仕事量の増大，および胎児体重や胎児付属物の増大に伴う各々の基礎代謝量増加の総和であり，妊娠中の付加エネルギー必要量の総量に相当する。

　妊婦の推定エネルギー必要量は，同年代女性のエネルギー必要量に前述した付加エネルギー必要量を加えることで求められる。「日本人の食事摂取基準（2015年版）」（以下，食事摂取基準）では妊娠期別に付加量として示されており，妊娠初期（〜13週6日）50kcal/日，妊娠中期（14週0日〜27週6日）250kcal/日，妊娠後期（28週0日〜）450kcal/日である。

　母体の切迫早産，早産，妊娠性鉄欠乏性貧血，妊娠糖尿病，妊娠高血圧症候群，胎児発育不全などの発症リスクを抑制するために，妊娠期の適正体重増加量が規定されている。日本では，体格指数（BMI）を用いて妊娠前の体格を低体重（やせ）（BMI 18.5未満），ふつう（BMI 18.5以上25.0未満），肥満（BMI 25.0以上）と区分し，区分別に低体重（やせ）9〜12kg，ふつう7〜12kgと推奨体重増加量が示されている。肥満女性は，妊娠中の妊娠高血圧症候群，妊娠糖尿病，帝王切開分娩，死産，巨大児，および児の神経管閉鎖障害などの発症リスクが高い傾向があり，臨床的な状況を踏まえた個別対応が必要である。やせ女性では，切迫早産，早産，および低出生体重児の分娩のリスクが高い傾向にある。

　日本の平均出生体重は1980年代以降減少傾向にあり，2,500g未満の低出生体重児の割合は全出生児の10%に達している。食生活の変化や若い女性のやせ願望，不妊治療による多胎，早産児の出生率の増加などの要因が指摘されている。最近では胎生期の低栄養環境が多くの遺伝子にエピジェネティックな変化を生じさせ，肥満，高血圧，2型糖尿病，脂質異常症，発達障害，精神疾患，認知機能低下など多岐にわたる非感染性疾患発症リスクとなる概念（developmental origins health and disease：DOHaD）が提唱され（Gluckmanほか，2004），世代間に渡る重要な課題としてさまざまな動物モデルで研究がなされている。

　母乳栄養は新生児や乳児にとって理想的な栄養源であり，免疫学的因子を含み，抗アレルギー作用，抗細菌物質とともに児に対して有益な栄養素を与え，最適な成長と発達を促す作用がある。また，授乳行為は母子関係の確立に役立ち精神学的にも重要であり，社会的，経済的，環境面，急性や慢性疾患のリスクの減少の点において母乳栄養は優れている。

　授乳期のエネルギー付加量は，分娩後から分泌される母乳のエネルギー量から体重減少に伴うエネルギー量を差し引いたもので，食事摂取基準では，平均母乳分泌量を780mL/日，分娩後の体重減少量を800g/月と推定し，授乳期間中のエネルギー付加量を350kcal/日としている。

　個人差はあるが，分娩後3日〜1週間ほど分泌される母乳を初乳と呼ぶ。初乳はほとんどがグロブリンであり，IgAなどの免疫学的成分に富む。ミネラルやアミノ酸，タンパク質を多く含むが，脂質や糖質は少ない。初乳は移行乳を経て分娩後2〜4週間程で成熟乳へと転換する。母乳は代謝の面で栄養素の利用率が高く，脂質やタンパク質，糖質，生理活性因子，ミネラル，ビタミン，ホルモン，多くの細胞内生成物などの混合物である。ほとんどのビタミンは母乳中に確認されているが，ビタミンKは事実上欠乏しており，新生児期のビタミンK欠乏性出血症（新生児出血症）予防のためサプリメントとしての投与が必要である。

(2) 乳幼児期の栄養

1) 乳児期の栄養

a. 乳児期　乳児期とは，出生より1歳までの時期である。この時期は発育・発達が顕著であり，体重当たりに必要とするエネルギーやタンパク質は成人より多い。小児に必要な栄養の所要量を表3-1に示す。生後5～6か月までの乳児の栄養源は100%乳汁に依存する。母乳は母と子のスキンシップが図られ，免疫成分（IgA，リゾチーム，ラクトフェリン，ほか），経済面などでメリットがあるが，母乳不足，母体の基礎疾患（てんかんで抗てんかん薬内服中，HTLV-1感染，ほか）や就労，または児の疾患（先天代謝異常症，慢性腎疾患，ほか）などの場合は人工乳を使用する。母乳と人工乳の比較を表3-2に示す。

b. 母乳　母乳の組成は分娩後少しずつ変化する（⇨ p.44）。初乳には免疫成分が多く含まれ，色調は黄白色である。成熟乳になるにつれ色調は黄白色から乳白色となり，乳糖が多くなるためカロリーが増す。母乳栄養の場合，実際に児が飲んだ量を把握できないため，母乳不足の徴候（表3-3）がないか注意する。

c. 人工乳（ミルク，調製粉乳）　主に牛乳を原料として，母乳に近い栄養成分および母乳の欠点の改善を目指して作られている。乳児用ミルクは出生後から1歳くらいまでの間の母乳代替品として使用する。フォローアップミルクは9か月～1歳以降の栄養補給を目的とし，鉄・ビタミン類が強化されているが，母乳が足りている場合や離乳食からの栄養が十分な場合は不要である。また，ミルクアレルギー，先天代謝異常症，慢性腎疾患など基礎疾患を有する児には，治療

表3-1　小児の成長と栄養のめやす

	体重 (kg)	身長 (cm)	1日体重増加量 (g／日)	1日エネルギー所要量 (kcal/kg・日)	タンパク質所要量 (g/kg・日)
出生時	3	50	30～35	120	3.3
3か月	6	60	20～25	110	2.5～3.0
6か月	8	70	10～20	100	2.5～3.0
1歳	9	75	2～3kg/年	85	2.0～2.5
3歳	15	90	2～3kg/年	90	1.5
成人	—	—	—	40	1.0

注）所要量は，健康な成長のために望ましい量で，最低必要量ではない。

表3-2　母乳と人工乳の成分比較

母乳＞人工乳	人工乳＞母乳
分泌型IgA リゾチーム ラクトフェリン 補体，ほか感染防御因子など	カゼイン 鉄分 ビタミンD，ビタミンK カルシウム

表3-3　母乳不足の徴候

・体重増加不良
・便秘
・授乳間隔が短い（2時間未満）
・1回の哺乳時間が長い（20分以上）

目的で特殊ミルクや治療乳を用いる。特殊ミルクや治療乳の使用中はカルニチン・ビオチン・セレン等が欠乏しやすいため，適宜補充が必要である。

d．離乳食　離乳とは，母乳または育児用ミルクなどの乳汁栄養から幼児食に移行する過程と定義される。5～6か月の頃に，なめらかにすりつぶした状態のものを初めて与えることを離乳の開始とし，形のある食物をかみつぶすことができるようになりエネルギーや栄養素の大部分が母乳または育児用ミルク以外の食物からとれるようになった状態を離乳の完了という。離乳食の進め方を表3-4に示す。

表3-4　離乳食の進め方のめやす

	離乳食の回数	形　態
初期（5～6か月）	1日1回	なめらかにすりつぶした状態
中期（7～8か月）	1日2回	舌でつぶせる硬さ
後期（9～11か月）	1日3回	歯茎でつぶせる硬さ
完了期（12～15か月）	1日3回	歯でかめる硬さ

2）幼児期の栄養

a．幼児期　幼児期とは，1歳から小学校入学までの時期であり，1歳から6歳に相当する。この時期BMIは年々減少し，年齢別のBMI平均値は5～6歳時が最低となる。逆に幼児期のBMIが年々増加傾向にある場合は，その後の肥満に注意する必要がある。

b．幼児食　幼児期の食事摂取基準は巻末の付表1を参照されたい（⇨p.169～）。1回の食事量があまり多くとれないため，3食に加えて間食（1日1～2回，時間を決める）をとる。遊び食いや偏食が目立つのはこの時期である。また食物アレルギーの児は近年増加傾向にあり，多種の食材の除去をしている場合は代替食品で栄養を補う必要がある。栄養が足りているかどうかは成長曲線を参考にし，身長・体重の経過で評価する。

（3）成長期（学童期・思春期）の栄養

1）学童期の栄養

a．学童期　学童期は小学校在学期間であり，6歳から12歳に相当する。ただし二次性徴開始後は思春期とする。この時期の推定エネルギー必要量は巻末の付表1を参照されたい（⇨p.170）。

b．学童期の食事　朝食の欠食，早食い，まとめ食い，間食の過多，孤食といった食習慣が増加し始める時期である。また，放課後のクラブ活動，学習塾などの影響でファストフード摂取や買い食いをする機会が増え，このような児ではエネルギー・脂肪・リンの過剰摂取，鉄分・ビタミンの欠乏などが問題となっている。

肥満の指標にはローレル（Rohrer）指数，肥満度，BMIを用いることが多い（図3-2）。学童期肥満の約40％が成人になっても肥満となることがわかっており，肥満の徴候がみられた場合は早い段階で対応する必要がある。小児科外来で行っている食事指導の例を表3-5に示す。近年運動不足の学童が増加していることから定期的な運動習慣に関する指導も必要である。学童期は

●Rohrer指数（小学生・中学生）

$$\frac{体重（kg）}{身長（m）×身長（m）×身長（m）}×10$$

やせすぎ	100以下
やせぎみ	101〜115
標準	116〜144
太りぎみ	145〜159
太りすぎ	160以上

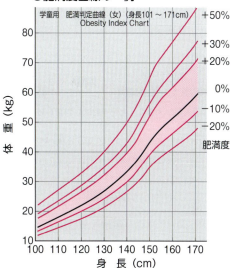

●肥満度曲線の一例

図3-2　Rohrer指数，肥満度による肥満の判定方法

表3-5　外来で行う食事指導の例（肥満小児を対象）

・好き嫌いをなくす（特に野菜）
・よくかんで食べる（ひとくち当たり20回を目標）
・3食きちんと食べる
・給食のおかわりをしない
・味付けをうすめにする
・飲料はカロリーのないものにする
・間食を減らす（特に夜食）
・自宅にお菓子・ジュースなどを買いだめしない

注）管理栄養士による栄養指導も重要である。

成長途上であるため厳しい食事制限や過度の体重減少を目指す指導は行わない（体重をいま以上に増やさなければ，その後の身長増加により肥満度は自然と低下する）。

2）思春期の栄養

a．思春期　思春期とは，二次性徴の始まりから完成までの期間であり，年齢的な個人差が大きい。平均的な二次性徴のすすみ方を図3-3に示す。

b．思春期の食事　学童期と比較し，生活習慣がより不規則になりやすい。思春期肥満の70〜80％が成人になっても肥満となる。そこで肥満の児に対しては，学童期同様，食事指導・栄養指導・運動指導による介入を早期から行う。一方，神経性やせ症の好発時期でもある。拒食・栄養不良に伴い複数のホルモン分泌不全や電解質異常，脱水などを引き起こし，死に至る症例も少なくない（図3-4）。小児科，精神科，心理カウンセリングを含めたトータルなケアが望ましい。

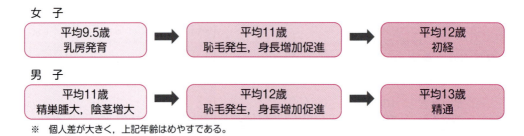

図3-3　二次性徴のすすみ方

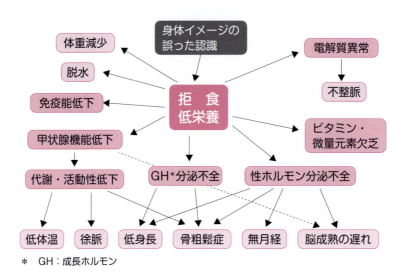

＊　GH：成長ホルモン

図3-4　小児の神経性やせ症の病態

(4) 成人期の栄養

1）日本人の栄養摂取状況の推移

　成人期における栄養の問題を理解するために，日本人の栄養摂取状況の推移についてみることにする。わが国国民のエネルギー摂取量は，1946年には1日平均1,903kcalであった。その後，戦後復興や経済成長とともにわずかに増加し，2000年には1,948kcalとなったが，2014年には1,875kcalとなっている。このように1日平均エネルギー摂取量は，わずかな変動はあるものの1,800～2,200kcalの間で推移している。しかし，その内容をみると脂肪に由来するエネルギー摂取比率は，1946年には7.0％であったが，その後急激に増加し1988年には適正域の上限である25％を上回った（25.3％）。これとは対照的に糖質からの摂取エネルギー比率は毎年減少し続け，最近では60％程度まで低下している。こうした脂肪からのエネルギー摂取比率の増加，糖質からのエネルギー摂取比率の減少といったわが国国民の栄養摂取状況の変貌は，日本人の体格を向上させ平均寿命を延長させた。しかし一方で，疾病構造にも大きな影響を与え，心疾患や脳血管障害などの動脈硬化性疾患の発症基盤となる肥満や糖尿病，高血圧，脂質異常症などのいわゆる生活習慣病を急増させた。また，悪性新生物をみても，従来日本人に多かった胃がんが減少し，大腸がん

や膵臓がん，乳がんなどが増加してきた。したがって，成人期における栄養では，摂取エネルギーの適正化とともに，脂肪からのエネルギー摂取比率が過剰にならないよう注意する必要がある。

2）成人期における食生活と健康障害

成人期における食生活の問題は，大きくみて3つの点に集約することができる。

その第一は，成人期における食生活の偏りが潜在的に動脈硬化のリスクを高めることである。私たちが日常摂取する食事の偏りは，生体内のさまざまな代謝機能に影響を与え動脈硬化のリスクを高める。よく知られているのは，血清脂質や血圧，血糖値に与える影響であるが，これ以外にも血栓形成や血管内皮機能，生体深部における慢性炎症，インスリン感受性，酸化ストレス，ホモシステインなどを介して動脈硬化を進展させる。この時期の食生活の偏りを是正することは，たとえ血清脂質や血圧，血糖値が基準範囲内にあっても動脈硬化の発症や進展予防に重要である。

第二は，食生活や生活リズムの固定化の問題である。成人期は心身ともに成熟し，まさに働き盛りの世代である。しかし，子育てや多忙な日常生活，社会的責任の増加などによって食生活や生活リズムに乱れが生じやすい時期でもある。一時的な乱れであれば健康に直接大きな障害をきたすことは少ないが，これが固定化すると肥満や高血圧，糖尿病，脂質異常症などの生活習慣病の発症につながる。人は年をとるとともに頑固になる傾向があり，習慣や食事に対する好み，生活のリズム，嗜好品の選択などがパターン化される。したがって，可能な限り早期から食生活や生活のリズムを見直すことが重要である。

第三は，成人期に身につけた食生活や生活リズムの乱れに起因する生活習慣病が，次に迎える高齢期の健康に重大な影響を与えることである。高齢者が要介護状態や寝たきりなどの自立障害（loss of independence）に陥る主要な原因は，動脈硬化を発症基盤とする脳血管障害，認知症，加齢による衰弱，そして骨粗鬆症などによる骨折である。第1位の脳血管障害と第4位の骨折は，成人期に発症した高血圧，糖尿病，脂質異常症，骨粗鬆症といった生活習慣病に起因する。最近では認知症を進行させる要因のひとつとして糖尿病を含めた耐糖能異常の重要性も指摘されている。これ以外にも，高齢者にみられる失明や下肢切断，関節の変形，心不全や閉塞性肺疾患によるADL（日常生活動作）の制限などは，いずれも生活習慣病が原因である。壮年・中年期の食生活を是正し，生活習慣病の発症を予防することは，高齢期の健康維持にも重要である。

3）成人期の食習慣に与える社会的要因

成人期に生活習慣病が急増する背景には，欠食率や単身者・不規則就労者の増加いった社会的要因が関与する。

a．欠食率の増加　欠食率の増加は，成人期に限らず幼児から高齢者に至るまでのすべてのライフステージに共通した問題である。欠食では朝食が一番多い。朝食の欠食率を年齢階層別にみると，20歳代（男性37.0％，女性23.5％），30歳代（男性29.3％，女性18.3％），40歳代（男性21.9％，女性13.5％）の順に多い（平成26年国民健康・栄養調査）。朝食の欠食は，栄養摂取バランスを崩すとともに，結果的に朝食以外の食事，すなわち昼食や夕食の過食につながる。栄養バランスのよい朝食をとることは，生活習慣病の予防に重要である。

b．単身者・不規則就労者の増加　成人期では労働環境の変化によって単身者や不規則就労

者の割合が増加する。特に単身赴任などによる単身者（一人世帯）では朝食の欠食率が高い。昼食や夕食も外食に依存しており，栄養バランスが崩れている場合が多い。外食ではできるだけ栄養バランスのとれた食事を選ぶように心がけ，不足しがちなカルシウムや食物繊維，ビタミンなどは家庭での食事で補うよう指導する必要がある。

4）生活習慣病予防のための栄養

　肥満や糖尿病，高血圧，脂質異常症などの生活習慣病を予防するには，摂取エネルギーの適正化，バランスのとれた栄養素の摂取，食生活パターンと生活リズム（食行動）の是正を指導することが重要である。

a．摂取エネルギーの適正化　　生活習慣病予防のための栄養指導で最も重要なのが摂取エネルギーの適正化である。食事の内容をいくら注意しても，摂取エネルギーが過剰になれば肥満や糖尿病，脂質異常症を引き起こす。適正エネルギー摂取量は，個人の身体活動量によって異なるが，一般的には標準体重×25～30kcalで算出する。

b．バランスのとれた栄養素の摂取　　脂肪からのエネルギー摂取比率を20～25％に抑え，食物繊維やビタミンなどの含有量が多い野菜などの食品を積極的に摂取するよう指導する。食事脂肪の内容，すなわち脂肪酸組成も重要で，パルミチン酸やステアリン酸などの飽和脂肪酸の多い肉類を少なくし，エイコサペンタエン酸やドコサヘキサエン酸などの多価不飽和脂肪酸を多く含む魚類中心の食事を心がけるよう指導する。食事脂肪の脂肪酸組成は，血清脂質だけでなく生体内のさまざまな代謝機能に影響を与え生活習慣病の発症に関与する。一方，やせ願望の強い女性では，摂取エネルギー，タンパク質，カルシウム，鉄などに不足がみられ，注意が必要である。

c．食生活パターンと生活リズム（食行動）の是正　　食行動の是正では，欠食を減らし栄養バランスのとれた朝食をとることが重要である。また，食事の摂取時間も重要で，仕事の都合などで夕食が夜遅くになる場合は軽めにすませるよう指導する。間食の食事化にも注意が必要で，インスタント食品や菓子類で空腹感をまぎらわせることのないよう3食とるよう指導する。

　成人期における栄養と健康の問題についてまとめた。この時期における栄養の最大の問題は，生活習慣病の発症をいかにして抑えるかである。いったん身につけた食生活や生活リズムの乱れによって発症する生活習慣病が，次に迎える高齢期の健康に重大な影響を与えることを念頭におき，適切な栄養指導，栄養管理を行うことが重要である。

(5) 高齢期の栄養

1）高齢者の栄養の特徴

　高齢者の栄養は，2つの局面からみる必要がある。すなわち，壮年者と同様に食生活やライフスタイルの欧米化に伴い増加してきた「過剰の栄養」と，要介護状態や寝たきりなどで多くみられる「不足の栄養」である。
　高齢者においても摂取エネルギーや動物性脂肪の過剰摂取は，肥満や糖尿病，脂質異常症などの生活習慣病を引き起こし，冠動脈疾患や脳梗塞などの大きな発症基盤となる。摂取エネルギーを適正化し，脂肪からの摂取エネルギー比率を抑えることは，動脈硬化性疾患の発症や再発予防

に重要である。

これに対して、高齢者に最も特徴的な栄養の障害は「不足の栄養」である。高齢者は、唾液分泌の減少や消化管蠕動運動の低下といった加齢に伴う生理的要因や介護状況などの社会・環境的要因、基礎疾患に対して投与された薬物の副作用などの医原的要因などが重なり低栄養に陥る。そしてこの低栄養は、基礎疾患の治療を妨げるだけでなく、褥瘡や誤嚥性肺炎、MRSA感染症などの新たな疾病を引き起こし、高齢者の生命予後を著しく悪化させる。したがって、高齢者を対象とする医療では、在宅や施設入所、外来、入院を問わず詳細に栄養評価を行い、栄養障害や栄養障害のリスクをもつ高齢者を早期に見つけ出し、適正な栄養指導や栄養治療を実施する必要がある。

2）身体組成の加齢変化

ヒトの体を構成する身体組成は、加齢により大きく変化する。若い頃と比べて体重に変化がみられない場合でも、脂肪組織の占める割合は増加し、体重から脂肪量を除いた除脂肪体重（LBM）は減少する。除脂肪体重を構成する主な組織は、筋肉、骨、結合組織であり、除脂肪体重の減少は、高齢者の筋力低下、骨の粗鬆化、骨塩量の喪失、皮膚の弛緩や乾燥化、細胞内水分量の減少を引き起こす。特に生体の防御機構である細胞性免疫能に与える影響は大きく、気管支肺炎や誤嚥性肺炎、膀胱炎などの感染症を繰り返し起こすようになる。さらに除脂肪体重が減少すると、歩行や座位の保持が困難になり、寝たきりになる。高齢者の栄養管理や栄養治療では、除脂肪体重の減少を阻止することが重要である。

3）高齢者にみられる低栄養の病態

a．タンパク質・エネルギー栄養障害　一般に栄養障害（低栄養）は、タンパク質・エネルギー栄養障害（protein-energy malnutrition：PEM）と呼ばれ、マラスムス（marasmus）型とクワシオルコル（kwashiorkor）型の2つのタイプに大別される。マラスムス型PEMは、骨格筋や脂肪組織の消耗が著明で体重の減少が著しく、しばしば"skin and bones"と呼ばれる。しかし、内臓タンパクは比較的保たれるため浮腫をみないのが特徴である。これに対してクワシオルコル型PEMは、内臓タンパクの低下が著しく、下腿を中心に高度の浮腫を伴う。高齢者の栄養障害では、これらの2つのタイプのPEMが混在する。高齢者の栄養状態を内臓タンパクの指標である血清アルブミンだけで評価すればマラスムス型PEMを見落とし、これとは対照的に体重や体格指数（BMI）などの身体計測指標だけで評価すればクワシオルコル型PEMを見落とすことになる。したがって、高齢者の栄養評価では、血液検査所見と身体計測指標を組み合わせて評価する必要がある。

b．有病高齢者にみられる悪液質（カヘキシー）　高齢者の重症入院患者の経過中には、しばしば栄養状態の悪化により生起するカヘキシー（geriatric cachexia）がみられ、筋肉の著しい消耗とともに、皮下脂肪の喪失や貧血、眼瞼や下肢の浮腫が出現する。がん末期にみられるカヘキシーが最も一般的であるが、高齢者ではがんに限らず、慢性閉塞性肺疾患（pulmonary cachexia）、糖尿病末期（diabetic cachexia）、慢性心不全（cardiac cachexia）、慢性関節リウマチ（rheumatic cachexia）、敗血症（septic cachexia）、重症外傷（traumatic cachexia）などでみられる。

これらの病態の背後には、入院の契機となった急性あるいは慢性疾患によって生体内に増加し

たTNF-αやIL-6などの炎症性サイトカインが，生体深部での広義の全身炎症反応（systemic inflammatory response syndrome：SIRS）を引き起こし，筋肉や脂肪組織を喪失させるとみられている。

有病高齢者に対しては，基礎疾患の治療とともに刻々と変化する病状に合わせて詳細に栄養評価を行い，適切な栄養管理と栄養治療を実施することが重要である。

4）フレイル，サルコペニアと自立障害 (⇨ p.121)

フレイル（frail：虚弱）とは，老化に伴う生体機能や予備能力の低下によりさまざまな健康障害に陥りやすくなった状態をいう（図3-5）。要介護状態に至る前段階ととらえられ，フレイルをもつ高齢者では，日常生活機能障害，施設入所，疾病の発症，入院などの健康障害をもつものが多く，生命予後も不良である。①体重減少，②疲労感，③活動度の減少，④身体機能の減弱（歩行速度の低下），⑤筋力の低下（握力の低下）の5項目のうち3項目以上が該当する場合にフレイルと判定される（表3-6）。

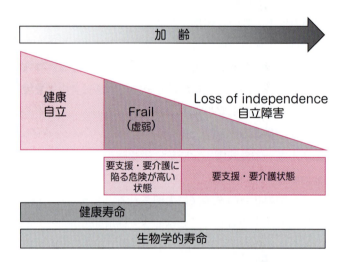

図3-5　フレイルと自立障害の関係

出典）National Center for Geriatrics & Gerontology, Letter 49.
http://www.ncgg.go.jp/hospital/iryokankei/documents/hospitalletter49.pdf
より一部改変

表3-6　フレイルの判定基準

1．体重減少
2．疲労感
3．活動度の減少
4．身体機能の減弱（歩行速度の低下）
5．筋力の低下（握力の低下）

注）上記5項目中3項目以上該当すればフレイルと診断
出典）Fried LP, Tangen CM, Walston J, et al. : Cardiovascular Health Study Collaborative Research Group. Frailty in older adults：evidence for a phenotype. J Gerontol A Biol Sci Med Sci. 2001；**56**；M146-156. より一部改変

一方，加齢に伴う筋肉量の減少と筋力の低下はサルコペニア（sarcopenia；筋肉減少症）と呼ばれ，高齢者の転倒や骨折，要介護状態などの自立障害（loss of independence）を引き起こす大きな原因になる。サルコペニアの発症には低栄養，加齢に伴う生体内のホルモンバランスの変化や炎症性サイトカインの上昇，筋肉組織局所における末梢運動神経支配の減退，酸化ストレス，活動性の低下などが関与する。特に低栄養の影響は大きく，高齢者が筋肉量を維持するには，十分なエネルギーとタンパク質を摂取する必要がある。サルコペニアは筋肉量の減少に加えて，握力などで評価した筋力の低下あるいは歩行スピードなどで評価した活動性の低下を併せもつ場合に「サルコペニアあり」と判定される（表3-7）。サルコペニアの判定項目にはフレイルの身体的特徴を示す項目が含まれており，サルコペニアをもつ高齢者の多くはフレイルである。したがって，筋肉量を維持することがフレイルの予防に重要となる。

表3-7　サルコペニアの判定基準

1．筋肉量の減少
2．筋力の低下（握力など）
3．身体能力の低下（歩行スピードなど）

注）診断は上記の項目1に加え項目2または項目3を併せもつ場合
出典）Cruz-Jentoft AJ, Baeyens JP, Bauer JM, et al.：European Working Group on Sarcopenia in older People. Sarcopenia：European consensus on definition and diagnosis：Report of the European Working Group on Sarcopenia in Older People. Age Aging, 2010；**39**；412-423. より一部改変

　近年，わが国では世界に類をみないスピードで人口の高齢化が進み，健康と栄養の問題も従来の生活習慣病を中心とした疾病予防に加えて，高齢者の健康寿命の延長や介護予防といった新たな課題に直面している。栄養障害をもつ高齢者を早期に見つけだし，サルコペニアやフレイルを予防することは，高齢者の健康寿命の延長や介護予防に直接つながる成果となる。

2．食事摂取基準

(1) 「日本人の食事摂取基準（2015年版）」の概要 （⇨ p.169，付表1）

1）策定の目的と歴史

　「日本人の食事摂取基準」は，健康増進法（平成14年法律第103号）第16条の2に基づき厚生労働大臣が定めるものとされ，健康な個人ならびに集団を対象として，国民の健康の保持・増進，生活習慣病の予防のために参照するエネルギーおよび栄養素の摂取量の基準を示すものである。
　このような食事摂取基準は1862年に英国で策定されたDietary standardが最初とされ，日本では1941年に策定された「日本人栄養要求量標準」に始まる。その後，さまざまな改定を経て，1969年からは厚生省（現 厚生労働省）所管となり「日本人の栄養所要量」（1970～1974年度用）が発表され，5年ごとに改定が行われた。2005年度より食事摂取基準の概念を全面的に導入し，名

称を変更した（「日本人の食事摂取基準（2005年版）」）。食事摂取基準は諸外国でも策定されており，WHOからも同様の基準が策定されている。

本節は，厚生労働省から発表された「日本人の食事摂取基準（2015年版）」（以下，食事摂取基準）に基づいて記述する。策定の方向性として，高齢化の進展や糖尿病等有病者数の増加を踏まえ，健康の保持増進とともに，生活習慣病の予防については，発症予防とともに，重症化予防も視野に入れた。また，科学的根拠に基づく策定を行うことを基本とした。2015年版は2015年4月から2020年3月まで用いられる。

2）対　　　象

食事摂取基準の対象は，健康な個人ならびに健康な人を中心として構成されている集団とし，高血圧，脂質異常，高血糖，腎機能低下に関するリスクを有していても自立した日常生活を営んでいる者を含む。具体的には，歩行や家事などの身体活動を行っている者であり，**体格**（body mass index：**BMI**）が標準より著しく外れていない者とする。なお，高血圧，脂質異常，高血糖，腎機能低下に関するリスクを有する者とは，保健指導レベルにある者までを含む。また，疾患を有していたり，疾患に関する高いリスクを有していたりする個人ならびに集団に対して，治療を目的とする場合は，食事摂取基準におけるエネルギーおよび栄養素の摂取に関する基本的な考え方を理解したうえで，その疾患に関連する治療ガイドラインなどの栄養管理指針を用いることになる。策定の対象とするエネルギーおよび栄養素は，健康増進法に基づき，厚生労働大臣が定めるものとされている，国民がその健康の保持増進を図るうえで摂取することが望ましい熱量と栄養素の量である（表3-8）。

表3-8　策定の対象とするエネルギーおよび栄養素（健康増進法に基づく）

1　国民がその健康の保持増進を図る上で摂取することが望ましい熱量に関する事項
2　国民がその健康の保持増進を図る上で摂取することが望ましい次に掲げる栄養素の量に関する事項
　イ　国民の栄養摂取の状況からみてその欠乏が国民の健康の保持増進に影響を与えているものとして厚生労働省令で定める栄養素
　　・たんぱく質
　　・n-6系脂肪酸，n-3系脂肪酸
　　・炭水化物，食物繊維
　　・ビタミンA，ビタミンD，ビタミンE，ビタミンK，ビタミンB_1，ビタミンB_2，ナイアシン，ビタミンB_6，ビタミンB_{12}，葉酸，パントテン酸，ビオチン，ビタミンC
　　・カリウム，カルシウム，マグネシウム，リン，鉄，亜鉛，銅，マンガン，ヨウ素，セレン，クロム，モリブデン
　ロ　国民の栄養摂取の状況からみてその過剰な摂取が国民の健康の保持増進に影響を与えているものとして厚生労働省令で定める栄養素
　　・脂質，飽和脂肪酸，コレステロール
　　・糖類（単糖類又は二糖類であって，糖アルコールでないものに限る。）
　　・ナトリウム

出典）菱田明，佐々木敏監修：日本人の食事摂取基準（2015年版），第一出版，2014，p.2．

3）指標の目的と種類

指標の目的と種類について，エネルギーの指標はエネルギー摂取の過不足の回避を目的とし，エネルギーの摂取量および消費量のバランス（エネルギー収支バランス）の維持を示す指標として，BMI を採用した。栄養素の指標は 3 つの目的からなる 5 つの指標で構成する。具体的には，摂取不足の回避を目的とする 3 種類の指標，過剰摂取による健康障害の回避を目的とする指標，および生活習慣病の予防を目的とする指標から構成する（図 3-6）。摂取不足の回避を目的として，推定平均必要量（estimated average requirement：EAR）を設定する。EAR は，ある対象集団において測定された必要量の分布に基づき，母集団における必要量の平均値の推定値を示すものであり，当該集団に属する 50％ の人が必要量を満たす（同時に，50％ の人が必要量を満たさない）と推定される摂取量として定義される。EAR を補助する目的で，推奨量（recommended dietary allowance：RDA）を設定する。RDA は，ある対象集団において測定された必要量の分布に基づき，母集団に属するほとんどの人（97～98％）が充足している量として定義される。RDA は，EAR が与えられる栄養素に対して設定され，EAR を用いて算出される。また，特定の集団における，ある一定の栄養状態を維持するのに十分な量として，目安量（adequate intake：AI）を定義する。十分な科学的根拠が得られず EAR が算定できない場合に算定し，実際には，特定の集団において不足状態を示す人がほとんど観察されない量として与えられる。過剰摂取による健康障害の回避を目的として，耐容上限量（tolerable upper intake level：UL）を設定する。UL は健康障害をもたらすリスクがないとみなされる習慣的な摂取量の上限を与える量として定義され，これを超えて摂取すると，過剰摂取によって生じる潜在的な健康障害のリスクが高まると考える。目標量（tentative dietary goal for preventing life-style related diseases：DG）は，生活習慣病の予防を目的として，特定の集団において，その疾患のリスクや，その代理指標となる生体指標の値が低くなると考えられる栄養状態が達成できる量として算定し，現在の日本人が当面の目標とすべき摂取量として設定する。

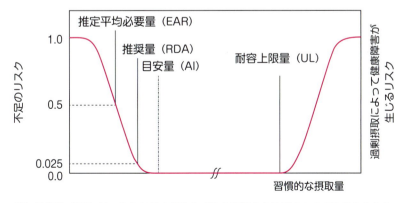

注）目標量（DG）は，ここに示す概念や方法とは異なる性質のものであることから，ここには図示できない。

図 3-6　食事摂取基準の各指標を理解するための概念図

出典）菱田明，佐々木敏監修：日本人の食事摂取基準（2015年版），第一出版，2014，p.7.

4）参照体位

　体位（身長・体重）は，性および年齢に応じ，日本人として平均的な体位をもった人を想定し，健全な発育ならびに健康の保持増進，生活習慣病の予防を考えるうえでの参照値として提示し，これを**参照体位**（参照身長・参照体重）とした。ライフステージ別の基準の設定では，0～5か月の乳児では，母乳中の栄養素濃度と健康な乳児の母乳摂取量（基準哺乳量0.78L/日）の積をAIとした。6～11か月の乳児では0～5か月の乳児と1～2歳の小児の値から外挿して求めた。小児は十分な資料が存在しない場合が多く，その場合は成人の値から外挿して求めた。妊婦・授乳婦については，EARとRDAの設定が可能な栄養素については，非妊娠時，非授乳時のそれぞれの値に付加すべき量として設定した。AIの設定に留まる栄養素については胎児の発育に問題ないと想定される日本人妊婦・授乳婦の摂取量の中央値を用いた。胎児の成長に伴う蓄積量を考える場合には，妊娠期間の代表値を280日として，1日当たり量として表した。授乳期に必要な泌乳量のデータはないため，哺乳量（0.78L/日）を用いた。

5）エネルギー

　エネルギー収支バランスは，エネルギー摂取量－エネルギー消費量として定義される。成人では，その結果が体重の変化と体格（BMI）であり，エネルギー摂取量がエネルギー消費量を上回る状態（正のエネルギー収支バランス）が続けば体重は増加し，逆に，エネルギー消費量がエネルギー摂取量を上回る状態（負のエネルギー収支バランス）では体重が減少する。したがって，短期的なエネルギー収支のアンバランスは体重の変化で評価可能であり，長期的にはエネルギー摂取量，エネルギー消費量，体重が互いに連動して変化することで調整される。健康の保持増進，生活習慣病予防の観点からは，エネルギー摂取量が必要量を過不足なく充足するだけでは不十分であり，望ましいBMIを維持するエネルギー摂取量（＝エネルギー消費量）であることが重要であるとの考えから，エネルギー収支バランスの維持を示す指標として，体格（BMI）が採用された。**推定エネルギー必要量**は，［基礎代謝基準値（kcal/kg体重/日）×参照体重（kg）×身体活動レベル］として計算される（⇨p.170, 付表1）。小児，乳児，および妊婦，授乳婦では，これに成長や妊娠継続，授乳に必要なエネルギー量を付加量として加える。

6）各栄養素

　a．タンパク質，脂質，炭水化物　　**タンパク質**の食事摂取基準は，窒素出納維持量を基に算定された。窒素出納法によりタンパク質の食事摂取基準を算定するためには，①技術的問題点，②タンパク質摂取量の変更に伴う代謝適応，③エネルギーのタンパク質節約作用，④生活習慣，⑤個人間変動について考慮し，成人のタンパク質維持必要量を0.65/kg体重/日（104mg窒素/kg体重/日），高齢者のタンパク質維持必要量を0.85/kg体重/日（136mg窒素/kg体重/日）とした。妊娠期の体タンパク質蓄積量は，体カリウム増加量より間接的に算定し，授乳期のタンパク質付加量は，泌乳に対する付加量のみとした。**脂質**はDGとしてエネルギー比率（％エネルギー）で示し，小児・成人についてはDGを設定した。飽和脂肪酸については，動脈硬化性疾患，特に心筋梗塞の発症および重症化予防の観点から，成人についてDGを設定し，エネルギー比率で示した。必須脂肪酸であるn-6系脂肪酸，n-3系脂肪酸のAIは，総エネルギー摂取量の影響を受けない絶対量（g/日）で示し，小児・成人は，平成22年，23年国民健康・栄養調査の結果か

ら算出されたそれぞれの摂取量の中央値を AI とした。炭水化物は EAR（ならびに RDA）も UL も設定せず，エネルギー産生栄養素バランスの観点から，1歳以上について，タンパク質ならびに脂質の残余として％エネルギーで DG を設定した。アルコールについては，炭水化物ではないもののエネルギーを産生することから，炭水化物の合計量に含めた。食物繊維の摂取不足が生活習慣病の発症に関連するという報告が多くあることから，DG を設定した。エネルギー産生栄養素バランスは，「エネルギーを産生する栄養素，すなわち，タンパク質，脂質，炭水化物（アルコールを含む）とそれらの構成成分が，総エネルギー摂取量に占めるべき割合（％エネルギー）」としてこれらの構成比率を指標とした。

b．脂溶性ビタミン ビタミン A は，肝臓内ビタミン A 最小貯蔵量を維持するために必要なビタミン A 摂取量を EAR 算出の生理学的根拠とした。UL については，成人では，肝臓へのビタミン A の過剰蓄積による肝臓障害を指標とし，小児については，18〜29歳の UL を体重比から外挿した。乳児では，ビタミン A 過剰摂取による頭蓋内圧亢進の症例報告を基に設定した。ビタミン D はビタミン D_2 とビタミン D_3 を区別せず，ビタミン D として両者の合計量で算定した。成人の AI については，2010年版と同様の値であるが，UL は成人について$100 \mu g$/日とした。ビタミン E はα-トコフェロールを基準値とし，小児および成人の AI は，平成22年，23年国民健康・栄養調査における性別および年齢階級ごとの摂取量の中央値を基に設定した。ビタミン K ではフィロキノン，メナキノン-4 の重量にメナキノン-7 をメナキノン-4 相当量に換算して求めた重量を加えた合計量をビタミン K 量として基準値を算定した。EAR，RDA を算定するに足る科学的根拠はないものとして AI を設定した。日本人のビタミン K の摂取量は，納豆摂取の影響が大きいことから，成人の AI は，納豆非摂取者においても明らかな健康障害が認められていない値に基づいて設定した。

c．水溶性ビタミン ビタミン B_1 の EAR は，ビタミン B_1 の欠乏症である脚気を予防するに足る最小必要量からではなく，尿中にビタミン B_1 の排泄量が増大し始める摂取量（体内飽和量）から算定した。ビタミン B_2 の EAR も，ビタミン B_2 の欠乏症である口唇炎，口角炎，舌炎などの皮膚炎を予防するに足る最小摂取量から求めた値ではなく，ビタミン B_2 の体内飽和量から算定した。妊婦は，ビタミン B_2 がエネルギー要求量に応じて増大するという代謝特性から付加量を算定した。ナイアシンの EAR は，ナイアシン欠乏症のペラグラの発症を予防できる最小摂取量を基に，エネルギー当たりの値を算出し，トリプトファン－ニコチンアミド転換比を重量比で1/60としてナイアシン当量で設定した。UL は，ニコチン酸あるいはニコチンアミドの量で参照体位を用いて算定した。ビタミン B_6 の EAR は，血漿 PLP 濃度を30nmol/L に維持できる摂取量として，タンパク質摂取量当たりで算定し，UL は，ピリドキシンの量として設定した。ビタミン B_{12} の EAR は，成人については内因子を欠損した悪性貧血患者が貧血を治癒するために必要な量を基に算定した。葉酸の EAR は，成人については，赤血球中の葉酸濃度を300nmol/L 以上に維持できる最小摂取量を基に算定した。妊娠を計画している女性，または妊娠の可能性がある女性は，神経管閉鎖障害のリスクの低減のために，付加的に$400\mu g$/日のプテロイルモノグルタミン酸の摂取が望まれることとした。UL は，米国・カナダの食事摂取基準を基にサプリメントや強化食品に含まれるプテロイルモノグルタミン酸の量として設定した。パントテン酸の小

児および成人のAIは，平成22年，23年国民健康・栄養調査における性別および年齢階級ごとの摂取量の中央値を基に設定した。ビオチンの成人のAIは，トータルダイエット法の値を採用し，設定した。ビタミンCのEARは，壊血病の回避ではなく，心臓血管系の疾病予防効果ならびに抗酸化作用効果から算定した。

　　d．多量ミネラル　　ナトリウムのEARは，不可避損失量を補うという観点から設定したが，RDAについては，活用上は意味をもたないため，算定しなかった。DGは，WHOのガイドラインでの推奨値と平成22年，23年国民健康・栄養調査における摂取量の中央値をとり，この値未満とした。カリウムは不可避損失量を補い平衡を維持するのに必要な値と現在の摂取量からAIを設定した。カルシウムのEARは1歳以上については，要因加算法を用いて設定した。具体的には，性別および年齢階級ごとの参照体重を基にして体内蓄積量，尿中排泄量，経皮的損失量を算出し，これらの合計を見かけの吸収率で除している。妊婦，授乳婦の付加量は必要がないものとした。ULについては，摂取の目標とすべき値ではなく，日本人の通常の食品からの摂取でこの値を超えることはまれであるが，サプリメントなどを使用する場合に注意するべき値である。17歳以下のULは，十分な報告がないため設定していないが，これは多量摂取を勧めるものでも多量摂取の安全性を保証するものでもない。マグネシウムは出納試験によって得られた結果を根拠として，EARとRDAを設定した。妊婦の付加量は，妊婦に対するマグネシウムの出納試験の結果などを基に算定した。ULは，通常の食品以外からの摂取量について設定した。リンは日本人に関する成績がほとんどないため，AIを設定した。1歳以上については，米国・カナダの食事摂取基準を参考に，平成22年，23年国民健康・栄養調査の摂取量の中央値をAIとし，18歳以上については，男女別に各年齢階級の摂取量の中央値のなかで最も少ない摂取量をもって，それぞれの18歳以上全体のAIとした。成人のULは，リン摂取量と血清リン濃度上昇の関係に基づき設定した。

　　e．微量ミネラル（微量元素）　　鉄のEAR，RDAは，要因加算法を用いて算定した。10～69歳の女性のEARおよびRDAについては，月経血による鉄損失を考慮した値を設定した。15歳以上のULについては，FAO/WHOが定めている鉄に対する暫定耐容最大1日摂取量（0.8mg/kg体重/日）と性別および年齢階級ごとの参照体重を用いて算定した。亜鉛は日本人を対象とした亜鉛代謝に関する報告がないので，成人のEARは米国・カナダの食事摂取基準を参考にして算定した。銅も日本人における銅の必要量を検討した研究がないため，米国・カナダの食事摂取基準に準じて成人のEAR，RDAを設定した。マンガンについては，出納試験からマンガン必要量を求めるのは困難であり，マンガンの平衡維持量を大幅に上回ると考えられる日本人のマンガン摂取量に基づきAIを算定した。成人のAIについては，日本人のマンガン摂取量の報告のなかで摂取量の少なかったものを基準値として用い，総エネルギー摂取量の性差を考慮し設定した。ヨウ素は日本人において，EARの算定に有用な報告がないため，欧米の研究結果に基づき算定した。ULは，習慣的なヨウ素摂取に適用されるものである。妊婦は，非妊娠時よりもヨウ素の過剰摂取に注意する必要があることから，非妊娠時のULに不確実性因子1.5を用い，非妊娠時よりも低い値とした。セレンは，克山病のような欠乏症の予防という立場でEARとRDAの設定を行った。ULは，食品のセレン濃度が多い地域でのセレン中毒の報告などから設定した。

毛髪と爪の脆弱化・脱落を指標とした最低健康障害非発現量を基に設定した。クロムはクロム摂取量に基づいてAIを算定した。成人，小児のAIについては，「日本食品標準成分表」を用いて日本人の献立からクロム摂取量を算出した報告に基づき設定した。モリブデンは4人の米国人男性におけるモリブデン出納に関する実験での報告を基に汗，皮膚などからの損失量を考慮し，EARの参照値を算出し，参照体重を基に体重比を用いて外挿するなどして，EARを算定した。

（2）食事摂取基準の活用法

食事摂取基準の活用の基本としてのPDCAサイクルでは，食事摂取状況のアセスメントにより，エネルギー・栄養素の摂取量が適切かどうかを評価する。食事評価に基づき，食事改善計画の立案，食事改善を実施し，それらの検証を行う。検証を行う際には，食事評価を行う。検証結果を踏まえ，計画や実施の内容を改善する。食事摂取，すなわちエネルギーならびに各栄養素の摂取状況のアセスメントは，食事調査によって得られる摂取量と食事摂取基準の各指標で示されている値を比較することによって行うことができる。ただし，エネルギー摂取量の過不足の評価には，BMIまたは体重変化量を用いる。食事調査によって得られる摂取量には測定誤差が伴うことから，調査方法の標準化や精度管理に十分配慮するとともに，食事調査の測定誤差の種類とその特徴，程度を知ることが重要である。

生活習慣病の予防に資することを目的に，DGが設定されているが，生活習慣病の予防に関連する要因は多数あり，食事はその一部である。このため，DGを活用する場合は，関連する因子の存在とその程度を明らかにし，これらを総合的に考慮する必要がある。

個人の食事改善を目的とした場合は，食事摂取基準を活用し，食事摂取状況のアセスメントを行い，個人の摂取量から，摂取不足や過剰摂取の可能性などを推定する。その結果に基づいて，食事摂取基準を活用し，摂取不足や過剰摂取を防ぎ，生活習慣病の発症予防のための適切なエネルギーや栄養素の摂取量について目標とする値を提案し，食事改善の計画，実施につなげる。集団の食事改善を目的とした場合は，食事摂取基準を適用し，食事摂取状況のアセスメントを行い，集団の摂取量の分布から，摂取不足や過剰摂取の可能性がある人の割合などを推定する。その結果に基づいて，食事摂取基準を適用し，摂取不足や過剰摂取を防ぎ，生活習慣病の予防のための適切なエネルギーや栄養素の摂取量について目標とする値を提案し，食事改善の計画，実施につなげるものとしている。

3．食品成分表と食事ガイド

（1）食品成分表

1）食品成分表の活用目的

食品成分表は日本で常用される食品について，標準的な成分値を収載したデータベースである。食品成分表は，栄養価の算出に用い，献立作成や栄養調査，食料需給表の基礎資料，基準設定，栄養的過不足に活用する。臨床医学の現場では，食事療法に必要であり，疾病の治癒，重症

化予防，健康の維持増進や疾病予防としての病院給食や栄養教育・指導に活用される。

2）食品成分表の沿革と日本食品標準成分表2015年版（七訂）

1950（昭和25）年，「日本食品標準成分表」が公表された。2010（平成22）年までに6回の改訂を重ね，2015（平成27）年12月，「日本食品標準成分表2015年版（七訂）」（以下，食品成分表），「日本食品標準成分表2015年版（七訂）アミノ酸成分表編」（以下，アミノ酸成分表編），「日本食品標準成分表2015年版（七訂）脂肪酸成分表編」（以下，脂肪酸成分表編），新規に「日本食品標準成分表2015年版（七訂）炭水化物成分表編」（以下，炭水化物成分表編）が，文部科学省科学技術・学術審議会資源調査分科会より公表された。食品成分表の冊子（発行：全国官報販売協同組合）が出版されている。また，インターネット（http://www.mext.go.jp/），（http://fooddb.mext.go.jp）により一般に公開されている。食品成分表は英語でも公表されている。なお，食品成分表に準拠した成分表が各種出版されている。

2015年版は5年ぶりの改訂であり，①索引番号の追加，②収載食品の追加，③収載成分の増加，④社会ニーズへの対応，⑤追加情報（表）が充実され，アレルギー対応食品（米粉，米粉パンなど），健康嗜好の食品（発芽玄米，青汁，減塩しょうゆなど），日本の伝統食品（刺身，天ぷらなど），食べる機会が増えた食品や食事調査に活用できる食品（菓子パン，ふりかけ，調味ソース，そう菜など）が収載された。また，2016年12月に2015年版の「追補2016年」が公表されている。

3）食品成分表の収載食品と成分値（表3-9）

食品群は18食品群，収載食品は2,222品（追補2016年現在）であり，原材料的食品，調理後の食品や加工食品，最近の食品の製品などが収載されている。食品は5桁の食品番号（はじめ2桁は食品群，次の3桁は小分類または細部）と索引番号が付記されている。食品の名称は，学術名または慣用名である。一般名や市販通称名などは，食品成分表の備考欄に記載されている。成分値は，幅広い利用範囲と年間を通じて普通に摂取する場合の全国的な平均値を表すという概念に基づいて求められた数値（標準成分値）であり，53項目（追補2016年現在）収載されている。また，食品全体を均一した値であるため，白菜のような緑部分と白部分がある食品を治療食に用いる場合，切り方や盛り付けへの配慮が必要である。エネルギーの単位はキロカロリー（kcal）とキロ

表3-9 食品成分表 成分値（抜粋）

食品群	食品番号	索引番号	食品名	廃棄率	エネルギー (kcal)	エネルギー (kJ)	一般成分 水分	一般成分 たんぱく質	一般成分 アミノ酸組成によるたんぱく質	ビタミン(ビタミンA) レチノール	ビタミン(ビタミンA) α-カロテン	ビタミン(ビタミンA) β-カロテン	ビタミン(ビタミンA) β-クリプトキサンチン	ビタミン(ビタミンA) β-カロテン当量	ビタミン(ビタミンA) レチノール活性当量	重量変化率	備考
			Tagnames	REFUSE	ENERC_KCAL	ENERC	WATER	—	PROTCAA	RETOL	CARTA	CARTB	CRYPXB	CARTBEQ	VITA_RAE	—	
			単位	%	kcal/100g	kJ/100g	g/100g	g/100g	g/100g	μg/100g	μg/100g	μg/100g	μg/100g	μg/100g	μg/100g	%	
01	01001	1	アマランサス 玄穀	0	358	1498	13.5	12.7	(12.5)	(0)	0	2	0	2	Tr	—	
01	01002	2	あわ 精白粒	0	367	1538	13.3	11.2	10.0	(0)	(0)	(0)	(0)	(0)	(0)		うるち，もちを含む 歩留り：70～80%

出典）http://www.mext.go.jp/a_menu/syokuhinsebun/1365295.htm

ジュール（kJ）が付記されている。日本では一般的に kcal が用いられている（⇨ p.7）。ビタミンAはレチノールとカロテノイド類が収載されている。一般的にはレチノール活性当量の値を読み取る。アミノ酸代謝異常，脂質異常症，糖質代謝異常などのような疾患に対する特定の栄養素の調整が必要な場合は，アミノ酸成分表編，脂肪酸成分表編，炭水化物成分表編を活用する。

4）栄養価計算への活用

食品成分表は，廃棄部位（一般的に食べない部分：魚の骨や卵殻）を除いた可食部（食べる部分）100 g 当たりの成分値が示されている。廃棄部位の栄養価は成分値に含まれていないが，廃棄率は収載されている。

栄養価計算の手順は，①食材名または料理名とその重量を確認する，②食品成分表より，食品名または料理名を探す（目的の食品がない場合は，類似した食品で代用），③重量を計算式に当てはめ，重量当たりのエネルギー量もしくは各栄養素量を算出する。④献立，1食分や1日分として栄養価を合計する。栄養価計算式を下記に示す。

$$\text{摂取量に対する成分値（栄養価計算結果）} = \text{各食品名（料理名）の重量（g）} \times \frac{\text{各食品（料理名）100 g 当たりの成分値}}{100}$$

飲料，調味料などの液体の食品は，容量をそのまま重量にして計算する場合が多い。しかし，容量と重量が必ず一致するわけではないため，食品成分表の備考欄に記載されている各食品の容量と重量の対比を活用する。ナトリウム調節が必要な場合は，食品中のナトリウム量より食塩相当量（g）としての換算が必要である。食塩相当量の算出は，ナトリウム量（mg）を2.54 [NaCl の式量/Na の原子量 ＝（22.989770＋35.453）/22.989770)] で乗じ，グラム（g）で示す。

料理名が食品成分表にない場合は，材料の食品と調味料を重量にする数量化を行い，栄養価を算出する。食品は原則，生を用いる。数量化は，地道な作業であるが，料理本などを参考に進めていくとよい。

栄養価計算ソフトの活用で，栄養価計算の作業効率を上げることができる。ソフトは，最新の食品成分値に準拠しすべてが正確に入力されている，正しく計算ができる，使い勝手，印刷機能，データ保存などについて確認しておくとよい。使用者は食品名，重量を正確に入力し，データ入力後の確認作業を怠ってはならない。

5）調理による栄養価計算への留意点

a．調理操作による重量変化率　食品は調理操作に伴い水や油の吸収または付着，成分の一部の損失が生じ，調理の前後で重量に相違がみられる。これを重量変化率という。加熱調理を行った場合の重量変化率表を用いた計算式を下記に示す。

$$\text{調理した食品全重量の成分値（栄養価計算結果）} = \frac{\text{調理した食品の成分値} \times \text{調理前可食部重量（g）}}{100} \times \frac{\text{重量変化率（\%）}}{100}$$

b．調理操作による成分変化率区分別一覧　成分変化率区分別一覧は，食品群別の調理方法区分別等の各成分の調理による残存率を示した表である。成分変化率より，たとえば野菜をゆでたときのカリウム残存率がわかる。カリウムなどの調整が必要な食事制限のある献立作成や栄養教育・指導に活用できる。

c．調理操作による食品名の相違，こめの留意点　穀類は炭水化物を多く含み，エネルギー

量の中心を担う食品群である。穀類は主食となる食品が多く，こめ，めん類，パン類，もち，小麦粉などがある。日本は，こめを主食とし，一般的に水稲を精米した精白米を食している。乾燥した米粒の状態を穀粒と称し，穀粒を水炊した状態をめしという。めしは，穀粒の容量に対し約1.2倍の水を加え炊く。粥は穀粒を煮る調理法である。全粥（20%粥）は，穀粒の容量に対し約5倍の水を加え，七分粥（15%粥，粥：おもゆ＝7：3）は約7倍の水を加えて炊く。おもゆは，粥の上澄み液である。

(2) 食事ガイド

1) 食事バランスガイド

「食事バランスガイド」（図3-7）は，2005（平成17）年6月，厚生労働省と農林水産省共同で策定された。食事バランスガイドは，「食生活指針」〔2000（平成12）年，文部省（現 文部科学省），厚生省（現 厚生労働省），農林水産省〕の推進を目的に，具体的な行動に結びつけるものとして，食事の望ましい組み合わせと，何をどれだけ食べたらよいか，コマのイラストで表したものである。コマは，食事バランスが悪くなると倒れ，回転（運動）によって安定することを表している。コマの軸は水または糖分を含まない茶であり，本体部分は，主食，副菜，主菜，牛乳・乳製品，果物の5つの料理区分に配分されている。コマのヒモ部分は，菓子・嗜好飲料である。ヒモは1日当たり200kcal程度までとし，楽しく適度な摂取を促している。料理や食品の量的な目安の単位は，「つ」または「SV」とした。年齢，性別，1日の活動量やライフスタイルに見合うエネルギー量に応じて，1日分の摂取量の目安を5つの料理区分に単位で配分することにより，エネルギー量や各栄養素がほぼ充足されるよう工夫されている。食事バランスガイドは，外食や調理をしない人たちも手軽に食事のチェックが行え，幼児期からの食育やライフステージ別の栄養教育・指導にも活用できる。マスメディアや食品産業での活用も進められている。

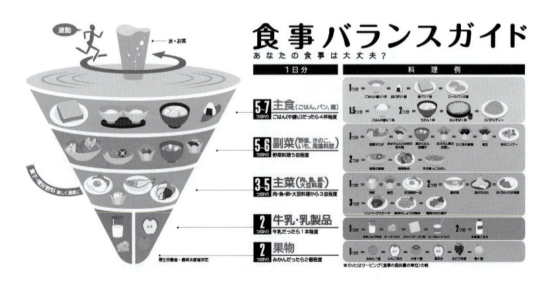

図3-7　食事バランスガイド（基本）

出典）http://www.maff.go.jp/j/balance_guide/（農林水産省）

2）マイプレートと諸外国のフードガイド

米国農務省より2011年6月2日に発表された「マイプレート」（図3-8）は，米国の肥満対策の一環として，健康的な食生活を促進する食事バランスガイドである。「食品ピラミッド」（1992年）や「マイピラミッド」（2005年）では，「何を，どれだけ食べたらよいのかわからない」と批判を受けた。マイプレートは，日常的に食事内容が異なっていても，具体的に対応できるように工夫されている。これまでの1日分に対し，マイプレートでは，「アメリカ人のための食生活指針2010」にあげた1食当たりの食品や料理の状態を，4色に色分けをした1枚の皿に盛り付けるように考案された。どのような食事をどの位とればよいのか，カラフルな記号（アイコン）で視覚的に示されており，野菜と果物が半分，穀類とタンパク質源が残りの半分を占め，皿の右上は，ミルクや乳製品である。現在，2015～2020年の新しい食生活指針の推奨事項が提供されている。

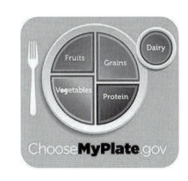

図3-8　マイプレート

出典）http://www.chosemyplategov/
（United States Department of Agriculture）

諸外国の食事ガイドは，FAO（国連食糧農業機関）/WHO（世界保健機関）が基本方針とした食文化，食習慣，社会的背景を反映させて策定されている。図柄はピラミッド型やサークル型が多いが，栄養素を過不足なく摂取できる食品や料理の選択，量的配分，水分の必要性，脂質，砂糖，菓子や嗜好品の過剰摂取の警告，運動の取り入れなど各国に特徴がみられる（図3-9）。

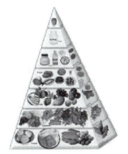

ベトナム社会主義共和国（2013年版）

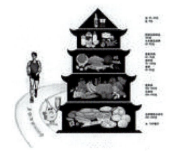

中華人民共和国（2015年版）

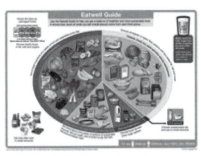

イギリス（2016年版）

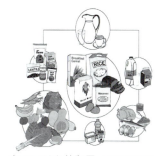

南アフリカ共和国（2012年版）

図3-9　諸外国のフードガイド

出典）http://www.fao.org/nutrition/nutrition-education/food-dietary-guidelines/en/
（Food and Agriculture Organization of the United Nations）

コラム 食品機能と栄養補助食品

　食品は多種多様な栄養素を豊富に含んでおり、生体のエネルギーとなるだけでなく、筋肉・臓器・ホルモン・酵素・骨などの全身の構成物となる。一方、薬（医薬品）の主な効能・効果は、生体の機能を調節することにある。しかし、食品のなかには薬に近いような効果をもつ物質も含まれており、それらを抽出したり合成することにより薬剤に類似した生体機能調節物質を摂取することも行われてきた。従来はビタミンやミネラルがそれらに相当し、いわゆるサプリメント（栄養補助食品）と呼ばれていた。

　通常、三大栄養素（糖質、タンパク質、脂質）は食事から味覚・嗜好・食感などを楽しみながら摂取する。しかし、以前より指摘されているように、通常の食事ではカルシウムが不足しやすく、亜鉛やマグネシウムも潜在的欠乏状態になりやすい。特に、食事療法に伴うエネルギー制限を行うと、ビタミン、ミネラル、食物繊維などが不足してしまう危険性がある。したがって、ビタミンやミネラルなどの不足分をサプリメントで摂取するというのは、健康を維持するうえでの有効な手段のひとつとして考えられている。しかし、近年はサプリメントの多様性が増加し、ビタミンやミネラルを超えて、食物繊維、ポリフェノール、アミノ酸、カロテノイドなどにまで及んでいる。

　1991年に保健機能食品制度が定められて以来、特定保健用食品（トクホ）や栄養機能食品などが逐次追加されてきたが、2015年4月にはさらに機能性表示食品制度が制定された。この機能性表示食品制度では、一定の条件（含まれる成分の科学的根拠を示すなど）を満たせば、食品の生体に対する機能を表示できることになった。「本品には、○○○が含まれるので□□□の機能があります」や「○○○の健康を保つ食品です。□□□の方に適しています」などの表現がパッケージ表面に表示されることになった。トクホと異なるのは消費者庁による個別審査を受けていないことであり、個々の健康食品の機能性表示については、企業、生産者、事業者などが負う点である。また、従来のサプリメント摂取の意義が"不足"を補うという点であったが、機能性食品などの摂取は健常者が特定の機能・効能を得る目的が主であり、摂取する意義が多少異なっている。

　機能性表示については、ほぼすべての食品が対象であり（アルコール類などは除く）、サプリメントはもちろん生鮮食品も含まれる。飲食物の形もあるが、錠剤やカプセルなど薬の形をとるものも多い。服用すべき処方薬と間違える可能性もある。最も懸念すべきは、長期的な副作用と、医療機関から処方される薬との相互作用である。これらについては、今後の検討課題と考えられる。

　2012年の消費者庁による「消費者の『健康食品』の利用に関する実態調査（アンケート調査）」では、約6割の人が健康食品を利用しているとの結果であった。50歳代以上の約3割が健康食品をほぼ毎日利用していた。そして、健康食品利用者のうち約6割は健康食品に概ね満足していると回答していた。これらの結果は、国民の多くは健康に関心があり、セルフケア、セルフメディケーションが今後より一層増加する可能性を示唆している。

　このような社会情勢を考えると、医師をはじめとする医療者は、患者がこのような機能性食

品などを摂取しようとするときに安易に否定したり，逆に盲目的に許可するのではなく，個々に使用の是非を検討する必要が生じる可能性がある．今後は，医師も薬以外の食品と栄養学に関する知識が必要となる時代がくると考えられる．

4．運動と栄養

　運動に伴う栄養の基本は，高い活動量と発汗量に見合った多量のエネルギーと水分を摂取することにある．エネルギー消費量の増加に伴いビタミンB群の必要量は増加するが，他の栄養素は，体重維持に十分なエネルギー量を種々の食品から摂取することで，充足は比較的容易である．

　むしろ，運動に伴う栄養の特徴は，常に一定の食事を摂取するのではなく，日々の練習，週末の試合，年間スケジュールなどに合わせたエネルギーや栄養素，水分摂取の調整を必要とすることである．競技レベルのスポーツでその必要性が高く，時期によっては，健康上必ずしも好ましくない食品を摂取する場合もある．

　タンパク質は，体内では脂肪や糖質と異なり多様な形で存在し，摂取量の約3倍の体タンパクが毎日，異化，再合成され日々の必要を満たしている．このため，多いエネルギー摂取量の15％をタンパク質とすれば必要量の充足は可能である．少量の余分なタンパク質の摂取は，レジスタンストレーニング後のタンパク同化ホルモンの分泌増加に合わせた食事摂取が困難な場合のみ意義がある．ただし，タンパク質代謝はトレーニング後48時間にわたって亢進するので，トレーニングした日を越えた食事上の注意が必要である．

　高強度かつ長時間（90分以上）で，エネルギー源を体内のグリコーゲンに依存する運動では，直前の数日間糖質の摂取を増やすと，グリコーゲンの貯蔵が増加し，持久力やパフォーマンスが向上する（カーボ・ローディング）．カーボ・ローディングや，トレーニング終了後のグリコーゲン再合成の促進には，グリセミックインデックス（glycemic index：GI）の高い糖質が推奨される．

　女性，長距離走選手，成長期の者では，鉄の必要量が増加する．一方，大量の穀類や種実類の摂取は鉄の吸収を阻害する可能性がある．さらに，減量中は脂肪制限から赤身肉の摂取が減少し，鉄の欠乏を生じることもある．鉄欠乏は，ヘモグロビンの減少により有酸素能力を顕著に低下させ，貧血がなくても，骨格筋の機能低下から運動耐容能を低下させる．鉄欠乏の予防は，まずは食事管理に努め，サプリメントは用量を守って利用する．サプリメントの過剰摂取で体内に蓄積した鉄は酸化促進剤として作用し，組織や器官に炎症をもたらし，肝臓がんや心血管病のリスクを高めるためである．

　スポーツ栄養の詳細は，成書やアメリカスポーツ医学会のポジションスタンド（Thomasほか，2016・Sawkaほか，2007，p.72文献欄）を参照されたい．

コラム　遺伝子と栄養

　分子生物学，分子遺伝学の発展により，遺伝子と栄養素の関係についてもさまざまな事実が明らかになり，これを利用して栄養の改善，生活習慣病の予防に役立てようという動きが起こった。

　遺伝子と栄養の相互作用を研究する分子栄養学のうちでも，特にゲノム研究に重点をおく栄養学的ゲノム研究（nutritional genomics）は，さらに狭義のニュートリゲノミクス（nutrigenomics）とニュートリジェネティクス（nutrigenetics）に分けられる。ニュートリゲノミクスとは，生体がある栄養素を摂取した時に生体に起こる変化を網羅的に解析するものであり，ある栄養素摂取後のトランスクリプトーム解析でどのような遺伝子のmRNA（伝令RNA）が増加または減少するかを解析するところから始まった。現在ではプロテオーム解析，メタボローム解析，non-coding RNAの解析も行われるともに，遺伝子のエピジェネティック調節に栄養素がどのように影響するかも研究が進んでいる。また，単一または少数の栄養素の組み合わせに留まらず，食事パターンとしての摂取後の発現／代謝の変化を統合的に検討する研究領域となっている。

　一方，ニュートリジェネティクスとは，摂取した栄養素に対する反応性が，ある遺伝子の個人差（遺伝子多型）によりどのように異なるかを解析するものである。同じ栄養素を同じ量摂取してもヒトの反応性は個人により異なる。最も解析が簡単であり頻度の高い遺伝子多型である一塩基多型（single nucleotide polymorphisms：SNPs）との関連解析から始まり，現在ではゲノムワイド関連解析（genome-wide association study：GWAS）の展開も取り入れながらSNPsに留まらずCNVs（copy number variations）などの多型についても研究が発展している。既に薬物に対するSNPsによる反応性の差異は広義のファーマコゲノミクス（pharmacogenomics）〔より詳細にはファーマコジェネティクス（phamacogenetics）〕として研究され，一部の抗がん剤やワルファリンに対しては実用化されている。同様な現象が栄養素に対しても予想され，疾患の易罹患性が遺伝子多型により異なることがわかれば，栄養素の質，量や食事パターンを変化させることによりコントロールが可能となりうる。

　こうした研究の目的は，ニュートリゲノミクスでは栄養素の過剰などによる生活習慣病発症の早期マーカーの検出であり，ニュートリジェネティクスでは個別化栄養学（individualized nutrition）（"オーダーメイド"栄養学），すなわち一人ひとりの遺伝的背景を考慮した生活習慣病予防の献立，栄養療法を考えていく根拠を提供することにある。しかし，ファーマコジェネティクスと比較して困難な点がある。たとえば，栄養素が日常摂取されており，量的にも多い点である。薬物は日常的に摂取するものではなく，また微量であり，反応性が検出しやすいのに比べ，栄養素に対する反応は特異性が低い。現時点で，一般臨床に応用できる個別化栄養学は困難であるが，今後の発展が期待される分野である。

文献）・Ross AC, Caballero B, Cousins RJ, Tucker KL, Ziegler TR.(editors)：Modern nutrition in health and disease, 11th ed., Lippincott Williams & Wilkins, Philadelphia, 2014, 515-539.
　　　・Mutch DM, Wahli W, Williamson G：Nutrigenomics and nutrigenetics: the emerging faces of nutrition. FASEB J., 2005；**19**；1602-1616.

5．食品と薬物の相互作用

（1）薬物相互作用

　薬物相互作用とは，複数の薬物を服用した際にそれらの薬物が互いに影響を及ぼしあい，効果が増強あるいは減弱したりすることをいう。医療現場で注意しなければならないのは，体に有害な事象を引き起こす負の相互作用である。この負の相互作用は薬物間だけではなく，食品（健康食品・サプリメントを含む）と薬物間においても同様に引き起こされることが明らかになってきており，報告数も増えている。

　近年ではわが国においても健康増進やアンチエイジング目的だけでなく，疾患の予防・治療目的で幅広い年齢層にわたり健康食品やサプリメントが使用されているが，高齢者では薬剤の併用が多い可能性があることに加えて，複数の健康食品・サプリメントとの併用率が高いため相互作用の出現には特に注意が必要である。ここでは食品と薬物の相互作用を理解するうえで基本となる薬物の体内動態や相互作用のメカニズム，さらに実際の食品と薬物の相互作用の例をあげて説明する。

（2）薬物の体内動態

　体内に投与された薬物や食品（健康食品・サプリメント）は投与された部位から吸収（absorption）されて，全身へ分布（distribution）し，各標的組織で作用したのちに代謝（metabolism）され，排泄（excretion）されるという4つの過程を経てその薬効を失う。これらの過程の頭文字をとってADME（アドメ）ともいわれる。

　主な投与経路として経口，静脈注射，皮下・筋肉注射，舌下投与，経皮投与，経直腸投与などがあるが，最も多く用いられる方法は経口である（図3-10）。

　経口投与された薬物は消化管から吸収され肝臓に運ばれるまでにさまざまな薬物代謝酵素により代謝を受けるが，この過程は後述する薬物動態学的相互作用を引き起こす要因として最も多いため非常に重要な部分である。

（3）薬物動態学的相互作用と薬理学（薬力学）的相互作用

　薬物相互作用は，前述した薬物体内動態（吸収・分布・代謝・排泄）のいずれかの過程で生じる薬物動態学的相互作用と，各薬剤の作用部位（標的臓器）での変化による薬理学（薬力学）的相互作用の2つに大別される。

　これらの作用については，食品と薬物間の相互作用についても同様の考え方ができる。表3-10に，薬物動態学的相互作用と，薬理学（薬力学）的相互作用における具体的な要因と相互作用の例を示す。

　薬物動態学的相互作用では併用薬物間，または薬物と食品との併用により，表3-10のように吸収から排泄の過程においてさまざまな要因によって相互作用が引き起こされる可能性がある

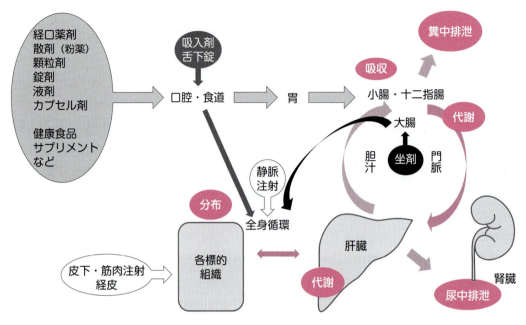

図3-10　薬剤の吸収・分布・代謝・排泄過程（薬物動態）

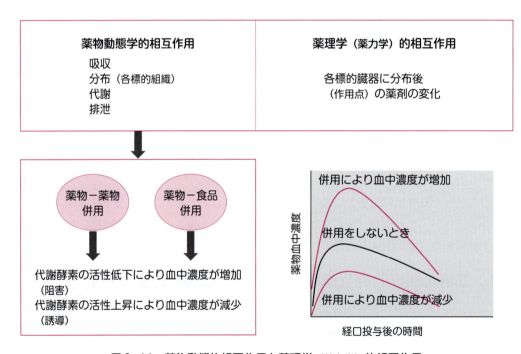

図3-11　薬物動態的相互作用と薬理学（薬力学）的相互作用

が，特に肝臓や消化管における薬物代謝酵素によるものが頻度が高い。併用薬剤や食品によりこれらの酵素の活性が低下すると血中濃度の増加が起こり（阻害），逆に酵素の活性が上昇すると血中濃度は減少する（誘導）。「薬理学（薬力学）的相互作用」は薬剤や食品の併用により薬物の作用部位での結合性などに影響がでることにより相互作用が引き起こされる（図3-11）。

表3-10 薬物相互作用の主な要因と相互作用の例

Ⅰ．薬物動態学的相互作用

相互作用	主な原因	相互作用の例
吸　収	胃内容排出速度（GER）	●遅延：薬剤吸収の遅延，難溶性薬剤の吸収増加 ●促進：薬剤吸収の増加，難溶性薬剤の吸収低下
	消化管内pH	●上昇：食物摂取や制酸薬により塩基性薬物の吸収増加，腸溶剤の溶解 ●低下：胃酸分泌や酸性飲料により酸性薬物の吸収増加，酸性に弱い薬物の分解
	胆汁酸分泌量	●食物摂取により増加し難溶性薬物の吸収が増加：ビタミンK剤，イコサペント酸エチル，ビタミンA，ニコチン酸トコフェロール，グリセオフルビン（抗真菌薬）
	物理化学的要因	●吸収低下による作用減弱 ・牛乳（カルシウムとのキレート作用）と抗菌薬（テトラサイクリン系，ニューキノロン系），骨粗鬆症治療薬（ビスホスホネート） ・食物繊維，難消化性デキストリン（食物繊維との吸着作用）と抗菌薬（アモキシシリン），強心薬，抗凝固薬，解熱鎮痛薬（アセトアミノフェン）
	食事内容	●吸収増加による作用増強…高脂肪食と角化症・乾癬治療薬，抗真菌薬（薬物の溶解促進作用）
	薬物代謝酵素（小腸上皮細胞）（CYP3A4）	●CYP3A4阻害による作用増強…GFJと抗てんかん薬，HMG-CoA還元酵素阻害薬，カルシウム拮抗薬，免疫抑制薬 ●CYP3A4誘導による作用減弱…セントジョーンズワートと抗てんかん薬，気管支拡張薬，抗凝固薬，抗HIV薬，強心薬
	輸送体（生体膜上に存在する膜タンパク）	●吸収輸送体：有機アニオン輸送体（OATP）…GFJ／オレンジジュース／リンゴジュースがOATPを阻害し，フェキソフェナジン（抗アレルギー薬）の消化管吸収が減少する可能性（血中濃度の減少） ●排出輸送体：P糖タンパク（P-gp）…セントジョーンズワートがP-gpを誘導し，薬物の排泄が促進される可能性（血中濃度の減少）
分　布	タンパク（主にアルブミン）金属類との結合	●低タンパク質食・高脂肪食など
代　謝	代謝酵素活性（肝臓）	●薬物代謝酵素阻害：通常作用増強 ●薬物代謝酵素誘導：通常作用減弱 ●セントジョーンズワートによる肝CYP3A4の誘導により代謝が亢進
	肝血流量（食事摂取で増加）	●初回通過効果（吸収された薬剤が最初に肝で代謝されること）の影響を強く受ける薬剤の吸収増加：イミプラミン（抗うつ薬），プロプラノロール（β遮断薬）など
排　泄	尿細管再吸収	●尿pH上昇…アルカリ性食品，クエン酸ナトリウム，炭酸水素ナトリウム：酸性薬物排泄増加，塩基性薬物排泄減少 ●尿pH低下…酸性食品，アスコルビン酸，塩化カルシウム：酸性薬物排泄低下，塩基性薬物排泄増加
	尿細管分泌 胆汁分泌	●薬物排出輸送体 ・阻害：排泄低下 ・誘導：排泄増加

Ⅱ．薬理学的（薬力学）的相互作用

相互作用	主な原因	相互作用の例
各標的臓器	協力作用（相加・相乗作用） 拮抗作用	●ワルファリン（抗凝固薬）とビタミンK含有食品：ビタミンKがワルファリンのビタミンK依存性血液凝固因子生合成阻害作用と拮抗する。その結果作用が作用を減弱する ●カフェインと気管支拡張薬，選択的セロトニン再取り込み阻害薬（SSRI），シプロフロキサシン（ニューキノロン系薬）：中枢神経刺激作用により作用が増強する ●甘草（グリチルリチン酸）と強心薬：低カリウム血症による作用の増強で，ジギタリス中毒の可能性

（4） 代謝酵素（シトクロムP450）とCYP3A4

経口投与された薬剤は，小腸から吸収され門脈に入り肝臓を通過するまでに代謝酵素によって代謝を受ける。これは多くの薬剤が脂溶性であるので代謝酵素によって水に溶けやすい形へと変換され，体外へ排出しやすくする。薬物間，または食品と薬物間の相互作用のなかで最も多い要因が代謝酵素の活性の変化によるものである。

シトクロムP450（CYP450）は薬物代謝のほぼすべてに関与している酵素で，ほとんどの臓器に少量存在するが主に肝臓に存在する。CYP450の分子種は多数あり，特にCYP1A2，CYP2C9，CYP2C19，CYP2D6，CYP3A4などは薬物代謝に関与する分子種で，それぞれ代謝される薬剤が異なる。さらに，このうちCYP3A4は多数の薬物の代謝に関与しているので相互作用を理解するうえでは大変重要である。

（5） 主な食品と薬の相互作用

多数の薬物代謝に関与するCYP3A4はグレープフルーツジュース（GFJ）によってその活性が阻害されることが知られており，薬剤との相互作用に影響を与える可能性が高く注目されている。最近ではGFJ以外にもCYP3A4に影響する可能性のある食品の報告もなされているので理解しておく必要がある（表3-11）。

表3-11　CYP3A4に影響する可能性のある食品

イチョウ葉エキス
エキナセア
キャッツクロー
セントジョーンズワート
にんにく
ビタミンE
ぶどう種子
プロポリス
紅　麹
マリアアザミ

1）グレープフルーツジュースと薬剤の相互作用

これまでの研究で，グレープフルーツに含まれるフラノクマリン類（ベルガモチン，ジヒドロキシベルガモチン）が，小腸でのCYP3A4を阻害することが明らかにされている。そのため薬剤が代謝できずに血中濃度が上昇する。静脈注射による投与ではGFJを飲んでも影響を受けないといわれている。

薬剤との相互作用で重要なのはカルシウム拮抗薬である。その他，HMG-CoA還元酵素阻害薬（スタチン系），免疫抑制薬（シクロスポリン）も知られている。これらの薬剤はGFJとの併用で作用が増強する可能性がある（表3-12）。

また，最近では，小腸に存在する輸送体（生体膜上に存在する膜タンパク）であるOATPをGFJだけでなくオレンジジュースやリンゴジュースが阻害することにより，フェキソフェナジンの吸収が阻害されるという報告もある。OATPは小腸から薬物を血液中に輸送するはたらきがあるため，血中濃度の低下を引き起こすことが示唆されている。

表3-12　グレープフルーツジュースにより影響を受ける可能性のある薬

カルシウム拮抗薬	フェロジピン, ニカルジピン ニフェジピン, アゼルニジピン
HMG-CoA還元酵素阻害薬 （スタチン系）	シンバスタチン アトルバスタチン
免疫抑制薬	シクロスポリン タクロリムス エベロリムス

2）グレープフルーツ以外の柑橘類との相互作用

GFJによるCYP3A4の阻害原因物質がフラノクマリン類であることを前述したが、グレープフルーツ以外にもフラノクマリン類が含まれている柑橘系フルーツが明らかにされている（表3-13）。

表3-13　グレープフルーツ以外にフラノクマリン類を含む柑橘類

ざぼん（ぶんたん，晩白柚）
スウィーティー
はっさく
なつみかん
だいだい

3）セントジョーンズワートと薬剤の相互作用

セントジョーンズワート（セイヨウオトギリソウ）は軽症～中等度のうつ状態に対する効果が示唆されている健康食品（ハーブ）である。肝臓のCYP3A4の活性が上昇するため、薬効が減弱したり、薬物を小腸から腸管内腔へ排泄する輸送体であるP糖タンパク（P-gp）の発現量が増加して、薬物が排泄されやすくなるといった作用も注目されている。2000年に厚生省（現 厚生労働省）により抗HIV薬（インジナビル），血液凝固抑制薬（ワーファリンカリウム），免疫抑制薬（シクロスポリン），経口避妊薬，強心薬（ジゴキシン），気管支拡張薬（テオフィリン），抗てんかん薬（フェニトイン），抗不整脈薬（ジソラミドおよびリン酸ジソラミド）との併用について注意喚起がなされている。

4）納豆・青汁・クロレラ（緑黄色野菜）と薬剤の相互作用

納豆や青汁・クロレラに含まれるビタミンKと抗凝固薬であるワルファリンとの併用により薬効が減弱することが知られている。ワルファリンは、肝臓でのビタミンK依存性血液凝固因子（プロトロンビン・第Ⅶ・Ⅸ・Ⅹ因子）の生合成を抑制して効果を発揮する。納豆は納豆菌によるビタミンKの産生能力が強いため納豆の摂取によりワルファリンの作用が減弱する可能性があるので避けなければならない。また、青汁やクロレラ、緑黄色野菜にはビタミンKが豊富に含まれているため、多量に摂取するとワルファリンの作用が減弱する可能性がある。

わが国において、近年幅広い年齢層で健康食品を利用する者が増えている状況のなかで私たち医療従事者は食品と薬剤との相互作用および安全性について正しく情報収集することと、少なくともこれまでの研究で明らかにされている食品と薬物の相互作用の知識をもちあわせていることが重要である。2015年より機能性表示食品制度が始まり（⇨ p.64）、今後未知の負の相互作用を起こす可能性も否定できない。特に、医師は健康食品の安全性と併用薬剤との相互作用の可能性を見極めて、使用については患者と話しあうことも必要である。

文　献

1．ライフステージと栄養
- Hytten FE：The Physiology of Human Pregnancy, Blackwell Scientific Publications, London, 1971；p.363.
- Chihara H, Otsubo Y, Araki T：Resting energy expenditure in pregnant Japanese women. J Nippon Med Sch，2002；**69**；373-375.
- Gluckman PD, Hanson MA：Living with the past；evolution, development, and patterns of disease. Science，2004；**305**；1733-1736.
- 厚生労働省「健やか親子21」推進検討会：妊産婦のための食生活指針―「健やか親子21」推進検討会報告書―．2006，pp.2-7．
- 児玉浩子，玉井浩，清水俊明編：小児臨床栄養学，診断と治療社，2011．
- 厚生労働省：授乳・離乳の支援ガイド，2007．
- 菱田明，佐々木敏監修：日本人の食事摂取基準（2015年版），第一出版，2014．
- 文部科学省：平成27年度学校保健統計調査，2016．
- Hu FB and Willett WC: Optimal diets for prevention of coronary heart disease. JAMA，2002；**288**；2569-2578.
- 厚生労働省：平成26年国民健康・栄養調査結果の概要
  http://www.mhlw.go.jp/stf/houdou/0000106405.html

3．食品成分表と食事ガイド
- 香川芳子監修：七訂食品成分表2016，女子栄養大学出版部，2016，p.96.
- 文部科学省科学技術・学術審議会資源調査分科会編：日本食品標準成分表2015年版（七訂），全国官報販売協同組合，2015．
- 文部科学省科学技術・学術審議会資源調査分科会編：日本食品標準成分表2015年版（七訂）アミノ酸成分表編，全国官報販売協同組合，2015．
- 文部科学省科学技術・学術審議会資源調査分科会編：日本食品標準成分表2015年版（七訂）脂肪酸成分表編，全国官報販売協同組合，2015．
- 文部科学省科学技術・学術審議会資源調査分科会編：日本食品標準成分表2015年版（七訂）炭水化物成分表編，全国官報販売協同組合，2015．
- 文部科学省科学技術・学術審議会資源調査分科会編：日本食品標準成分表2015年版（七訂）追補2016年，全国官報販売協同組合，2016．
- 渡邊智子：日本食品標準成分表2015年版（七訂）活用のための留意点，日本栄養士会雑誌，2016；59(4)；pp.10-14．
- 食事バランスガイド：http://www.maff.go.jp/j/balance_guide/，農林水産省，2016年5月2日．
- 相川りゑ子編著，會田久仁子，今井久美子ほか：Nブックス　改訂　栄養指導論，建帛社，2016，p.18，pp.82-84.
- ChooseMyPlate.Gov：http://www.choosemyplate.gov/, United States Department of Agriculture, 2016年11月4日．
- Food-based dietary guidelines：http://www.fao.org/nutrition/nutrition-education/food-dietary-guidelines/en/, Food and Agriculture Organization of the United Nations, 2016年5月4日．
- 今井久美子，髙橋裕子，坂口早苗ほか：食育―我が国と諸外国のフードガイドの分類と活用法の検討―，川村学園女子大学子ども学研究年報，2016；1(1)；pp.1-8．

4．運動と栄養
- Thomas DT et al.：American College of Sports Medicine Joint Position Statement. Nutrition and

athletic performance. Med Sci Sports Exerc 2016；**48**；543-568.
- Sawka MN et al.：American College of Sports Medicine position stand. Exercise and fluid replacement. Med Sci Sports Exerc 2007；**39**；377-390.

5．食品と薬物の相互作用

- Hu Z, Yang X, Ho PC, et al.：Herb-drug interactions：a literature review. Drugs, 2005；**65**；1239-82. Review.
- Andrade C：Fruit juice, organic anion transporting polypeptides, and drug interactions in psychiatry. J Clin Psychiatry, 2014；**75**(11)；e1323-5.
- Cvetkovic M, Leake B, Fromm MF, et al.：OATP and P-glycoprotein transporters mediate the cellular uptake and excretion of fexofenadine. Drug MetabDispos, 1999；**27**；866-71.
- Bailey DG, Malcolm J, Arnold O, et al.：grapefruit juice-drug interactions. Br J ClinPharmacol, 1998；**46**(2)；101-10. Review.
- Oliveira AI, Pinho C, Sarmento B, et al.：Neuroprotective Activity of Hypericum perforatum and Its Major Components. Front Plant Sci, 2016；**7**；1004.
- Kudo T：Warfarin antagonism of natto and increase in serum vitamin K by intake of natto. Artery. 1990；**17**；189-201.

第4章 栄養療法
―医師のためのベーシックセオリーとスキル

1. 栄養療法とチーム医療

栄養療法の形態は時代によって変化してきた。輸液療法が開発された黎明期から地道な進歩を続け，Stanley Dudrick（1968）により開発された中心静脈栄養の普及により栄養療法は飛躍的に向上したが，当時はチーム医療という概念はなく各診療科が独自の方針や理念で栄養管理を行っていた。しかし，次第に栄養療法の利点が学術的にも明らかになるとともに，その運用形態に変化が生じ，栄養サポートチーム（nutrition support team：NST）の概念が確立されてきた。現在のNSTは栄養療法におけるチーム医療の実態といえる（図4-1）。

NST発祥の地である米国や欧州では専属のスタッフが勤務する独立した診療部門としてのNSTも存在するが，わが国では主に経済的理由から専属のスタッフのみでの運用は困難であり，多くのスタッフが兼任で活動しているのが現状である。また日本でNSTが広まり始めた2000年過ぎ頃は，栄養療法の重要性が多くの医療者に認識されていたとはいい難く，NSTの有用性が正当に評価されるまでには時間を要した。しかし，その間もNSTは進化を続け，構成職種も医師，薬剤師，管理栄養士，看護師，臨床検査技師，言語聴覚士，理学療法士，医療事務員，歯科医師，歯科衛生士など多岐にわたり，入院初期の栄養アセスメントから栄養計画の策定と観察，退院後のケアまで診療部門の垣根を越えたトータルなチーム医療を行うことで，患者の栄養管理やQOLの改善のみならず，病院運営においても不可欠な存在になっている。また栄養療法は，褥瘡治療や感染予防とも密接なかかわりがあることもあり，近年は褥瘡対策チームや感染制御チームなどとリンクする total quality management：TQM の概念が確立されている。

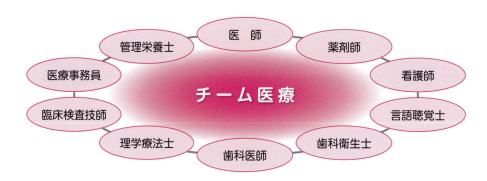

図4-1　チーム医療

2. 栄養アセスメント

(1) 栄養アセスメントとは

　栄養摂取量の過不足，ならびに代謝障害に基づく栄養障害は創傷治癒を遅延させ，合併症の出現率を高め，ひいては死亡率，罹患率が増加する。特に入院患者における栄養障害の出現率は高く，このため在院日数は延長して医療費の増加につながる。

　栄養アセスメントは患者の栄養障害の存在の有無（栄養スクリーニング），あるいはそのリスクを把握し，評価，判定する手段である。栄養障害の程度を判断し，栄養管理が必要かどうかを見きわめ，個々の症状に応じた投与法などをプランニングし，栄養管理後の効果判定を繰り返しながら，その修正・適正化を実践していくことが重要である。患者に栄養障害が存在すると，創傷治癒を遅延させ，合併症の発症率を高め，さらには死亡率や罹患率が増加するといわれている。特に，タンパク質・エネルギー栄養障害（PEM）のリスクが高い高齢者（⇨p.51）では，基礎代謝量の低下，味覚障害を伴う食欲の低下，下痢や嘔吐などの消化器症状の出現，除脂肪体重の減少，ストレスなど環境因子の存在，精神ならびに身体障害などが，さらなるリスクファクターとなり，80歳以上の高齢患者では，その半数以上にサルコペニア（筋肉減少症）（⇨p.53）が認められることが報告されている。サルコペニアは，加齢に伴う原発性のサルコペニアに加え，安静，臥床により生じる廃用症候群，栄養障害，手術や外傷，感染症などの侵襲，悪液質，さらに神経筋疾患などの疾患に随伴するものなど，さまざまな原因による二次性のサルコペニアが認められ，高齢者の自立を妨げる大きな要因のひとつとなっている。入院患者のなかには，低栄養状態の患者が高い確率で認められるが，臨床現場では，外科的にも内科的にも「治療」が優先される状況にあり，現在においても，栄養療法は軽視される傾向がみられる。以上のことからも，栄養アセスメントは患者にとって非常に重要なものであるといえる。

(2) 臨床診査

　臨床診査は，栄養状態と関連した症状や主訴を，問診と身体観察で評価・判定することである。問診では，患者の氏名・性別・年齢・主訴・現病歴・既往歴，家族構成，家族歴，職業などを聴取する。身体観察では，栄養素の欠乏状態が進行すると出現する症状（脱毛，爪甲横溝，紫斑，口角炎，褥瘡など）について十分な観察が必要である。

(3) 身体計測

　身体計測は非侵襲的な栄養評価方法であり，そのなかでも身長と体重の計測は簡易で有用な評価方法である。％理想体重（ideal body weight：％IBW）は，同じ身長の理想体重（身長m^2×22）に対する現体重の比率で，％理想体重が70％未満は高度，70〜79％は中等度，80〜90％は軽度の栄養障害と判定する。％通常時体重（体重減少率）は，現体重を通常時体重で除したもので，74％以下は重度，75〜84％は中等度，85〜95％は軽度の栄養障害と判定する。％体重変化は，通

常時体重と現体重との差を通常時体重で除したもので，1週間で2％以上の変化，もしくは1か月に5％以上の変化，3か月で7.5％以上の変化，6か月で10％以上の変化で，有意な体重変化と判定するが，通常時体重は患者の記憶に頼るため，不確実の部分がある。体格指数（BMI）は，体重を身長の2乗で除して求めるが，体脂肪率との相関が高く，適正体重を知るための簡易な方法として用いられる。

　身体構成成分のなかで重要なのは筋肉を中心とするタンパク質重量の変化である。ベッドサイドで筋肉量，皮下脂肪量を推定するために，上腕周囲の計測が行われる。

① 上腕周囲（arm circumference：AC）：利き腕ではない側の上腕骨中点での上腕周囲径。
② 上腕三頭筋皮下脂肪厚（triceps skinfold thickness：TSF）：利き腕ではない側の上腕骨中点の皮下脂肪厚。
③ 上腕筋周囲（arm muscle circumference：AMC）：利き腕ではない側の上腕骨中点での上腕筋周囲径の理論値で，AMC（cm）＝ AC － 0.314× TSF で算出される。
④ 上腕筋周囲面積（arm muscle area：AMA）：利き腕ではない側の上腕骨中点での上腕筋断面積の理論値であり，AMA（cm^2）＝（AC － 0.314× TSF$)^2$/4π で算出される。

AMA は AC よりも正確に筋肉量を反映するとされている。

　その他，身体組成を評価する手法には，生体電気インピーダンス法（bio-electrical impedance analysis：BIA）や，骨密度を評価する二重エネルギーX線吸収法（dualenergy X-ray absorptiometry：DXA；デキサ）などを使用する方法もある。

(4) 臨床検査

　生化学検査の血漿タンパク濃度を用いたものでは，血清アルブミン（Alb）値が栄養障害の程度の評価や栄養療法の効果判定に用いられる。しかしながら，血清 Alb 値は，脱水や溢水などの病態によって，栄養状態以外の要因の影響を受けやすいため，栄養状態を表す指標としては注意を要する場合がある。一方で，トランスフェリン（Tf），トランスサイレチン（TTR），レチノール結合タンパク（RBP）など，肝臓で合成される半減期の短い急速代謝回転タンパク質（rapid turnover protein：RTP）は，栄養状態を鋭敏に反映する動的な栄養評価指標として有用である。

　免疫能の指標としては，白血球数（WBC）×リンパ球割合を100で割った総リンパ球数（TLC）が，静的な栄養評価指標として用いられ，800/mL 以下が高度の低栄養状態である。侵襲下での指標には，尿中3-メチルヒスチジン（3-MH）や窒素バランス（窒素平衡，窒素出納）が用いられ，3-MH は筋タンパクの崩壊量を表す指標で，タンパク合成に再利用されることなく尿中に排泄されるアミノ酸であるため，タンパク分解量に比例する。窒素バランスは摂取窒素量と，尿などに排泄される窒素排泄量の差をみる指標で，健康時は±0 であるが，負の値が1週間以上継続すれば栄養治療の適応になる。

(5) 食事調査

　食事調査では患者の食事摂取状況のアセスメントにより，エネルギー，その他の栄養素の摂取量が適切かどうかを評価する。病態や食事状況への関連を把握し，過剰や不足がある栄養素につ

いてはその内容を献立などに反映し栄養食事指導の際に提言する。摂取栄養量，栄養量比率，食品バランスや嗜好などの摂取状況のほか，食事回数や食事時間などの生活リズム，調理担当者や外食の頻度など食生活環境について情報収集できる。

食事調査方法には，食事記録法，食事摂取頻度調査法，24時間思い出し法，陰膳法など，さまざまな方法がある。いずれの方法についても長所・短所があり，どの方法を選択すれば，より実際の食事内容・栄養素摂取量を把握できるのか，またより簡便で患者に負担を強いることなくできるのかを考慮し選択する必要がある。

食事調査では自己申告に基づいて情報収集を行うため，望ましくないと思っている菓子類やアルコール類などエネルギー過剰になりうるものに関しては過小報告される傾向にあることに留意する。

1）食事記録法

摂取した食物や料理名を患者が自分で調査票に記入する。計量値で測定する秤量法または目安量で記入する目安量法がある。管理栄養士はその調査票をもとに食品成分表を用いて栄養素摂取量を計算する。食事記録は患者の負担になるため，子どもや高齢者には不向きであり，計量や記録が面倒な患者は通常と違った飲食になる場合もある。また，目安量は患者と管理栄養士の基準が相違することもあるので，注意が必要である。秤量法は計量し漏れなく記入されていれば，その他の食事調査方法よりも正確である。糖尿病や肥満症患者の食習慣を認識させ，行動変容のきっかけを目的にする場合，効果的な方法となる。

2）食事摂取頻度調査法

数十種類～百数十種類の定めた食物や飲み物について，一定期間の摂取頻度，1回当たりの平均的な摂取量を尋ねる。調査票を用い患者に記入してもらい，その後，面談し摂取量の確認を行うと精度が高まる。自己記録法であるが，質問が記載してあるため，簡便に調査が行え，患者の負担も少ない。比較的長期間の平均的な摂取状況の確認ができる。入院前の食生活を把握する場合などに利用しやすい。

3）24時間思い出し法

調査日前日の食事摂取を患者に問診する。フードモデルや食品・料理の写真を用いて目安量を聞き取り，重量を推測し食品成分表を用いて栄養素摂取量を計算する。前日の食事の時間やその内容（料理・食品・量・味付けなど）以外に，誰が調理し，誰と一緒に食べたのかなど，詳しく聞き取ることが可能なため，食生活の幅広い情報が収集可能といえる。患者の負担は食事記録法より少ないが，1日分の調査のため，平均的な摂取状況は把握しにくい。

4）陰 膳 法

患者に実際に摂取する料理と同じ料理を調査用に準備してもらい，化学分析し栄養素摂取量を計算する方法である。対象者の記憶には依存せず，最も精度は高い。特定の栄養素に的を絞って正確な摂取状況を確認できる。しかし，患者の負担が非常に大きく，調査期間中の食事が通常の食事とは異なる可能性がある。すべての栄養素の摂取状況の把握は困難であり，化学分析を行うため，手間と費用がかかる。

(6) 栄養アセスメント法

1) 栄養スクリーニング法

栄養状態の評価は，初期評価として行われる主観的包括的栄養評価（subjective global assessment：SGA）や65歳以上の高齢者に対して有用な栄養評価法であるMNA（mini nutritional assessment）などに引き続き，二次評価として客観的栄養評価（objective data assessment：ODA）が行われる。栄養スクリーニングは，リスクファクターを特定することで栄養障害あるいはそのリスクを有する患者を判定する手段で，その後の栄養アセスメントが必要か否かを決定することを目的としている。

栄養スクリーニングは，1987年にDetskyらによって提唱された栄養アセスメント法であるSGAが一般的に用いられ（表4-1），栄養状態を，良好（問題なし），中等度の栄養不良，高度の栄養不良に分類する。

SGAはある程度の熟練した医療関係者であれば問診，視診，簡単な身体計測で評価ができること，評価に要する所要時間が短いこと，また経費が低いことなどのメリットがある。さらに，SGAの各項目が後述する血清アルブミン値や各種身体計測値，喫食量などの客観的な栄養指標に対応しているため，簡単で有用な初期評価法であるとともに，経時的なSGAの反復によって栄養状態をモニタリングできる。

特異性の高いSGAではあるが，軽度の栄養障害を見落とす危険性は否めない。SGAで中等度以上の栄養障害が認められた患者の多くは，摂取エネルギー，タンパク質ともに不足したPEMにある場合が多い。PEM状態の持続は，さらなる体タンパク・脂肪の異化ならびにエネルギー消費量の低下を招き，経口摂取量も減少させる。このような患者はストレスに対して脆弱で，ひとえに手術などの侵襲や感染症を併発するとエネルギー消費量は増大し，同時に高度な栄養障害が惹起されて，合併症の発症リスクが高まる。

したがって，SGAによる初期評価ならびに後述するさらに詳細なアセスメントは，栄養障害あるいはそのリスクを判定された患者の栄養管理計画に必要な情報を収集し，栄養サポートをモニターするうえで重要で，その後の栄養管理に必須となる。栄養状態の程度と基礎疾患の重症度は相関しており，アセスメントの結果は基礎疾患の程度，基礎疾患による栄養状態の変化を反映する。したがって，後述する身体計測値や血液生化学検査値などの客観的なデータも詳細なアセスメントのうえで重要となる。

栄養スクリーニングの方法は，SGA以外にもMNAやMUST（malnutrition universal screening tool），NRS（nutritional risk screening）などが用いられている。このなかでMNAは65歳以上を対象とし，問診表を主体とする簡便なスクリーニング法である。予診，問診項目は日常生活における摂食状況や生活パターンに関する容易な内容で構成され，その他に身長，体重および体重変化，上腕および下腿周囲径の測定のみの簡単な身体計測値のみで診断する方法である。近年は簡略化されたMNA-SF（short form）が用いられることが多く，寝たきりの高齢者や身長・体重の測定が困難な場合にも対応可能である。

ODAは，身体測定（BMI，体重，身長，TSF），AC，AMC，握力や血液・尿生化学検査値〔ヘ

モグロビン (Hb), 白血球 (WBC), 総リンパ球数 (TLC), アルブミン (Alb), トランスフェリン (Tf), トランスサイレチン (TTR), レチノール結合タンパク (RBP), コレステロール, 中性脂肪 (トリグリセリド：TG), ビタミン, 微量元素, 3-メチルヒスチジン (3-MH) 排泄量, 窒素バランスなど], 遅延型皮膚過敏反応 (delayed cutaneous hypersensitivity：DCH) などの免疫指標や予後推定指数に基づく客観的な評価である (表4-1, 4-2)。

2) タンパク代謝における指標

a. 血清タンパク 　総タンパク (TP) とアルブミン (Alb) は最も一般的なタンパク代謝の評価項目である。Alb は内臓タンパク合成能を表す指標で、スクリーニングとして最適ではあるが、半減期が約20日と長く鋭敏さに欠ける。そのため、より鋭敏な指標としては半減期の短いRTP (⇨p.76) が適している。RTP は肝臓で合成されるタンパク質で、TTR, RBP, Tf の半減期はそれぞれ、約2日、約12時間、約8日である。

b. クレアチニン身長係数 　クレアチニン (Cr) は全身の筋肉において産生され、その産生量は筋肉量に比例するため、クレアチニン身長係数 (creatinine height index：CHI) は筋肉量の指標となる。成人では身長に対する標準 Cr 排泄量が示されており、以下の式で CHI を算出する。

CHI = 24時間尿中 Cr 排泄量(mg) ÷ 標準体重の24時間尿中 Cr 排泄量(mg) × 100

CHI が80未満の場合は筋タンパクの分解亢進を意味する。

c. 尿中3-メチルヒスチジン 　尿中3-メチルヒスチジン (3-methyl histidine：3-MH) は筋線維タンパクの分解時に遊離され、尿中に排泄される。筋タンパク分解の指標として筋タンパク代謝を反映する。

表4-1　栄養スクリーニングとアセスメントの方法

スクリーニング		a. 主観的包括的評価 (SGA)：最も広く普及している
		b. MNA, MNA-SF：65歳以上の高齢者に対して有用
		c. MUST：外来通院, 一般社会生活における成人に対して有用
		d. NRS2002：入院患者一般に対して有用
アセスメント	身体計測値	体重変化, BMI, TSF, AMC
客観的栄養評価 (ODA)	生化学検査	a. タンパク代謝における指標 血清タンパク, クレアチニン身長係数, 尿中3-メチルヒスチジン, 窒素バランス
		b. 脂質代謝における指標 血清コレステロール, 中性脂肪 (トリグリセリド), 遊離脂肪酸
		c. 免疫能における指標 総リンパ球数, 遅延型皮膚過敏反応
		d. 総合的な栄養評価指標 予後推定指数 (PNI), CONUT

出典) Detsky AS, McLaughlin JR, Baker JP, et al.：What is subjective global assessment of nutritional status？ J. Parenter. Enteral. Nutr., 1987；11；8-13. より一部改変
田中芳明：NST 栄養管理パーフェクトガイド (上), 医歯薬出版, 2007, p.35. より一部改変
岩佐幹恵：静脈経腸栄養ハンドブック, 南江堂, 2011, p.110. より一部改変

表4-2 客観的栄養評価：ODA

I．身体計測値（体重変化，BMI，TSF，AM）

項目	計算式	評価基準
%理想体重 （%IBW）	$\frac{実測体重}{理想体重} \times 100$ （ideal body weight：IBW）	>90% …普通 80〜90% …軽度栄養障害 70〜79% …中等度栄養障害 ≦69% …重度栄養障害
%通常時体重 （体重減少率）	実測体重÷通常時体重(UBW)×100	85〜95% …軽度栄養障害 75〜84% …中等度栄養障害 0〜74% …重度栄養障害
%体重変化率	（UBW－実測体重）/UBW×100	有意な体重変化 1〜2%以上/1週間　≧5%以上/1か月 ≧7.5%以上/3か月　≧10%以上/6か月
BMI＝体重(kg)/身長(m^2)	体脂肪率との相関が高い（肥満の判定）	18.5未満 …低体重 18.5以上25未満 …普通体重 25以上30未満 …肥満（1度） 30以上35未満 …肥満（2度） 35以上40未満 …肥満（3度） 40以上 …肥満（4度） ※14〜15の場合は死亡率が高い[*1]
上腕三頭筋皮下脂肪厚（TSF）[*2]	体脂肪量を推定する指標	・上腕三頭筋部の皮下脂肪の厚さを3回測定して平均値をとる ・標準TSF（男性8mm，女性15〜17mm）に対し， 　60%以下 …高度　　61〜80% …中等度 　81〜90% …軽度　　の体脂肪消耗
上腕筋周囲（AMC）[*3]	筋タンパク量を推定する指標 AMC(cm) = AC(cm) − 3.14 × TSF	・上腕周囲（AC；利き腕と反対側の上腕三頭筋部）[*4]を測定 ・皮下脂肪を除いた上腕周囲を推定 ・標準AMC（男性24〜25cm，女性18〜21cm）に対し， 　60%以下 …高度　　61〜80% …中等度 　81〜90% …軽度　　の筋タンパク消耗

注）＊1：Kotler DP：Cachexia. AnnInternMed，2000；133；622-634．　＊2：TSF；男性11.36，女性16.07
　　＊3：AMC；男性23.67，女性20.25　＊4：AC；男性27.23，女性25.28　（＊2〜＊4：JARD2001基準値）
出典）田中芳明：NST栄養管理パーフェクトガイド（上），医歯薬出版，2007，p.37.

II．生化学検査：タンパク代謝における指標

血清タンパク	正常値	半減期	備考
アルブミン	3.5〜5.0g/dL	約20日	内臓タンパク合成能を表す指標 2.1g/dL以下 …高度 2.1〜3.0g/dL …中等度 3.1〜3.5g/dL …軽度　の栄養障害
トランスフェリン	200〜400mg/dL	約7日	100mg/dL以下 …高度 100〜150mg/dL …中等度 150〜200mg/dL …軽度　の低栄養状態
トランスサイレチン（プレアルブミン）	20〜40mg/dL	約2日	5mg/dL以下 …高度 5〜10mg/dL …中等度 10〜15mg/dL …軽度　の低栄養状態
レチノール結合タンパク	5〜10mg/dL	12時間	肝臓で合成されるタンパクで，非常に鋭敏なタンパクの指標

出典）田中芳明：NST栄養管理パーフェクトガイド（上），医歯薬出版，2007，p.39.

Ⅲ．生化学検査：免疫能における指標

総リンパ球数（TLC）	正常値：2,000/mm³	800/mm³ 以下　　…高　度 800〜1,200/mm³　…中等度 1,200〜2,000/mm³　…軽　度 　の低栄養状態
遅延型皮膚過敏反応 （DTH）	・抗原として精製ツベルクリン（PDD）の皮内反応が一般的 ・PDD 0.1mL を皮内注射し48時間後に判定 ・直径10 mm 以上の紅斑があらわれると正常	5 mm 未満　…中等度以上 5〜10 mm　…軽　度 　の低栄養状態（免疫機能低下）

出典）田中芳明：NST 栄養管理パーフェクトガイド（上），医歯薬出版，2007，p.39．

Ⅳ．生化学検査：総合的な栄養評価指標；予後推定指数（PNI）

●予後栄養指数

PNI ＝10×血清アルブミン値(g/dL)＋0.005×総リンパ球数(個/μL)
　　　35＜PNI＜40%　…予後不良
　　　　　PNI≦35%　…60日以内に死亡の可能性（＋）

●消化器手術の予後栄養指数

Buzby の式
PNI ＝158－(16.6×血清アルブミン値（g/dL))－(0.78×上腕三等筋皮下脂肪厚（mm))
　　　－(0.22×血清トランスフェリン（mg/dL))－(5.8×遅延型皮膚過敏反応)
　　　　遅延型皮膚過敏反応；0‥反応なし　1‥5mm 未満の硬結　2‥5mm 以上の硬結
PNI ＝50%以上　　　　　　…high risk
PNI ＝40%以上50%未満　　…intermediate risk
PNI ＝40%未満　　　　　　…low risk

出典）田中芳明：NST 栄養管理パーフェクトガイド（上），医歯薬出版，2007，p.39．

Ⅴ．生化学検査：総合的な栄養評価指標；CONUT

	正　常	軽度異常	中等度異常	高度異常
アルブミン（g/dL）	≧3.50	3.00〜3.49	2.50〜2.99	＜2.50
スコア	(0)	(2)	(4)	(6)
総リンパ球数（total/μL）	≧1,600	1,200〜1,599	800〜1,199	＜800
スコア	(0)	(1)	(2)	(3)
総コレステロール（mg/dL）	≧180	140〜179	100〜139	＜100
スコア	(0)	(1)	(2)	(3)
栄養不良レベル	正　常	軽　度	中等度	高　度
CONUT スコア	(0〜1)	(2〜4)	(5〜8)	(＞8)

注）CONUT スコア＝アルブミンスコア＋総リンパ球数スコア＋総コレステロールスコア
出典）Ignacio de UJ, et al.：CONUT：a tool for controlling nutritional status. First validation in a hospital population. Nutr Hosp, 2005；**20**；38-45.

d. 窒素バランス　1日に摂取した窒素量（N_{in}）と排泄した窒素量（N_{out}）の差を窒素バランス（N-balance）という。摂取タンパク質の概ね16％が窒素量なので，N_{in} ＝摂取タンパク質（g/日）×0.16となる。成人での窒素の排泄は，尿中のほかに汗や便に2～4g程度含まれると考えられ，N_{out} ＝尿中尿素窒素（g/日）＋4となる。N-balance ＝ N_{in} － N_{out}，健常成人では±0である。

3）脂質代謝における指標

エネルギー代謝の基質は主に糖質と脂質であるが，糖質が優先的に利用される。早期（72時間以内）の飢餓では，筋タンパク崩壊による糖新生により糖供給が行われるが，さらに長期間の低栄養状態が持続すると，エネルギー代謝は体脂肪の動員が優位となる。そのため，栄養不良時には脂質代謝の指標である血清総コレステロール（TC），中性脂肪（TG）が低下する。またTGの異化亢進により遊離脂肪酸は増加する。ただし，脂肪分解が著明に亢進している状態では一時的に血清脂質が高値を示す場合があり，ほかの指標との総合的な評価が必要である。

4）免疫能における指標

栄養不良状態では免疫能が低下するため，免疫能から栄養状態の評価が可能であり，総合的な免疫能の指標として末梢血総リンパ球数（TLC）と遅延型皮膚過敏反応（DCH）が用いられる。

栄養不良が進行するとTLCは低下し細胞性免疫能は低下する。TLCは簡便で安価な評価法であるが，ステロイドなど白血球数に影響を与える薬剤を投与されている患児は対象外である。DCHは，一般に精製ツベルクリン（purified protein derivative：PPD）を抗原に用いる細胞性免疫能の指標である。陰性（長径10mm未満の紅斑）で栄養不良を示唆する。

5）総合的な栄養評価指数

複数の生化学的評価項目を用いた栄養評価が行われている。

a．予後栄養指数　患者の転帰，予後に関しては基礎疾患の重症度の影響を強く受けるため，その評価には予後栄養指数（prognostic nutritional index：PNI）などの予後推定指数を用いて予測可能である。PNIは，Buzbyの式として知られ，外科領域の患者のリスクを，予後との関係が深い血清Alb値，TSF，血清Tf値，DCHの値をもとに算出される。術後合併症の発生予測や予後の目安として有用で，PNI 50以上が高度リスクとなる。

b．Controlling Nutritional Status（CONUT）　CONUTは血清Alb値，TLC，TC値の3つの項目を用いて，栄養状態を正常から高度障害の4群に分類し，総合的な栄養評価を可能としたもので近年注目されている。

3．栄養療法の計画

（1）エネルギー・栄養必要量の算定

1）エネルギー必要量

エネルギー必要量は，Harris-Benedictの式による基礎代謝量（basal energy expenditure：BEE）やGerman Medical Science Guidelines on Parenteral Nutritionによる安静時エネルギー消費量

(resting energy expenditure：REE)をもとに算出する(表4-3)。どちらも欧米人を対象として開発されたもので，また性差や年齢，体格などの違いにより，特に高齢者ではBEEが高めに算出されるため，これに基づくエネルギー必要量の算出では注意が必要である。エネルギー必要量の概算値は，BEEにストレス係数(術後，がん，発熱など)と活動係数(寝たきりの状態，ベッド上安静，トイレ歩行など)を乗じて，あるいはREEに活動係数を乗じて算出するが，BEEを基にしたこの値は，間接熱量測定での実測REEに活動係数を乗じて算出した値と比較すると，多少の誤差があることが報告されている。ICU入室患者や複雑な病態下の患者のエネルギー必要量の算出には，呼気ガス分析による間接熱量測定が推奨されている。しかしながら，これらはあくまでも現状の必要量を推測している推定値に過ぎず，栄養障害時の改善に必要な値までは反映していないことを十分に理解し，個々の患者の状態の変化を考慮しながら管理することが重要である。

表4-3 エネルギー必要量の算出

Harris-Benedictの式	基礎代謝量(BEE：basal energy expenditure)の推定式 男性　BEE＝66.47＋13.75×(Wt)＋5.0×(Ht)－6.76×(A) 女性　BEE＝655.1＋9.56×(Wt)＋1.85×(Ht)－4.68×(A) (BEE：kcal/日，Wt：体重kg，Ht：身長cm，A：年齢years)
German Medical Science Guidelines on Parenteral Nutrition (2009)	安静時エネルギー消費量(REE：resting energy expenditure)概算値 REE≒25kcal/kg/日　…20〜30歳 　　　22.5kcal/kg/日…30〜70歳 　　　20kcal/kg/日　…＞70歳

2) タンパク質(アミノ酸)必要量

生命維持に不可欠な臓器タンパクなどの合成のもととなるアミノ酸は，体タンパク維持のために一定量補給する必要がある。ただし，糖質や脂質などの非窒素エネルギーを適正に組み合わせて投与しなければ，アミノ酸が体タンパクの合成のために有効利用できない。アミノ酸は，十分なエネルギー投与がある場合は，タンパク合成に利用されるが，エネルギー不足の場合は，グルコース(ブドウ糖)に変換されエネルギーとして利用される。つまり，アミノ酸がタンパク合成に利用されるためには，十分なエネルギーが必要である。一方，エネルギー量とアミノ酸は，多く投与するとタンパクの合成量は増加するが，それぞれ一定量を超えると，それ以上には増加しない。つまり，エネルギーとアミノ酸は，バランスよく投与しなければ，体タンパクを維持できない。投与する糖質や脂質などの非窒素エネルギーと，タンパク質などの窒素の比，いわゆるNPC/N(non protein calorie/nitrogen)比(非タンパク熱量/窒素比)は，タンパク質を効率よく利用するために必要な投与アミノ酸の窒素1g当たりの非窒素エネルギー量を示す。NPC/N比は，経静脈栄養時には150〜200，経腸栄養時には120〜150が最適とされている。経腸栄養の場合は，吸収時の喪失量と，グルタミンなど投与アミノ酸の一部が小腸上皮でエネルギー源として消費される喪失量の存在のため，投与窒素量が若干多くなり，経静脈栄養時に比べてその比は低くなる。このように，投与エネルギーとアミノ酸投与量の間には，病態などの影響はあるものの，適切な比率がある。小児では，同時に投与する非タンパク熱量を大きく設定することにより窒素利用効

率が高まり，同時に腎への負担も軽減するため，NPC/N比は200～250と，成人よりも高く保つことが重要である．また，タンパク異化亢進状態にある腎不全患者における中心静脈栄養（total parenteral nutrition：TPN）管理では，体タンパクの減少を抑制するため，十分な熱量とともにアミノ酸を投与し，タンパク合成を促進させる必要がある．腎不全の進行を阻止し，腎毒性が高くなる窒素代謝物の産生を抑制するには摂取タンパク質の制限が必要なため，慢性腎不全では200～300，急性腎不全では400～500と高く設定する．

侵襲期のエネルギー，アミノ酸の必要量は，侵襲が大きくなるにつれ，必要エネルギー量，窒素量ともに増加する．非タンパク熱量は，健常時では1日に体重1kg当たり20～25kcal，侵襲時は25～30kcal（上限35）とされ，アミノ酸必要量は，健常時では1日に体重1kg当たり0.8～1.0g，侵襲時は1.0～1.5g（上限2.0），NPC/N比は，健常時では150～200，侵襲時は80～120前後と低くなる．侵襲が大きい場合は体タンパク異化が進むため，使用するアミノ酸製剤は，高濃度分岐鎖アミノ酸（branched chain amino acids：BCAA）製剤が選択される．BCAAにはロイシン，イソロイシン，バリンと3種類のアミノ酸があり，これらは筋肉でのエネルギー源であり，アラニンを介して糖新生に利用されエネルギー効率が高く，タンパク分解の抑制やタンパク合成の促進，肝性脳症の改善，血中アンモニアの解毒などの作用を有する必須アミノ酸で，特にロイシンは，タンパク代謝の改善において中心的役割をなすことが明らかにされている．

3）脂質必要量

脂質には，必須脂肪酸の補給目的と高エネルギー基質としての投与意義がある．必須脂肪酸は，リン脂質で構成される細胞膜の成分として機能維持に重要であり，また物質の輸送，情報伝達のための細胞膜における受容体発現，プロスタグランジンなどの生理活性物質の前駆物質として重要な栄養素である．必須脂肪酸欠乏症では，皮膚炎，脱毛，易感染性，脂肪肝，創傷治癒遅延，小児での発育遅延などが出現する．経静脈栄養時には，20％脂肪乳剤100mLを週3回投与するか，または1日に体重1kg当たり0.3～0.5gの連日投与により，必須脂肪酸欠乏症は予防可能といわれている．エネルギー源としては，1g当たり9kcalの高エネルギー源として全投与エネルギーの10～40％を補給可能である．体重1kg当たりでは，最大で1日2gまで投与可能で，特に末梢静脈栄養時の貴重な高エネルギー源としても重要である．現在市販されている静注用脂肪乳剤には含まれていないが，中鎖脂肪酸（MCT）はカルニチン非依存性でエネルギー効率が高いため，侵襲時のエネルギー源として注目されている．また，n－3系脂肪酸，しそ油，魚油は，免疫能低下抑制作用，抗血栓作用，抗炎症作用，創傷治癒促進作用などを有することが知られており，いずれの栄養成分も経腸栄養剤には含まれている．

4）水　　分

水分投与量は，尿量＋不感蒸泄量＋便の水分量＝水分投与量＋代謝水で求める．実際には，1日に必要な水分量を35mL/kg/日や1mL×総エネルギー必要量，1,500mL×体表面積（m²）などが簡易式として用いられている．

5）電　解　質

経静脈栄養剤も経腸栄養剤も1日必要量を考慮した製剤になっているが，必ずモニタリングを行い適宜補正する必要がある．

6）ビタミン・微量元素必要量

ビタミンは生体内で合成できない有機化合物で，水溶性ビタミンと脂溶性ビタミンに分けられる。水溶性ビタミンは容易に尿から排泄されるため過剰症は少ないが，欠乏症をきたしやすい。脂溶性ビタミンは尿中に排泄されず体内に蓄積するため，過剰摂取には注意が必要である。

微量元素は生体の構成成分であり，各種生理作用，酵素作用，代謝調節作用に関係し，健康維持，疾病予防，病的状態からの回復に重要な役割を果たしている。

長期間のTPNを行う場合には，総合ビタミン製剤とともに微量元素製剤を必ず投与しなければならない。標準的な経腸栄養剤を使用する場合は，適切な必要なエネルギー量を投与すれば，ビタミンと微量元素は1日の必要量が満たされるように調整されているものが大部分を占めている。

7）小児におけるエネルギー・栄養必要量

a．必要水分量の決定　小児では基礎代謝熱量が成人に比べて大きく，不感蒸泄量も成人の約2倍であるため必要水分量が多くなる。小児の年齢別水分所要量を表4-4に示す。

表4-4　小児の年齢別水分所要量

年　齢	平均体重（kg）	1日量（mL）	mL/kg/24hr
3日	3.0	250～ 300	80～100
10日	3.2	400～ 500	125～150
3か月	5.4	750～ 850	140～160
6か月	7.3	850～1,100	130～155
9か月	8.6	1,100～1,250	125～145
1歳	9.5	1,150～1,300	120～135
2歳	11.8	1,350～1,500	115～125
4歳	16.2	1,600～1,800	100～110
6歳	20.0	1,800～2,000	90～100
10歳	28.7	2,000～2,500	70～ 85
14歳	45.0	2,200～2,700	50～ 60
18歳	54.0	2,200～2,700	40～ N50

出典）Nelson Textbook of Pediatrics, 14th ed. WB Saunders, 1992.

b．必要総熱量の決定　新生児期の基礎代謝量は一般的に30℃前後の環境温度で45kcal/kgとされる。この値に，成長に必要な約20kcal/kgと生活活動に最低限必要な15kcal/kgを加えた80kcal/kg程度が出生直後に経静脈栄養を行う場合の最低必要熱量と考えられる。その後は順調な体重増加を考慮し，90～100kcal/kg程度に増量するのが望ましい。

乳児期以降の総熱量所要量は，生後5か月（授乳期）までは110～120kcal/kg，6～11か月（離乳期）では100kcal/kgが一般的に用いられることが多い。成長期である小児（1～17歳）では，

身体活動に必要なエネルギーに加えて，組織合成に要するエネルギー（エネルギー蓄積量）を余分に摂取する必要がある．組織増加分のエネルギー蓄積量は，参照体重から1日当たりの体重増加量を計算し，これと組織増加分エネルギー密度との積として算出されている．推定エネルギー必要量（kcal/日）は，

　　　基礎代謝量（基礎代謝基準値×基礎体重）×身体活動レベル＋エネルギー蓄積量

で算出される（⇨p.170, 付表1）．

c．タンパク質必要量　　乳児・小児のタンパク質の食事摂取基準を付表1（⇨p.171）に示す．経静脈栄養に関しては正の窒素バランスを維持するためには，満期産では2.5g/kg/日程度のアミノ酸投与量で可能となるが，極低出生体重児や超出生体重児では，子宮内での成長速度を出生後にさらに促進してキャッチアップさせるためのアミノ酸投与量は3.5〜3.85g/kg/日必要であることが報告されている．ただし，新生児・幼若乳児期では2.5〜3.0g/kg/日のアミノ酸投与で肝機能異常が惹起されることがあるため，この時期の投与量は2.0g/kg/日程度が適当と考えられている．

d．脂質必要量　　脂質の食事摂取基準は，総熱量所要量に対する割合（％エネルギー）が，0〜5か月は50％エネルギー，6〜11か月では40％エネルギー，幼児期以降は20％以上30％エネルギー以下とされている．

e．ビタミン必要量　　水溶性ビタミンは欠乏症，脂溶性ビタミンは過剰摂取に注意が必要であるが，小児（特に新生児・乳児期）では脂溶性ビタミンであるビタミンDやビタミンK不足が問題となる．

f．電解質・微量元素必要量　　健康な小児における電解質喪失はすべて尿からの排泄が基本と考えられるが，脱水症や異常な体液の喪失時には十分な配慮が必要となる．すなわち，排液の電解質濃度をモニタリングし，喪失推定量を1日必要量に加える必要がある．1日必要量はナトリウム3mEq/kg/日，カリウム2mEq/kg/日，クロール5mEq/kg/日と考えられている．また，骨形成に必須であるカルシウムの生体バランスは正に維持することが重要である．電解質と微量元素は食事摂取基準が策定されている（⇨p.175〜177, 付表1）．

（2）栄養補給法の種類と選択

　栄養療法の選択でまず第一に考慮すべきことは，消化管の機能，すなわち消化管が使用できるか否かである．アメリカ静脈経腸栄養学会のガイドライン（American Society for Parenteral Enteral and Nutirition：ASPEN）も，まず消化管が使用可能か否かで栄養療法の選択を開始することが推奨されている．栄養補給の方法は，栄養素の投与経路の違いにより，経口・経腸栄養と経静脈栄養に大別される．消化管が機能しており，正常に，または障害が認められながらも使用できる場合は，生理的な投与経路である経消化管栄養が第一選択になる．摂食嚥下機能に問題がなければ経口栄養を行い，経腸栄養では，栄養サポートの必要期間が概ね4週間未満の短期間の場合には経鼻法を，長期の栄養サポート期間が予測される場合には胃瘻や腸瘻などを選択することが望ましいとされている．経腸栄養は，小腸機能が正常で経口摂取不能または不十分な低栄養患者，小腸機能はあるが，経口摂取量が急激に低下した正常栄養状態の患者，嚥下困難・意識障害

の患者，重度熱傷，消化管外瘻（排液量が比較的少ないもの），短腸症候群（小腸が30cm以上残存），炎症性腸疾患（クローン病，潰瘍性大腸炎）などの栄養補給に用いられるが，病態・症状などによっては経静脈栄養法を併用しながら栄養管理を行うこともある。経腸栄養は生理的な投与経路であるが，その反面で悪心・嘔吐・下痢など消化器系の合併症の発生頻度が高く，経鼻ルートでの咽頭部不快感や細かな組成調整ができないなど，投与法にかかわるさまざまな欠点もある。

一方，消化管が安全に使用できない，あるいは使用しないほうが望ましい場合には，経静脈栄養の適用となる。経静脈栄養法とは，種々の要因で消化管が使用できない場合や，手術などの侵襲時やさまざまな炎症下での食欲不振によるエネルギー，栄養素の摂取不良の際に，これらの栄養素を経静脈的に補給する栄養管理法で，末梢静脈栄養（peripheral parenteral nutrition：PPN）と中心静脈栄養（TPN）に分けられる（⇨ p.108）。栄養障害がないか，あっても軽度で，経静脈的な栄養サポートの期間が概ね2週間未満の短期間の場合には，PPNの適応と考えられる。それ以上の長期間の管理が必要な場合や，水分制限の必要がある場合などは，積極的にTPNが選択される。ただし，これら栄養療法の施行には，十分なインフォームド・コンセントが必要であり，患者にとっての利益すなわち栄養学的効果と，患者の不利益つまり合併症などについて十分な理解を得たうえで施行する必要がある。

PPNの特徴としては，TPNに比べて血管確保など手技や管理が簡便で，カテーテル穿刺・留置に伴う危険性や合併症も少ない。また，前述したように，適切なNPC/N比での糖質，脂質とアミノ酸の投与により体タンパクの異化をある程度抑制可能である。しかしながら，グルコース濃度が10%を超える高浸透圧製剤では血管炎の発症が危惧されるため，末梢から投与できるエネルギー量は脂肪乳剤を併用しても800～1,000kcal程度が上限となる。したがって，2週間以上の長期間消化管を使用できない中等度以上の栄養不良患者や腎機能障害や心機能低下など水分制限を要する患者や高齢者では，より高エネルギーを投与できるTPNを積極的に選択する必要がある。

TPNの主な適応は，経口摂取が不十分または不可能な場合と，経口摂取が好ましくない場合の2つに大別される。経口摂取が不十分な例では，妊娠悪阻などによる食欲不振や嘔吐がある。経口摂取が不可能な例では，短腸症候群などの消化管の術後，消化管縫合不全や腸瘻など消化管の安静が必要な場合，イレウスなどの消化管通過障害がある。経口摂取が好ましくない例には，炎症性腸疾患，重症下痢，急性膵炎などがあり，腸管を安静にすることにより，急性症状の改善が認められる場合である。また，広範熱傷や多発外傷急性期などより侵襲度が増している場合などは，体タンパクの消耗を抑制するために通常の1.5～2倍の熱量が必要となり，体液管理も重要となるため，TPNの適応となる。

TPNによる栄養管理を行ううえで，注意すべき主な合併症はカテーテル関連血流感染症（CRBSI），TPNの組成に起因する種々の合併症，肝障害である。

1）カテーテル関連血流感染症（catheter related blood stream infection：CRBSI）

CRBSIの定義は，「TPN施行中に，発熱，白血球増多，核の左方移動，耐糖能の低下など，感染を疑う症状があり，カテーテル抜去により解熱，その他の臨床所見の改善をみたもの」とされている。しかし，この診断基準では，実際の臨床においてはさまざまな要因が加わっているた

めに，明快に判断できない場合が多くある．典型的な CRBSI の症状は，突然悪寒を伴う発熱が出現し，カテーテルの抜去によって解熱することである．TPN 施行中に発生した発熱に対して，48時間以上の放置，あるいはカテーテルを留置したまま解熱剤，抗生物質投与などでの対症療法による経過観察は，病状悪化につながると考えられ危険である．また，真菌性眼内炎の報告も多く，定期的な眼底検査も必要である．カテーテル感染症への対策としては，①カテーテル挿入時およびカテーテル処置時の清潔操作の徹底（高度バリアプレコーションの実施，消毒の徹底，ドレッシング管理の徹底など），②輸液剤の無菌調製，輸液ラインの無菌的管理（インラインフィルターの使用など），③側管ルートの非使用，クローズドシステムの採用（三方活栓の使用を避ける），④カテーテル留置期間の適正化，⑤エタノールロック療法などがあげられる．

2）TPN の組成に起因する種々の合併症

適切な栄養アセスメントに基づく栄養管理，処方設計がなされないと，絶食という栄養素の投与経路がきわめて非生理的であるが故に，合併症が発症しやすくなる．たとえば，耐糖能異常がない場合においても，糖質の投与過剰から引き起こされる高血糖の影響により，免疫能低下，感染症併発などが危惧される．ほかにも，体内の貯蔵量が少ない水溶性ビタミンのビタミン B_1 の非投与は，ピルビン酸からアセチル CoA への代謝を障害して大量の乳酸が産生され，臨床的にきわめて重篤な乳酸アシドーシスを惹起することにつながる．乳酸アシドーシスの対処法としては，ビタミン B_1 を可及的早期に投与することが大変重要となってくる．糖質に加えて，アミノ酸の過剰投与，TPN の長期間にわたる持続投与，脂肪乳剤の無投与など，適正な栄養管理が行われなければ，重篤な肝障害を引き起こす要因となる．

3）TPN と肝障害

TPN に伴う肝障害は，病因・病態により胆汁うっ滞を主な病態とする新生児・乳児型と，脂肪肝を呈する場合が多い成人型の2つに大別される．新生児期では胆汁うっ滞性肝障害が主体で，病態の進行により肝不全に陥る症例もあり，一方，成人型の多くは TPN 開始初期に脂肪肝を呈し，管理の長期化に伴って胆汁うっ滞性肝障害や胆石症を併発する場合が多く見受けられる．その病因は，生体側因子と TPN 側因子に分けられ，多くの報告がなされているが，単独より複数の因子が相互にかかわって発症する場合が多いと考えられる．近年，脂肪性肝障害のうち，進行性の病態でアルコール非飲にもかかわらずアルコール性肝炎のような病理所見を呈し，肝硬変やがんの併発をきたす疾患，すなわち非アルコール性脂肪性肝炎（non-alcoholic steatohepatitis：NASH）が注目されている．過栄養や長期の絶食 TPN 管理，コルチコステロイドなどの薬剤投与が半数以上の NASH 症例に関与するといわれているが，生体側因子，TPN 側因子のすべてが NASH への進展のリスクファクターである．肝障害の進行，特に脂肪肝から NASH への進行を予防する意味において，TPN 管理中の糖質の過剰投与は避け，脂肪乳剤の併用投与を行い，小児では200〜250，成人においては150〜200の適正な NPC/N 比を維持すること，窒素源として有効にアミノ酸を利用するために十分な非窒素エネルギーを投与することが重要である．さらに，NASH の病態に酸化ストレス傷害が関与するといわれていることから，ビタミン E やウルソデオキシコール酸による抗酸化療法も試みられている．

(3) 経腸栄養剤の種類と選択

1) 経腸栄養剤（医薬品），濃厚流動食（食品）の分類

経腸栄養（enteral nutrition：EN）に用いる製品には医薬品と食品がある。医薬品は窒素源により成分栄養剤（elemental diet：ED），消化態栄養剤，半消化態栄養剤に分類される。一方，食品は加工した食品素材を使用した人工濃厚流動食と，加工せずにそのまま使用した天然濃厚流動食に分類される。

【医薬品】

〈成分栄養剤〉
- すべての成分が化学的に明らかなものから構成。
- 窒素源が結晶アミノ酸のみで構成。
- すべての成分が上部消化管で吸収され残渣はないとされている。
- 長期間投与には必須脂肪酸欠乏に注意。
- ◇適する病態：クローン病急性期，急性膵炎，短腸症候群

〈消化態栄養剤〉
- 窒素源がアミノ酸やタンパク水解物またはジペプチド，トリペプチドからなる。
- 近年食品も発売されている。
- ◇適する病態：消化・吸収能の低下している場合，消化管術後障害（消化吸収不良，短腸症候群，消化管瘻），放射線性腸炎，タンパク質アレルギー，特殊な病態（肝不全，小児），炎症性腸疾患　など

〈半消化態栄養剤〉
- 窒素源がタンパク質（多くはカゼイン）から構成。
- 主に消化器の安静を必要としない状態に使用。
- ◇適する病態：消化管機能が正常か軽度障害されている程度の患者

【食　品】

〈人工（天然）濃厚流動食〉
- 窒素源がタンパク質（多くはカゼイン）から構成。
- 主に消化器の安静を必要としない状態に使用。
- 濃厚流動食は食品であるため，食品衛生法で認められていない一部のビタミンや微量元素の添加ができない。したがって，酵母に微量元素を取り込ませ天然物由来として成分強化を図り，発売されている。

2) 経腸栄養剤，濃厚流動食の選択

呼吸器疾患や，肝疾患，糖尿病，腎疾患など特殊病態における EN 管理では，それら病態を考慮して開発された製品を選択する。現在市販されている主な病態別栄養剤（流動食）を下記に示す。

a．消化吸収障害などの消化器疾患用（表4-5）

【医薬品】

〈成分栄養剤〉エレンタール，エレンタールＰ

表4-5　消化吸収障害などの消化器疾患用栄養剤

製品名	エネルギー比（％）			区分	濃度	浸透圧 (mOsm/L)
	タンパク質	脂肪	炭水化物			
消化態栄養剤 ツインライン A液，B液それぞれ 200mL　400kcal/P	16	25	59	医薬品	1.0kcal/mL	470～510
成分栄養剤 エレンタール 80g　300kcal/P	18	2	84	医薬品	粉末	760 （1kcal/mL 調整時）
成分栄養剤 エレンタールP 40g　156kcal/P	12	8	80	医薬品	粉末	520 （0.8kcal/mL 調整時）
消化態栄養食 エンテミールR 100g　400kcal/P	15	13	72	栄養機能食品 （ビタミンB_1・ 亜鉛・銅）	粉末	400 （1kcal/mL 調整時）
消化態流動食 ペプチーノ 200kcal/P	14	0	86	栄養機能食品 （ビタミンB_1）	1.0kcal/mL	460
消化態栄養食 ペプタメンAF 300kcal/P	33	23	45	栄養機能食品	1.5kcal/mL	440

出典）田中芳明，他：病態別経腸栄養剤の使い分け（3）．臨床栄養，2004；**105**(1)：78-79.
　　　田中芳明：NST栄養管理パーフェクトガイド（下），医歯薬出版，2007，p.107.
　　　田中芳明：周術期の栄養療法と消化態栄養剤　消化器術後の栄養管理．臨床栄養，2013；**123**(5)：617．より改変

〈消化態栄養剤〉ツインライン
〈半消化態栄養剤〉ラフィール，エネーボ
【食　品】
〈消化態栄養食〉エンテミールR，ペプチーノ，ペプタメンスタンダード，ペプタメンAF

b．腸内フローラの改善や腸粘膜の修復を目的とした製品

① 急性，可逆性ストレス（外科侵襲，絶食TPN）による腸粘膜萎縮，腸管免疫能低下に伴う腸内フローラの乱れ。
　・サンファイバー：グアーガムの加水分解物で腸内フローラの改善作用を有し，抗炎症作用を有する酪酸（短鎖脂肪酸）産生効率の高い高発酵性の水溶性食物繊維製品。
　・ジュビディ：非水溶性食物繊維と水溶性食物繊維を3：1で含有し，フラクトオリゴ糖を加えた製品。
　・Gfine：ヒト由来ビフィズス菌50億個，グアーガム分解物5gを含有するシンバイオティクス製品。

② 慢性，遷延性ストレス（放射線，抗腫瘍薬，炎症性腸疾患など）による腸内酸化ストレス

の増大と炎症の増強による腸粘膜萎縮, 免疫力低下。
- 抗酸化作用, 小腸粘膜の再生修復作用が期待されるグルタミンや抗酸化ビタミン（ビタミンC, E）, 抗酸化微量元素（亜鉛, セレン, クロム）, ポリフェノールなどの抗酸化物の高含有製品が適する。

③ ビタミン, 微量元素強化製品（サプリメントタイプ）
- テゾン, ブイ・クレス, ブイ・クレスニューベリーズ, ブイ・アクセル, ブイ・クレスCP10（表4-6）

表4-6 ビタミン・微量元素強化製品（サプリメントタイプ）

製品名	三大栄養素		食物繊維等	その他, 特徴
テゾン 濃度0.16kcal/mL 浸透圧255（185）mOsm/L	P	0	0.3g/P	・低エネルギー（15kcal/100mL） ・ビタミンBコンプレックス, ビタミンCはDRIsの30％程度 ・Cu・Zn・Se・Mn・CrはDRIsの20～30％程度
	F	0		
	C	100		
ブイ・クレス 濃度0.64kcal/mL 浸透圧 —	P	3	オリゴ糖2g/P	・Feは5mg/P ・12種類のビタミン含有, 抗酸化ビタミンを強化 ・ビタミンCは食事摂取基準の5倍, ビタミンEは2.2倍 ・COQ10：15mg/P ・抗酸化微量元素強化 ・Zn：12mg/P, Se：50μg/P 含有
	F	0		
	C	97		
ブイ・クレス ニューベリーズ 濃度0.37kcal/mL 浸透圧 —	P	3	オリゴ糖2g/P	・Feは0mg ・12種類のビタミン含有, 抗酸化ビタミンを強化 ・ビタミンCは食事摂取基準の5倍, ビタミンEは2.2倍 ・COQ10：30mg/P, α-リポ酸：30mg/P 含有 ・抗酸化微量元素強化 ・Zn：12mg/P, Se：50μg/P, Cr：30μg/P 含有
	F	0		
	C	97		
ブイ・アクセル 7g, 21kcal/包	P	31	水溶性食物繊維 0.1g/P	・グルタミン, 抗酸化ビタミン・微量元素を強化 ・1包中に L-グルタミン：1,500mg, Zn：5mg, Se：50μg, ビタミンA：105μg, ビタミンC：150mg, ビタミンE：20mg 含有
	F	0		
	C	68		
ブイ・クレスCP10 濃度0.64kcal/mL 浸透圧 —	P	60	オリゴ糖2g/P	・コラーゲンペプチド10g/P配合, 12種類のビタミン含有, 抗酸化ビタミンを強化 ・ビタミンCは食事摂取基準の5倍, ビタミンEは2.2倍 ・COQ10：15mg/P ・抗酸化微量元素強化 ・Zn：12mg/P, Se：50μg/P 含有
	F	0		
	C	40		

出典）田中芳明, 他：病態別経腸栄養剤の使い分け（2）, 臨床栄養, 2004, **104**(7)：880.
田中芳明：NST栄養管理パーフェクトガイド（下）, 医歯薬出版, 2007, p.111. より改変

④　ビタミン・タンパク質強化製品：ペムベスト（表4-8参照）
⑤　食物繊維，グルタミン強化製品：GFO，グルタミンF，グルタミンCO

c．酸化ストレスや炎症に配慮して抗酸化ビタミン・微量元素，抗炎症成分や抗酸化物質を強化した製品（表4-7）

・エネーボ，オキシーパ，メイン，ペプタメンAF

d．タンパク質・エネルギー栄養障害（PEM）や食欲不振の強い高齢者向け製品

・グランケア，ペムベスト（表4-8）

e．耐糖能異常（糖尿病）用製品

・グルセルナ-Ex，グルセルナSR，インスロー，タピオンα，ディムベスト（表4-9）

f．呼吸不全用製品（表4-10）

①　脂肪含有量を高め呼吸商に配慮した製品：オキシーパ，ライフロン QL，プルモケア-Ex，ラコール
②　抗炎症成分（EPA，γ-リノレン酸，ポリフェノール，抗酸化ビタミン，微量元素を強化）の

表4-7　抗酸化物質・抗炎症成分・ビタミン・微量元素強化製品

製品名	三大栄養素		n-6/n-3	食物繊維等	その他，特徴
エネーボ 濃度1.2kcal/mL 300kcal/250mL/P 浸透圧350mOsm/L	P	18	4.0	難消化性デキストリン3.5g/P オリゴ糖1.7g/P	・L-カルニチン：32mg/P，BCAA：1.18g/100mL 含有 ・抗酸化ビタミン・微量元素（Se・Mo・Cr）を強化
	F	29			
	C	53			
オキシーパ 濃度1.5kcal/mL 375kcal/250mL/P 浸透圧384mOsm/L	P	17	1.6	―	・抗炎症作用を示すEPA1,300mg/P，γ-リノレン酸1,100mg/P含有 ・MCT（全脂質の25％），L-カルニチン：30mg/P ・抗酸化ビタミンを強化
	F	55			
	C	28			
メイン 濃度1.0kcal/mL 200kcal/200mL/P 浸透圧600mOsm/L	P	20	2.0	水溶性食物繊維2.4g/P 乳酸菌発酵成分，菌体成分を含有	・抗炎症作用を示すホエイペプチド，EPAを含有 ・主な糖質にパラチノースを使用 ・MCT（全脂質の21％），L-カルニチン：30mg/P ・抗酸化ビタミン・微量元素（Zn・Se・Cr）を強化
	F	25			
	C	55			
ペプタメンAF 濃度1.5kcal/mL 300kcal/200mL/P 浸透圧440mOsm/L	P	25	1.8	―	・抗炎症作用を示すホエイペプチド，EPAを含有 ・MCT（全脂質の50％）高配合 ・抗酸化作用を呈するグルタチオンの主要構成アミノ酸であるシステインを多く含有 ・BCAA：1.44g/100mL 高含有
	F	40			
	C	35			

出典）田中芳明：最新の経腸栄養剤・流動食のトレンド，静脈経腸栄養ニューズ PEN，2010；28(1)：3-4．
　　　田中芳明：周術期の栄養療法と消化態栄養剤　消化器術後の栄養管理，臨床栄養，2013；123(5)：617．より改変

表4-8 ビタミン・微量元素強化，タンパク質強化製品

製品名	三大栄養素		n－6/n－3	食物繊維等	その他，特徴
グランケア 濃度1.6kcal/mL 200kcal/125mL/P 浸透圧510mOsm/L	P	10	6.5	—	・ビタミンB_1はDRIsの10倍(10mg/P) ・ビタミンB_2（酸化還元反応の補酵素としてATP生成に関与）は5倍（5mg/P） ・水溶性ビタミンは1PでDRIsの50%充足 ・保健機能食品
	F	24			
	C	66			
ペムベスト 濃度1.0kcal/mL 200mL/P, 300mL/P, 400mL/P 浸透圧430mOsm/L	P	22	2.7	水溶性食物繊維 （グアーガム） 3.0g/P オリゴ糖0.6g/P	・総グルタミン：1.9g/200mL含有 ・抗酸化ビタミン・微量元素を強化
	F	25			
	C	53			

出典）田中芳明，他：病態別経腸栄養剤の使い分け（2），臨床栄養，2004；**104**(7)：880.
田中芳明：NST栄養管理パーフェクトガイド（下），医歯薬出版，2007，p.111．より改変

表4-9 耐糖能異常用製品

製品名	三大栄養素		n－6/n－3	食物繊維等	その他，特徴
グルセルナ-Ex 濃度1.0kcal/mL 250mL/P 浸透圧299mOsm/L	P	16.9	3.1	食物繊維3.5g/P	・高MUFA（オレイン酸65.3%），L-カルニチン配合 ・低糖質でショ糖配合無し ・抗酸化ビタミン(C・E・A)を強化
	F	50.7			
	C	32.4			
グルセルナSR 濃度0.9kcal/mL 200mL/P 浸透圧399mOsm/L	P	20.0	8.8	食物繊維1.5g/P フラクトオリゴ糖0.8g/P	・高MUFA（オレイン酸74.58%），L-カルニチン配合 ・炭水化物を緩やかに消化吸収させる独自の配合（マルトデキストリン：45.9%，フルクトース：24.1%，マルチトール：20.6%）
	F	32.8			
	C	47.2			
インスロー 濃度1.0kcal/mL 200, 300, 400mL/P 浸透圧500mOsm/L	P	20	2.4	食物繊維 3.75g/P	・高MUFA（オレイン酸72.3%） ・糖質はパラチノースを主体に複数の糖類を組み合わせた独自の組成 ・抗酸化ビタミン（C・E），Se・Crを強化
	F	30			
	C	50			
タピオンα 濃度1.0kcal/mL 200mL/P 浸透圧250mOsm/L	P	15	5.0	食物繊維3.6g/P オリゴ糖 1.0g/P	・高MUFA（オレイン酸66.7%） ・糖質はタピオカデキストリン（多糖類） ・抗酸化ビタミン（C・E），Se・Crを強化
	F	38			
	C	47			
ディムベスト 濃度1.0kcal/mL 200mL/P 浸透圧250mOsm/L	P	18	2.8	食物繊維4.3g/P (300mL)	・オレイン酸29.8%，MCT30.4% ・糖質はパラチノース：2g/100mL配合 ・L-イソロイシン：0.5g/100mL配合 ・抗酸化ビタミン（β-カロテン・C・E），Zn・Se・Crを強化
	F	35			
	C	47			

出典）田中芳明，他，病態別経腸栄養剤の使い分け（3），臨床栄養，2004，**105**(1)：78.
田中芳明：NST栄養管理パーフェクトガイド（下），医歯薬出版，2007，p.117．より改変

表4-10 慢性閉塞性肺疾患 (COPD), 呼吸不全用製品

製品名	三大栄養素		n－6/n－3	食物繊維等	その他, 特徴
オキシーパ				表4-7参照	
ライフロンQL 濃度1.6kcal/mL 浸透圧470mOsm/L	P	16	2.5	水溶性食物繊維 （グアーガム） 1.0g/P オリゴ糖1.0g/P	・抗酸化作用のあるCoQ10： 　10mg/P含有 ・抗酸化ビタミン・微量元素 　（Cu・Zn・Se・Cr）を強化
	F	44			
	C	40			
プルモケア-Ex 濃度1.5kcal/mL 浸透圧384mOsm/L	P	17	4.63	—	・高脂質, 低糖質で, 呼吸商（RQ）を考慮 ・吸収しやすいMCT：20.6％含有 ・抗酸化ビタミン（C, E）, β-カロテン強化 ・カスタード風味で経口で飲みやすい
	F	55			
	C	28			
ラコール 濃度1.0kcal/mL 浸透圧400mOsm/L	P	18	3.0	—	・BCAA：0.87g/100kcal 高含有 ・タンパク質は大豆タンパク質を配合 ・シソ油（α-リノレン酸）配合, MCT：33.6％含有 ・医薬品
	F	20			
	C	62			

出典）田中芳明, 他：病態別経腸栄養剤の使い分け（1）, 臨床栄養, 2004；**104**(5)；594.
　　　田中芳明, 他：病態別経腸栄養剤の使い分け（2）, 臨床栄養, 2004；**104**(7)；880.
　　　田中芳明：NST栄養管理パーフェクトガイド（下）, 医歯薬出版, 2007, p.121. より改変

補給：オキシーパ, ライフロンQL, アノム

g．immunonutrition（免疫賦活栄養）　侵襲が中程度以上の手術予定患者に対して, 術前よりimmune enhancing（modulating）nutrients〔免疫増強（調節）栄養成分〕を含有した栄養剤（流動食）を使用して, 侵襲後の免疫能や生体防御能, ならびに創傷治癒能力を高め, 過剰な炎症反応を制御することを目的とした栄養管理。

・インパクト, イムンα, サンエットGP, ペプタメンAF（表4-11）

h．肝不全, 慢性肝障害用製品　高タンパク質でFischer比に配慮した製品。

【医薬品】アミノレバンEN, ヘパンED, リーバクト（表4-12）

【食　品】ヘパスⅡ, アミノフィール, アミノガレット（表4-12）

i．腎不全用製品　低タンパク質, 低リン, 低カリウムなどタンパク質, 電解質組成に配慮した製品。

・リーナレンMP, リーナレンLP, レナウェル3, レナウェルA, アミユー配合顆粒（表4-13）
・腎不全の栄養管理で重要なことは, タンパク制限やリン, カリウムに配慮が必要な病態であるか, ビタミン欠乏は存在しないかをモニタリングし栄養管理を行うことである。

j．悪性腫瘍用製品　がん誘発性体重減少の抑制効果を目的とした製品（表4-14）。

・プロシュア：高タンパク質により除脂肪体重の維持や形成に有用であり, 炎症性サイトカ

表4-11 Immune-enhancing diet（IED），Immune modulating diet（IMD）

製品名	三大栄養素		n－6/n－3	食物繊維等	その他，特徴
インパクト 濃度1.0kcal/mL 浸透圧390mOsm/L	P	22	0.8	—	・L-アルギニン強化（アルギニン：3.2g/P） ・EPA：5.0g/P, n－3系脂肪酸：0.5g/P ・RNA：0.32g/P
	F	27			
	C	53			
イムンα 濃度1.25kcal/mL 浸透圧440Osm/L	P	20	2	食物繊維1.2g/P （不溶性63%，水溶性37%） オリゴ糖0.6g/P	・グルタミン：1.7g/P，アルギニン：1.32g/P ・n－3系脂肪酸：0.5g/P，MCT：34%含有
	F	27			
	C	53			
サンエットGP 濃度1.0kcal/mL 浸透圧403mOsm/L	P	22	2.1	水溶性食物繊維（グアーガム分解物）1g/100kcal	・グルタミンペプチド：1.5g/P ・MCT：23%
	F	23			
	C	55			
ペプタメンAF	表4-7参照				

出典）田中芳明，他：病態別経腸栄養剤の使い分け（1），臨床栄養，2004；**104**(5)；594.
　　　田中芳明：NST栄養管理パーフェクトガイド（下），医歯薬出版，2007，p.123.
　　　田中芳明：周術期の栄養療法と消化態栄養剤　消化器術後の栄養管理，臨床栄養，2013；**123**(5)，617．より改変

インやタンパク質分解誘導因子のがん細胞からの放出を抑制するEPAを高含有することで，炎症反応の抑制やがん患者の代謝の正常化に有用である。

k．小児用製品（表4-15）

・リソース・ジュニア：小児の腎機能の未熟性に配慮しNPC/N比を200に設定（窒素負荷の軽減）されている。

l．組織再生促進成分強化製品（表4-16）

・アバンド：アルギニンやグルタミン，さらにロイシンの代謝産物であるβ-ヒドロキシ-β-メチル酪酸（HMB）を強化している。コラーゲン合成やタンパク合成を促進させ，またタンパク分解を抑制させることで創傷治癒を促進させる。ロイシンはHMBに代謝されて，初めてタンパク合成促進や体タンパクの分解抑制作用を示すが，HMBはロイシンからわずか5％程度しか産生できない。HMBはグルタミンやアルギニンとの組み合わせにより，筋や皮膚組織の再生が期待できる。またHMBには，過剰な炎症を調節する作用を認める。

・ペムノン：創傷治癒にかかわるグルタミン，亜鉛，ビタミンA，ビタミンCを強化している。

・アルジネード：アルギニンに加え創傷治癒にかかわるビタミン，ミネラルを強化している。

・オルニュート：L-オルニチンはL-アルギニンに比べ1分子中の窒素が2つと半分であるため，より低容量でコラーゲン合成促進作用を有し，また一酸化窒素の産生を促進しないため過剰炎症時でも使用が可能で，さまざまな症例に適応可能と考えられる。前述のように，アルギニンのおおよそ1/2量で同等以上の効果が期待できるため，高齢者や腎機能障害例において窒素負荷の軽減が可能と考えられる。臨床試験ではオルニュートの褥瘡患者

表4-12 肝性脳症を伴う慢性肝不全用製品

製品名	三大栄養素		n−6/n−3	食物繊維等	その他，特徴
アミノレバンEN 粉末 浸透圧640mOsm/L	P	26	—	—	・Fischer比：38.4，BCAA：2,892mg/100kcal ・医薬品
	F	15			
	C	59			
ヘパンED 粉末 浸透圧633mOsm/L	P	14	6.7	—	・Fischer比：61，BCAA：1,764mg/100kcal ・低脂質，高糖質，医薬品
	F	8			
	C	80			
リーバクト顆粒 粉末　1包（4.74g）	P	100	—	—	・肝性脳症を伴う慢性肝不全患者用経口（経腸）補助栄養剤 ・BCAA：4,000mg/1包含有 ・医薬品
	F	0			
	C	0			
ヘパスⅡ 濃度1.2kcal/mL 浸透圧560mOsm/L	P	13	1.8	食物繊維5.0g/P オリゴ糖2.0g/P	・Fischer比：18，BCAA：2,133mg/100kcal ・EPA：67mg，DHA：43mg，Zn：5mg/100kcal 含有 ・オレンジティー風味，食品
	F	22			
	C	65			
アミノフィール 粉末　1包（4g）	P	100	—	—	・BCAA：3,200mg/包，Zn：5mg/包含有 ・不足しがちなビタミン・ミネラルを配合 ・オレンジ風味，食品
	F	0			
	C	0			
アミノガレット 固形（焼き菓子）	P	26	—	—	・Fischer比：36，BCAA：4,000mg/100kcal/1本，Zn：2.5g/1本 ・食べやすいガレット（焼き菓子）タイプ，食品
	F	15			
	C	59			

注）通常の食事のFischer比［分岐鎖アミノ酸（BCAA）／芳香族アミノ酸（AAA；フェニルアラニン＋チロシン）］；約3でほぼ一定
出典）田中芳明，他：病態別経腸栄養剤の使い分け（2），臨床栄養，2004；**104**(7)；881．
　　　田中芳明：NST栄養管理パーフェクトガイド（下），医歯薬出版，2007，p.125．
　　　田中芳明：経腸栄養剤ハンドブックAtoZ，佐々木雅也，幣　賢一郎編，南江堂，2009，pp.27-36．より改変

対象試験において褥瘡の治癒に寄与したことが報告されている．
・オルニチン：オルニチン約133mg/粒を含有．
・ブイ・クレスCP10：コラーゲンペプチドの摂取により吸収されたジペプチドは，創部の線維芽細胞の増加や遊走を促進し，創傷治癒に寄与することが報告されている．

　上記以外にも経腸栄養剤（濃厚流動食）は，基礎疾患に特別な配慮を要しない場合のEN管理に長期投与が可能な標準組成の製品が多く市販され，また半固形の製品や低（高）濃度の製品，粉末状や液状などさまざまな剤形のものが市販されている．ここで注意すべき点は，経腸栄養剤の投与量が必ずしも水分量と一致しないことである．

表4-13 腎不全用製品

製品名	三大栄養素		n－6/n－3	食物繊維等	その他，特徴
リーナレンMP 濃度1.6kcal/mL 浸透圧730mOsm/L	P	14	2.6	2.0g/P　200kcal	・タンパク質はやや低め（NPC/N比 157） ・パラチノースを主体の糖組成，ショ糖使用せず ・低 P：35mg/100kcal，低 K：30mg/100kcal ・低 Na：60mg/100kcal ・Ca：Mg＝2：1
	F	25			
	C	60			
リーナレンLP 濃度1.6kcal/mL 浸透圧720mOsm/L	P	4	2.6	2.0g/P　200kcal	・低タンパク質（NPC/N比 613） ・パラチノースを主体の糖組成，ショ糖使用せず ・低 P：20mg/100kcal，低 K：30mg/100kcal ・低 Na：30mg/100kcal ・Ca：Mg＝2：1
	F	25			
	C	71			
レナウェル3 濃度1.6kcal/mL 浸透圧340mOsm/L	P	6	4.3	3.0g/P	・タンパク質やや低め（NPC/N比 400） ・P：10mg/100kcal，低 K：10mg/100kcal
	F	40			
	C	54			
レナウェルA 濃度1.6kcal/mL 浸透圧390mOsm/L	P	2	4.3	3.0g/P	・超低タンパク質（NPC/N比 1,680），脂質は高め ・炭水化物はやや高め ・低 P：10mg/100kcal，低 K：10mg/100kcal
	F	40			
	C	59			
アミユー配合顆粒 1包（2.5g）					・必須アミノ酸を1,907mg/包含有し，効率よく摂取できる

出典）田中芳明，他，病態別経腸栄養剤の使い分け（2），臨床栄養，2004；**104**(7)：881.
　　　田中芳明：NST栄養管理パーフェクトガイド（下），医歯薬出版，2007，p.127.
　　　田中芳明：経腸栄養剤ハンドブック AtoZ，佐々木雅也，幣賢一郎編，南江堂，2009，pp.27-36．より改変

表4-14 悪性腫瘍用製品

製品名	三大栄養素		n－6/n－3	食物繊維等	その他，特徴
プロシュア 濃度1.25kcal/mL 浸透圧475mOsm/L	P	21	0.3	食物繊維2.3g/P 水溶性：アラビアガム85.9％ 不溶性：大豆多糖類14.1％ フラクトオリゴ糖2.6g/P	・1日2パックで，抗炎症作用を示すEPA：2g，タンパク質：32g，エネルギー：600kcal を摂取可能 ・キャラメル風味
	F	18			
	C	61			

表4-15 小児用製品

製品名	三大栄養素		n-6/n-3	食物繊維等	その他，特徴
リソース・ジュニア 濃度1.5kcal/mL 浸透圧 630〜670mOsm/L	P	11	5.5	水溶性食物繊維 4.5g/P グアーガム分解物 難消化性デキストリン ガラクトオリゴ糖2g/P	・窒素負荷軽減：NPC/N比 200 ・少量高エネルギー：1mL/1.5kcal ・ビタミン（ビオチン），微量元素（Fe・Zn・Se・I）強化 ・フレーバーによる糖度設定が選択可能
	F	30			
	C	59			

表4-16 組織再生促進成分強化製品

製品名	三大栄養素		食物繊維等	その他，特徴
アバンド 24g, 79kcal/包	P	65	—	・HMB：1,200mg，L-グルタミン：7,000mg，L-アルギニン：7,000mg 1包当たり含有
	F	0		
	C	33		
ペムノン 6g, 24kcal/包	P	60	—	・アルギニン：2,500mg，グルタミン：1,000mg，Zn：10mg，ビタミンC：500mg，ビタミンA：150μg 1包当たり含有
	F	0		
	C	38		
アルジネード 濃度0.8kcal/mL 浸透圧 —	P	16	—	・アルギニン：2,500mg，Fe：7mg，Zn：10mg，Cu：1mg，Se：50μg，ビタミンA：150μg，ビタミンD：2.4μg，ビタミンE：5mg，ビタミンC：500mg，ビタミンB_1：0.9mg，ビタミンB_2：0.8mg，ビタミンB_6：1mg/p含有
	F	0		
	C	62		
オルニュート 5g, 40kcal/包	P	62	—	・オルニチン：約1,250mg，グルタミン：1,000mg，Zn：7.5mg，ビタミンA：150μg，ビタミンC：500mg 1包当たり含有
	F	0		
	C	36		
オルニチン 0.25g, 1kcal/粒	P	70	—	・1粒にオルニチン約133mg含有
	F	3		
	C	25		
ブイ・クレスCP10				表4-6参照

　経腸栄養剤や濃厚流動食の選択において各種病態に最適なものを択一することはなかなか困難である。ときには数種類の製品を組み合わせることもあり，適宜その選択を見直すことが必要となる。経腸栄養剤や濃厚流動食の選択で重要となるのは，栄養剤（流動食）中の個々の栄養素の効果，さらにこれらの組み合わせによる効果などを理解し，各種病態に適した栄養素を含有するような栄養剤（流動食）を選択，決定すること，さらに栄養剤（流動食）の投与中，投与後にも定期的な栄養評価によりその栄養効果について検討していくことが肝要といえる。

4．栄養療法の実施

(1) 食事箋，栄養・食事指導

1) 食事箋

食事は医療の一環として提供されるべきものであり，それぞれの患者の病状に応じて必要とする栄養量が与えられ，性，年齢，身体活動レベル，病状などによって個々に適正量が算定されるべきである。約束食事箋とは患者の病状および栄養状態に応じ，食事の栄養量や食事内容を示し，診療部門と栄養部門の間であらかじめ協議し，食事基準を定め，約束事として作成され医師が発行するものである。食事箋を基準に提供される病院食は治療の一環として，医師，看護師，薬剤師，管理栄養士など多職種での治療を進めるなかで，入院中の食事情報を共有化でき，治療を進めていくなかでも大切な役割を担っているといえる。

2) 食事箋の内容

a．一般食（一般治療食）　　特別食の対象となっている疾患以外の患者でも，患者の年齢，性別，栄養状態，摂食・嚥下状態を把握し，適正な栄養補給量と食形態を選択する必要がある。

例：常食，軟食，流動食，離乳食，小児食などの食種

b．特別食（特別治療食）　　疾病治療のための手段としてあらかじめ設定された栄養基準量をもとに，医師の発行する食事箋に基づいて病態に合うように調整された食事のことである。医療保険の診療報酬において厚生労働大臣が定める特別治療食とは，腎臓食，肝臓食，糖尿食，胃潰瘍食，貧血食，脂質異常食，痛風食，てんかん食，フェニルケトン尿症食，楓糖尿症食，ホモシスチン尿症食，ガラクトース血症食，治療乳，無菌食および特別な場合の検査食である。また，腎臓食に準じて心臓疾患，妊娠高血圧症候群などに対して減塩食，肝庇護食，肝炎食，肝硬変食，閉塞性黄疸食は肝臓食として，十二指腸潰瘍は胃潰瘍食として，クローン病，潰瘍性大腸炎などの低残渣食，肥満度が70％以上の高度肥満症，またはBMI 35kg/m^{2}以上は脂質異常食が特別食の対象となる。

入院患者は高齢者も多く，1つの疾患だけではなく複数の合併症を抱える患者が増加しているため，特別食は疾患名によるものだけではなく，病態や症状によって，栄養量と質も考慮し食事内容を選択していく必要がある。成分栄養別約束食事箋による栄養成分管理方式が主流となってきている（表4-17）。

3) 栄養・食事指導

a．栄養指導の目的

・対象者に栄養や食生活に関する知識や技術を中心に働きかけ，改善にむけて行動変容を促すことにより，栄養状態の改善をはかり，QOLの向上につなげる。

・食生活の改善により生活習慣病の予防や健康の保持増進，さらには疾病の治療，再発予防，重症化予防に努める。

上記の目的を達成するため，管理栄養士は患者が今まで築いてきた食習慣を理解する。自主性

表4-17 特別食（例）

食　種	疾　患　名
エネルギーコントロール食	糖尿病，心疾患，高度肥満症（BMI 35kg/m²以上），脂質異常症，肝疾患
タンパク質コントロール食	腎疾患，肝疾患
脂質コントロール食	膵疾患
術後食	胃潰瘍，十二指腸潰瘍，侵襲の大きな消化管手術
無菌食	無菌室加算算定時
大腸食	大腸全摘後，クローン病，潰瘍性大腸炎

をもたせた行動変容につなげることは容易ではないが，短期的な目標をつくり，繰り返し検討を行い，無理なく維持できる術を身につけられるような指導が必要である。医療者側からの強制は行わないようにする。

b．栄養・食事指導の対象疾患　　上記（⇨ p.99，2）-b.）に示す厚生労働大臣が定める特別食を必要とする患者，がん患者，摂食機能または嚥下機能が低下した患者，低栄養にある患者。

摂食機能または嚥下機能が低下した患者とは，医師が硬さ，付着性，凝集性に配慮した嚥下調整食（日本摂食嚥下リハビリテーション学会の分類に基づく）に相当する食事を要すると判断した患者をいう。また，低栄養の患者とは，血中アルブミンが3.0g/dL以下である患者もしくは医師が栄養管理により低栄養状態の改善を要すると判断した患者である。高度肥満症は（肥満度が＋40%以上またはBMIが30以上）の患者に対する治療食，食物アレルギーをもつことが明らかな9歳未満の小児に対する小児食物アレルギー食については，外来栄養指導時には特別食に含まれる。

上記の疾患以外でも医師より栄養指導の依頼があれば加算対象外ではあるが，栄養指導を行う。

4）栄養・食事指導の内容

2016年現在，下記が医療保険の診療報酬において定められている。

a．個別栄養指導

【外来栄養食事指導料】初回（概ね30分以上）；260点，2回目以降（概ね20分以上）；200点

【入院栄養食事指導料】初回（概ね30分以上）；260点，2回目以降（概ね20分以上）；200点

個別に行う栄養指導には外来患者に対しては外来栄養食事指導，入院患者に対しては入院栄養食事指導がある。医師はまず，患者の疾患や摂食・嚥下機能状態，必要栄養量，摂取食塩量など必要な指導内容を依頼箋に記載する。医師からの栄養指導依頼箋に基づき，管理栄養士は現病歴，既往歴，病態，合併症の有無などの情報をもとに，食歴，嗜好，外食やアルコール摂取の頻度，調理者などの食事状況，労働・運動量や家族関係，同居者などの住環境，知識や価値観，性格などの心理状況を把握し問題点をあげ，患者の理解力に応じて栄養指導を行う。依頼時には栄養管理上の問題点を明確にする。問題点のなかで，栄養状態の改善に大きく影響を及ぼす要因や栄養教育に最も大きく影響を及ぼしやすい要因，支援しやすい要因などを考え，問題点の優先順位を決め，改善の必要度の高いものから目標設定を行う。患者の背景は個々によってさまざまであるため，患者の自発的な行動を促すためにも，一人ひとりに合わせたオーダーメイドの栄養指導が

必要である。入院栄養食事指導では，入院中の食事が指導媒体になるため，検査データや身体変化などによって食事療法に対する受け入れもよく動機づけが行いやすい。入院患者では入院直後と退院間近での栄養指導が推奨される。入院直後は食事療法の必要性や理解度の確認もでき，退院間近には退院後の栄養指導につなげるよう不安を取り除き，目標設定を行いモチベーションアップをはかる。また，患者の平均年齢が高くなっており，高齢者が多いため，外来患者では外科的治療など治療前からの栄養不良患者への介入により適切な栄養療法の提案が可能と考え，慢性疾患に関しては早期からの頻回，継続的な栄養指導が疾患の重症化予防にもつながる。入院から外来への連携を行うことで，摂食・嚥下機能を考慮したシームレスな栄養管理の提案も可能と考えられる。

（算定要件）
① 入院中の患者，入院中の患者以外の患者であって，別に厚生労働大臣が定める特別食を医師が必要と認めたものに対して管理栄養士が指導を行う。
② 管理栄養士が医師の指示に基づき，患者ごとにその生活条件，し好を勘案した食事計画案を必要に応じて交付し，初回にあっては概ね30分以上，2回目以降にあっては概ね20分以上，療養のために必要な栄養の指導を行った場合に算定する。
③ 管理栄養士への指示事項は，患者ごとに適切なものとし，熱量，熱量構成，タンパク質，脂質その他の栄養素の量，病態に応じた食事の形態などにかかわる情報のうち医師が必要と認めるものに関する具体的な指示を含まなければならない。
④ 医師は診療録に管理栄養士への指示事項を記載する。管理栄養士は患者ごとに栄養指導記録を作成する。指導を行った献立または食事計画の例について総カロリー，栄養素別の計算および指導内容の要点を明記する。
⑤ 外来栄養食事指導は初回の指導を行った月にあっては1月に2回を限度として，その他の月にあっては1か月に1回を限度として算定する。
⑥ 入院食事栄養指導は入院中2回を限度として算定する。ただし，1週間に1回を限度とする。

b．集団栄養指導
【集団栄養食事指導料】80点

　各疾患の食事療法について必要性や食事内容の基本的な指導を行う。きめ細かな食事指導ができる個人指導とは違い，複数人で行う集団指導は効率的である。臨床現場では外来栄養食事指導を継続的に行っていてもなかなか改善しない患者も多いため，他患者の成功例など体験談を聞くことによって，自分もやってみようという自己効力感が高まり，調理実習や栄養指導などを体験することで達成感や自信をもつことも多い。また，一緒に参加する仲間ができ，同じ病気をもつ人の悩みを聞くことで同じ理解や不安の解消にもつながる。集団栄養指導では指導者から患者への一方向性の指導ではなく，患者同士の会話が促され，参加型の指導が望ましい。

（算定要件）
① 厚生労働大臣が定める特別食を医師が必要と認めた患者に対し，管理栄養士が医師の指示に基づき，複数の患者を対象に指導を行った場合に患者1人につき，月1回を算定する。

② 入院中の患者と入院中の患者以外の患者が混在して指導が行われた場合にあっても算定できる。
③ 1回の指導における患者の人数は15人以下を標準とする。
④ 1回の指導時間は40分を超えるものとする。
⑤ それぞれの要件を満たしていれば，集団栄養食事指導と外来栄養食事指導または入院食事指導料を同一日に併せて算定することができる。

(2) 経腸栄養

経腸栄養法の実施に際しては適正な器材の選択と管理および適正な投与が必要であり，また各種合併症に対する対策を理解しておくことが求められる。

1) 経腸栄養法で使用する器材：特徴と管理

a．経鼻胃チューブ　経鼻胃チューブは鼻から挿入して先端は胃内に留置する。多くの場合，5Fから12Fの太さのものが用いられ，可能な限り細いチューブを選択するが，食物繊維を含有する栄養剤などを使用しチューブ閉塞をきたす場合などには8F以上のものを選択するとよい。

経鼻胃チューブはベッドサイドでの挿入も可能であるが，十分な長さで挿入したつもりでも食道内でとぐろを巻いていたり，嚥下反射が低下している症例などでは気管内に誤挿入されていたりする場合があり，チューブ先端が確実に胃内に留置されていることを栄養剤の注入を開始する前に必ず確認する必要がある。先端の確認は胃内にシリンジで空気を注入した際の胃内バブル音聴診だけでは不十分であり，胸腹部X線撮影による確認も必要となる。X線撮影が不可能な施設では，呼気ガス測定装置（図4-2）を用いて吸引気のCO$_2$濃度を測定して気管内誤挿入でないことを確認するなどの工夫が必要である。また，経過中に抜けてくることがあり，チューブに鼻孔の位置で油性インクによるマーキングをしておくと再挿入時の挿入長に迷わない。

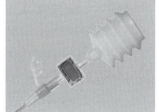

気管内誤挿入の場合には二酸化炭素に反応しディスクが変色する

図4-2　CO$_2$測定装置

b．胃瘻用チューブ（胃瘻カテーテル）　胃瘻とは腹壁と胃の間に開けた穴（瘻孔）であり，経鼻と異なり20Fを超える太いチューブも挿入可能である。胃瘻造設方法には小開腹にて造設する場合と内視鏡下に造設する経皮内視鏡的胃瘻造設術（percutaneous endoscopic gastrostomy：PEG）がある。全身麻酔と外科医が必要な小開腹法と異なり，必ずしも全身麻酔を必要としないPEGは広く行われており，消化器内科医によっても施行されている。しかし，PEGでは腹壁と胃の間に入り込んだ横行結腸に気づかずに横行結腸を貫通して胃瘻を造設してしまう横行結腸内誤挿入に注意が必要である。

PEGの手技はPull法およびPush法とIntroducer法に大別される。Pull法とPush法は手技上，腹壁から挿入したガイドワイヤーが口腔・咽頭を介して胃瘻チューブを留置するため，細菌感染による胃瘻周囲炎の原因となる可能性があり，口腔・咽頭を介さないIntroducer法のほうが胃瘻周囲炎の予防には有用である。

胃瘻カテーテルは胃内部分の形状でバルーン型とバンパー型に分けられ，体外部分の形状でボタン型とチューブ型に分けられる。それぞれに外観や耐久性，交換時の利便性などに利点と欠点があり（表4-18，4-19），管理形態に合ったものを選択する必要がある。カテーテル交換の目安は，バルーン型は1〜2か月，バンパー型は4〜6か月であるが，カテーテルの耐久により前後する。交換の際には瘻孔損傷や腹腔内への誤挿入などに注意を要する。

表4-18　バルーン型とバンパー型の比較

	バルーン型	バンパー型
利点	・交換時の苦痛がほとんどない ・交換手技が平易である ・交換時に瘻孔損傷や腹腔内誤挿入の危険性が少ない	・耐久性が高い ・交換の頻度が少ない ・不慮の抜去の危険性が少ない
欠点	・耐久性が低い ・交換頻度が多い ・不慮の抜去の危険性がある	・交換時に苦痛がある ・交換手技が難しい ・交換時に瘻孔損傷や腹腔内誤挿入の危険性がある

表4-19　ボタン型とチューブ型の比較

	ボタン型	チューブ型
利点	・不慮の抜去の危険性が少ない ・清潔保持がしやすい ・リハビリテーションがしやすい ・外観がよい ・瘻孔にかかる圧が均等	・接続しやすい
欠点	・シャフトの長さが調節できない ・接続しにくい	・不慮の抜去の危険性が高い ・清潔保持がしにくい ・リハビリテーションがしにくい ・外観が悪い ・瘻孔にかかる圧が不均等になりやすい

c．経鼻空腸チューブ　　経鼻空腸チューブは鼻から挿入して先端は幽門後から空腸に留置する。経鼻胃チューブと同様に，5Fから12Fの太さのものが用いられ，可能な限り細いチューブを選択するが，食物繊維を含有する栄養剤などを使用しチューブ閉塞をきたす場合などには8F以上のものを選択するとよい。留置する際には経鼻胃チューブと異なり，X線透視下でのガイドワイヤーやスタイレットを用いた挿入が必要である。多くは先端に重りが付いている。

d．経胃空腸チューブ（PEG-J）　　経胃空腸チューブは胃瘻から挿入する空腸チューブである（図4-3）。PEGチューブの内腔を介して細い空腸チューブを挿入する場合と，胃瘻カテーテルと同径で空腸まで届く長さのチューブを胃瘻から挿入する場合がある。胃内の吸引と経空腸栄養が同時に行えるチューブも存在する。

e．空腸瘻チューブ　経鼻や経胃での空腸栄養が長期間に及ぶ場合やチューブ入れ換えが困難な場合などには外科的に空腸チューブ瘻を造設する（図4-4）。

f．経皮経食道胃チューブ　胃切除術後などの理由でPEGが施行不可能な場合に経皮経食道的に胃内に挿入するチューブである。エコーガイド下に食道を穿刺しガイドワイヤーを用いて挿入する。経皮経食道胃管挿入術（percutaneous trans esophageal gastrotubing：PTEG）と呼ばれる。

g．経腸栄養剤投与ライン　経腸栄養を行うためには，経腸栄養剤を収容する容器と上記a〜fへのアクセスラインが必要である。

容器にはボトル型やバッグ型があり，アクセスラインが既に接続されているものが多い。基本的に使い捨てのディスポーザブルである。経済的な理由から洗浄消毒して繰り返し使用されていることも多いが，感染性腸炎の発生が危惧されるために可能な限り単回使用とすべきである。近年は経腸栄養剤のバッグに直接ライン接続が可能で容器を必要としない吊り下げ型バッグ型製剤（ready-to-hang：RTH）が普及してきている（図4-5）。RTH製剤には個別にアクセスラインを使用するが，そのアクセスラインも基本的にディスポーザブル使用とするべきである。

これまでに経腸栄養ラインを経静脈ラインに誤接続してしまい重篤な病態を引き起こす事故が

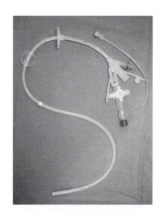

図4-3　経胃空腸チューブ

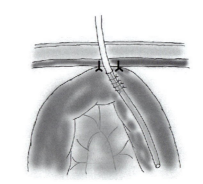

Witzel法：漿膜下トンネルを付加して腹壁に固定

図4-4　空腸瘻

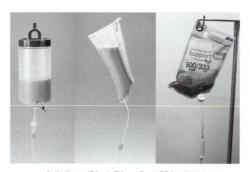

左から，ボトル型，バッグ型，RTH

図4-5　経腸栄養の容器

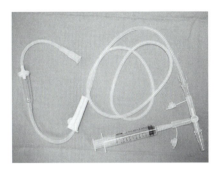

図4-6　カテーテルテーバー

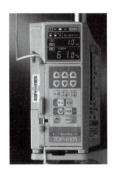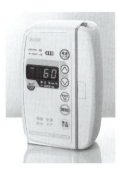

図4-7　経腸栄養ポンプ

発生した経緯から，その予防として現在の経腸栄養用アクセスラインの接合部は経静脈ラインと物理的に接合不可能なカテーテルテーバーとなっており，経腸栄養には経静脈ラインではなく経腸栄養アクセスラインを必ず使用しなければならない。経腸栄養剤投与ラインに薬剤を混注するための三方活栓もカテーテルテーバーとなっているため，シリンジも経腸栄養用の製品を使用する（図4-6）。

近年，胃食道逆流予防など消化管機能の側面などから，粘度の高い半固形経腸栄養剤が発売されている。その粘性から細いチューブでは投与困難であるため，主にチューブ径の太い胃瘻からの注入に適しているが，注入には加圧が必要であり，加圧バッグを使用しての注入や直接胃瘻に接続しての手圧注入などが行われる。

h．経腸栄養ポンプ（図4-7）　経腸栄養剤を胃内にボーラス投与される場合以外の経腸栄養施行時にはポンプの使用が望まれる。空腸栄養時に投与速度が速すぎるとダンピング症候群を惹起するほか，胃内投与であっても嘔吐や逆流の予防のために投与速度のコントロールが必要な場合にはポンプの使用が有用である。以前は経静脈栄養用の汎用輸液ポンプが代用されることも多かったが，汎用輸液ポンプでは少なからず粘度のある栄養剤を設定流量通りに流すことはできない。現在では経腸栄養用のポンプが数多く販売されており，経腸栄養用のポンプを使用すべきである。また，在宅経腸栄養用にはより小型軽量化された製品が開発されている。

2）経腸栄養の投与法

a．栄養剤の調節　投与する経腸栄養剤は室温のものを使用する。冷やしたり温めたりする必要はない。

濃度については，以前は希釈が行われていたこともあるが，現在ではその必要はないとされる。ただし，経腸栄養剤の水分量については注意が必要である。一般的な経腸栄養剤の水分量はその容積の約80％である。つまり，経腸栄養剤400mLに含まれる水分は320mLであるため，400mLの水分を投与したければ白湯を80mL追加しなければならない。高濃度の経腸栄養剤であればさらに多くの白湯を追加する必要がある。

b．投与時の体位　基本的に仰臥位でよいが，胃内に経腸栄養剤を投与する際に逆流による誤嚥防止が必要な場合には，投与開始時から投与終了後30～60分間は上半身を30～45度挙上しておく。

c．投与速度　経腸栄養の投与速度はボーラス投与か持続投与かにより異なる。

ボーラス投与となるのは基本的に胃内投与であり，1日投与予定量を3〜4回に分けて1回200〜400mL/時の速度で投与する。初めて投与を開始する際には慣らしが必要であり，100mL/時の速度で開始し，2回目以降は腹部膨満や嘔吐，下痢などが生じないように慣らしながら徐々に増量し，目標速度に安定させる。

持続投与となるのは幽門後（空腸）投与のほか，胃切除後や耐糖能が低下した症例などである。持続投与の速度は100〜150mL/時に止める。慣らし速度は25mL/時程度から開始し，緩徐に目標速度まで上げていく。100mL/時以上で安定した経腸栄養が行えれば持続投与であっても栄養休止時間を設けることができる。

ボーラス投与，持続投与のいずれにおいても，腹部膨満や嘔吐，下痢などの症状がみられる場合には，一旦速度を減じて慣らしを再開することが重要である。

d．チューブのフラッシュ　投与された経腸栄養剤や薬剤がチューブ内腔に残存していると，タンパク質変性によるcurd化（固形化）などによりチューブの閉塞をきたすため，投与開始前と終了後には水道水20mL程度でのフラッシュが必要である。また，終了後の水道水フラッシュの後に食用酢を水道水で10倍希釈した酢水でチューブロックしておくと，酢酸の殺菌効果で衛生状態維持に有効とされる。酢水ロックについては，食用酢ではなく薬品の酢酸を誤って使用し重篤な腸炎や小腸壊死をきたした医療事故が報告されており，くれぐれも食用酢を希釈して使用するように注意しなければならない。

3）腸管メンテナンス

理想的な腸内環境を維持するとともに，整腸作用や腸管免疫能の増進などを目的とした腸管メンテナンスが積極的に行われている。

a．小腸のメンテナンス　グルタミンは小腸粘膜の栄養素であり，投与による腸管絨毛の増高や健常化が確認されている。抗炎症作用や腸管免疫能増進のほか筋タンパク崩壊抑制や創傷治癒にも関与する。

b．結腸のメンテナンス　結腸内には酪酸菌，ビフィズス菌，乳酸菌などのいわゆる善玉菌とクロストリジウム属のウェルシュ菌などのいわゆる悪玉菌が存在している。この善玉菌を増やすために善玉菌製剤（ミヤBM，ビオスリーなど）を投与することがプロバイオティクスである。善玉菌は水様性食物繊維やオリゴ糖などを選択的に資化し，酪酸や酢酸，プロピオン酸などの短鎖脂肪酸（short-chain fatty acid：SCFA）を産生する。短鎖脂肪酸は腸内環境を弱酸性に維持し悪玉菌の増殖を抑制する。また，特に酪酸は結腸上皮細胞のエネルギー源となり，結腸粘膜増殖や血流増加，結腸の炎症抑制効果が確認されている。便性の改善には不溶性食物繊維が有効であるのは事実であるが，水溶性食物繊維にも便性の改善効果が十分にあり，その他にも高脂血症や耐糖能異常に対する効果も報告されている。このような効果を期待して善玉菌の餌となる水様性食物繊維やオリゴ糖などを投与することがプレバイオティクスであり，プロバイオティクスとともに行うことをシンバイオティクスと呼ぶ。

プレバイオティクスに用いられる水溶性食物繊維には，グアーガム分解物や化学修復多糖類であるポリデキストロースや難消化性デキストリンなどがあるが，発酵性に違いがある。発酵性と

は摂取した食物繊維が善玉菌に資化される割合のことであるが，グアーガム分解物が100%であるのに対してポリデキストロースや難消化性デキストリンは50%以下であり，SCFAのうち特に重要である酪酸の産生能はグアーガム分解物（サンファイバー）が優れている。

4）経腸栄養の合併症と対策

a．チューブ固定に起因する合併症　経腸栄養を行うために不可欠な各種チューブであるが，経鼻チューブを鼻翼や鼻中隔に圧迫して固定していると皮膚の潰瘍や壊死をきたすため注意が必要である。

胃瘻カテーテルを過牽引した状態で固定していると，胃内のバンパーが胃壁内や腹壁内に埋没するバンパー埋没症候群（図4-8）となり，胃瘻の再造設が必要となる。一方，チューブ型の胃瘻カテーテルの固定やストッパーが緩んでいると，胃内のバルーンが十二指腸に嵌まり込み，十二指腸閉塞をきたす。対策としてはストッパーを適度に固定する，サイズの適したボタン型に変更するなどである。

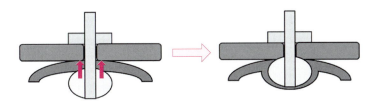

胃瘻の過牽引（ストッパーの締めすぎ）により胃内バンパーやバルーンが胃壁内に埋没する

図4-8　バンパー埋没症候群

b．腹部症状　腹部膨満や嘔吐，下痢などの腹部症状に対する初期対応は投与速度を減じることである。その後に慣らしを再開するが，必要に応じて食物繊維や整腸剤を投与してプロバイオティクスやシンバイオティクスを行う。半固形経腸栄養剤の使用も有効である。

c．ダンピング症候群　空腸栄養時や胃切除後，幽門形成術後の症例において投与速度が速すぎる場合に栄養剤が急速に空腸に流れ込むことによって発症する。症状には早期ダンピング症状と後期ダンピング症状があり，早期ダンピングは投与開始後30～40分以内に起こり，腹痛，冷汗，動悸などの症状を呈する。後期ダンピングは投与後2～3時間後に起こり，低血糖症状を主体として倦怠感，頭痛，眠気，冷汗などを呈する。ダンピング症候群がみられる場合には投与速度を減じて経腸栄養を行わなければならない。

d．特定栄養素の欠損　同一の経腸栄養剤を長期間使用している場合には当然のことながらその製品に含有されていない栄養素については欠乏する危険性がある。微量元素やカルニチンなどがあげられる。医薬品ではない濃厚流動食は成分の改良が比較的容易であるため注目される栄養素は随時追加されており，使用している栄養剤の成分を把握し，数種類の栄養剤を定期的に使い分けるなどの工夫も必要である。

5）早期経腸栄養

外科手術や外傷，熱傷，膵炎などの侵襲下において，侵襲後あるいはICU入室後の概ね24時間以内，遅くとも48時間以内に経腸栄養を開始することを早期経腸栄養という。古典的晩期経腸

栄養と比較して死亡率や術後合併症などにおいて有効性や非劣性が確認されている．手術後回復促進のためのプロトコールである Enhanced Recovery After Surgery（ERAS）や ESsential Strategy for Early Normalization after Surgery with patient's Excellent satisfaction（ESSENSE）においてもその一部として紹介されている．

（3）経静脈栄養

経静脈栄養は，末梢静脈内留置針から輸液する末梢静脈栄養（peripheral parenteral nutrition：PPN）と，先端を上大静脈に留置した中心静脈カテーテルから輸液する中心静脈栄養（total parenteral nutrition：TPN）に分類される．末梢静脈栄養には前腕の橈側皮静脈や尺側皮静脈が主に用いられる．寝たきりで離床することのない症例では下肢の大伏在静脈を用いることもある．中心静脈カテーテルは主に鎖骨下静脈や内頸静脈を穿刺して挿入されるが，超音波ガイド下での穿刺が推奨される．

1）末梢静脈栄養と中心静脈栄養に必要な器材

a．末梢静脈内留置針　　末梢静脈内留置針には，金属製翼付静脈針と，プラスチックカニューレ型静脈内留置針がある．翼付静脈針の用途は外来での点滴など短時間の使用に限定され，経静脈栄養での使用頻度は低い．

金属の内針と合成樹脂（主にテフロン，ポリウレタン）の外筒をもつプラスチックカニューレ型静脈内留置針には数種類の製品（サーフロー，アンジオカット，インサイトなど）がある．サーフローのテフロン製外筒のように比較的腰が強いものや，アンジオカットのようにポリウレタン製外筒で軟らかく屈曲した血管にも挿入しやすいもの，ポリウレタン共重合体バイアロン製外筒のインサイトのように血管内でさらに柔軟性を増し，機械的刺激を少なくすることで血栓性静脈炎の発症を低下させ，また復元力に優れているため留置中のキンクトラブル（折れ曲がり）を軽減するものなど特性が分かれる．また，金属製翼付静脈針とプラスチックカニューレ型静脈内留置針のいずれにおいても，針刺し事故防止機構の付いた製品（図4-9）が開発されている．

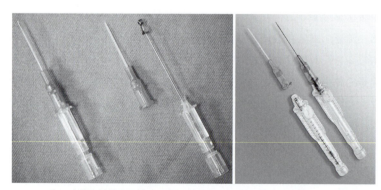

左：内針を外筒から抜去すると針先端が金属で覆われ保護される
右：ボタン操作で針が格納される

図4-9　静脈内留置針（針刺し事故防止機構付）

b. 中心静脈カテーテル（図4-10）

カテーテルの素材にはポリウレタンとシリコンがある。シリコンは腰が弱いが血管損傷の危険性がきわめて低く，また異物反応も少ないため抗血栓性に優れている。ポリウレタンはシリコンと同等の長所を有し，さらに挿入前には硬く，血管内に挿入されると軟らかくなるという特長がある。また，シリコンよりも広い内腔の確保が可能である。カテーテルの挿入には，穿刺キットを用いる穿刺法と，皮膚小切開で露出した血管に直接カテーテルを挿入するカットダウン法がある。

長期間の TPN には，ダクロンカフ付の Broviac カテーテルや Hickman カテーテルが適している。これらのカテーテルは挿入時に皮下トンネルを作成することにより，皮膚刺入部からのカテーテルへの細菌感染のリスクが軽減される。また，挿入後3週ほどで皮下結合組織がダクロンカフを固定し，カテーテルの事故抜去を予防することができる。

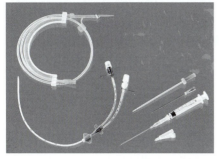 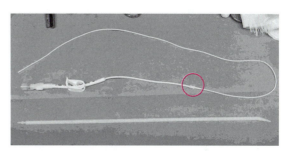

左：一般的 CV カテーテルキット
右：Broviac カテーテルと皮下トンネル作成用トンネラー
　　○内はダクロンカフ

図4-10　中心静脈カテーテル

c. 完全皮下埋め込みポート型カテーテル（図4-11）

在宅中心静脈栄養（home parenteral nutrition：HPN）を行う場合などに有効なカテーテルである。普段は皮下に埋め込まれているポートに専用の Huber 針で穿刺し使用する。使用するカテーテルはヘパリンロックが不要なグローションカテーテルが適している。使用時以外は体表にカテーテルが存在しないため QOL の面では優れている。

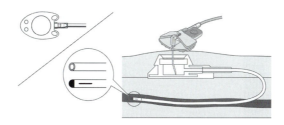

グローションカテーテルの開口部は先端ではなく，側面にスリットが入っている

図4-11　完全皮下埋め込みポート型カテーテル

d. 末梢静脈挿入型中心静脈カテーテル（peripherally inserted central venous catheter：PICC） 主に上肢の末梢血管から挿入し，先端を上大静脈に留置する（図4-12）。以前は新生児を中心に使用されていたが，細径のグローションカテーテルが開発され成人においても使用例が増えている。最近では完全皮下埋め込み型のPICCも行われている。

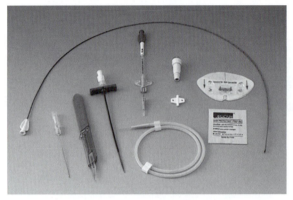
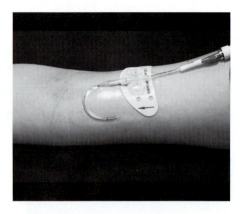

左：PICCキット
右：上腕から挿入され，先端は上大静脈に留置する

図4-12　末梢静脈挿入型中心静脈カテーテル（PICC）

e．輸液回路 末梢静脈栄養には一般的な輸液セットが用いられることが多いが，中心静脈栄養にはフィルターの付いた製品でかつ閉鎖回路の製品（図4-13）の使用が望まれる。閉鎖回路とはカテーテル感染の原因となる三方活栓やエクステンションチューブを使用しない回路で，薬剤の側管注が必要な場合には回路に設置されたハブから可及的清潔操作で注入を行う（図4-14）。

f．輸液ポンプ 経静脈栄養，特に中心静脈栄養施行時には厳密な流量管理が必要となるために輸液ポンプは必要不可欠である。輸液ポンプには滴数制御型（滴下センサー装着の必要）と流量制御型があり，さらにフルプレス方式とミッドプレス方式に分類される。流量制御型の輸液ポンプには汎用ではなく機種専用の輸液セットを使用する必要があり注意を要する。

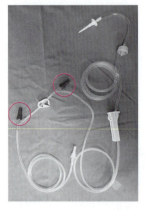
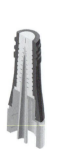
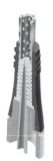
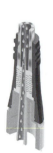

○内は側管注入用のハブ

導管はシリコン製のハウスに覆われており，側管注入時はシリンジやコネクターの内腔のみと接するため感染が予防される

図4-13　閉鎖回路　　　　**図4-14　閉鎖回路ハブからの注入**

2）末梢静脈栄養と中心静脈栄養の投与計画

a．末梢静脈栄養の投与計画　食事の不足分を補うための末梢静脈栄養の場合では，維持液単独もしくは細胞外液との併用で500～1,000mL/日を付加すればよい。

　末梢静脈栄養のみで栄養管理を行う場合には1日必要水分量を投与するが，投与可能カロリーには限界があり，高濃度糖電解質液を使用して概ね1,000kcal/日である。末梢静脈栄養であってもアミノ酸と脂肪の投与は必要であり，投与水分量に含まれる。また糖代謝に伴いビタミンB_1は枯渇し，乳酸アシドーシスを惹起するためビタミンB_1の補充も必要である。そのためアミノ酸とビタミンB_1を配合した総合電解質液が発売されている。

b．中心静脈栄養の投与計画　中心静脈栄養では1日に必要な水分・カロリー・電解質・タンパク質・脂質・ビタミン・微量元素のすべてを設計管理することができるが，5～7日の慣らし期間が必要で，肝機能をチェックしながら徐々に最終目標のカロリーまで上げていく。ただし，肝機能を配慮して糖質の投与速度は5mg/kg/分（約7g/kg/日）以下にしなければならない。

　以前は高カロリー輸液用基本液にアミノ酸製剤，総合ビタミン製剤，微量元素製剤を混合して投与していたが，現在では既にそれらが配合されたエルネオパが発売され，特殊病態以外では問題なく使用できる。しかし残念ながら，セレンなど重要な微量元素の一部は微量元素製剤に含有されておらず，また個別の静注用製剤としても発売されておらず，院内製剤に頼っているのが現状である。

　脂肪乳剤の投与は必須脂肪酸補充の観点から必ず行わなければならないが，粒子径の問題でフィルターより患者側から投与するか末梢静脈から投与する。また，投与速度は0.1g/kg/時を超えてはならない。

3）末梢静脈栄養と中心静脈栄養の合併症と対策

a．末梢静脈栄養の合併症と対策　最も頻度の高いものは静脈炎や点滴漏れによる痛みや発赤であり，静脈の再確保がその都度必要であり負担を強いる。栄養面では前述のようにアミノ酸と脂肪，ビタミンB_1の投与も行われていたとしても末梢静脈栄養では栄養状態の改善は期待できないため，可及的早期の経腸栄養の併用を模索するべきであり，末梢静脈栄養単独の管理が概ね2週間を超える場合には中心静脈栄養への変更を躊躇してはならない。

b．中心静脈栄養の合併症と対策　中心静脈栄養の合併症はカテーテルに起因するものと栄養管理に起因するものがある。

　カテーテルに起因するものとして，鎖骨下静脈穿刺時の気胸や血腫形成，カテーテル先端が上大静脈を越え心臓内に誤留置された場合の不整脈，不適切使用された三方活栓やカテーテル刺入部からの細菌感染によるカテーテル関連血流感染症（catheter related blood stream infection：CRBSI）などがあげられる。対策は超音波やX線透視下での安全で確実なカテーテル留置と清潔操作の徹底である。カテーテル関連血流感染症に対しては，予防も兼ねてエタノールロック療法も行われているが，基本的にはカテーテル抜去と抗菌薬投与である。

　栄養管理に起因するものとして，短すぎる慣らし期間や誤った投与速度による急性の肝機能障害，特定栄養素の不足のほか，腸管を使用しないことによる胆汁鬱滞や胆石，腸粘膜の萎縮に伴うバクテリアルトランスロケーション（bacterial translocation）と続発するカテーテル関連血

流感染症，腸管不全合併肝障害（intestinal failure-associated liver disease：IFALD）などがあげられる。対策として，的確な投与計画の実行と可及的にでも腸管を使用することである。IFALD に対してはn－3系脂肪乳剤の有効性が明らかになっているが，わが国では医療保険適応になっていない。

　特定栄養素の不足については，前述のように微量元素製剤に配合されていないセレンやクロム，モリブデンに加え，カルニチンが問題となりやすい。セレン欠乏は爪の白色変化や四肢の筋肉痛，筋力低下のほか心筋障害による心不全など症例報告は多い。カルニチンはミトコンドリア内における脂肪酸代謝の必須因子であり，一部は肝や腎などで生合成されるが必要量の約75％は食事からの摂取が求められる。また，バルプロ酸ナトリウムなどの抗痙攣薬やピボキシル基を有する抗生剤は，カルニチンとの親和性が高く容易にカルニチン欠乏に陥るため注意が必要である。カルニチン欠乏症の症状には，高アンモニア血症や高トリグリセライド血症，高クレアチンキナーゼ血症，低血糖などがあげられる。

(4) 輸液の種類と特性

1) 電解質製剤

　電解質製剤は，電解質の浸透圧が細胞外液とほぼ等しい等張電解質製剤である細胞外液補充液と浸透圧が低い低張電解質製剤である維持液類に分けられる。

　a．細胞外液補充液　　細胞外液補充液は出血など細胞外液喪失時に使用される。しかし，血漿中にはアルカリ成分として重炭酸イオンが含まれており，アルカリ成分を含まない生理食塩水やリンゲル液を大量に輸液すると希釈性アシドーシスを惹起する危険性がある。そのため，アルカリ化剤として乳酸ナトリウムや酢酸ナトリウム，重炭酸ナトリウムを配合したリンゲル液が開発された。酢酸ナトリウムは主に全身の骨格筋で代謝されるが，乳酸ナトリウムは主に肝臓で代謝されるため，肝障害の場合には酢酸リンゲル液の使用が好ましい。

　b．維持液類　　維持液類は含有する電解質（Na）濃度の違いによって1号液から4号液に分類される。

① 1号液（開始液）：Na^+ 77mEq/L（1/2生食）でK^+を含まない。緊急時，病態不明時の水分・電解質補給時の第一選択剤である。

② 2号液（脱水補給液）：Na^+ 51mEq/L（1/3生食）でK^+，Mg^{2+}を含む。利尿後の低カリウム血症や細胞内電解質が不足する脱水に対して用いる。

③ 3号液（維持液）：Na^+ 38mEq/L（1/4生食）で水分・電解質の1日必要量を基準に組成され，経口摂取不能または不十分な場合の水分・電解質補給に用いる。また栄養補給面の強化を目的として3号液の糖濃度を高めた製剤や低濃度アミノ酸やビタミンB_1（乳酸アシドーシスの予防目的）を加えた製剤が開発されている。

④ 4号液（術後回復液）：Na^+ 31mEq/L（1/5生食）で電解質濃度が最も低く，腎機能が低下している場合や術後早期の水分補給に用いる。

2) アミノ酸製剤

　アミノ酸製剤には高濃度アミノ酸液と肝不全・肝性脳症改善用アミノ酸製剤，腎不全用アミノ

酸製剤がある。侵襲下や肝機能低下時，また代謝能が未熟な乳幼児に対して，分岐鎖アミノ酸（BCAA）を強化した製剤が主に使われている。肝不全用ではBCAAをさらに強化し芳香族アミノ酸（aromatic amino acid：AAA）を減量した処方になっている。

3）脂肪乳剤
エネルギー源としてのみでなく必須脂肪酸欠乏を防ぐために脂肪乳剤が用いられる。

4）混合ビタミン製剤
末梢静脈栄養で使用可能なネオラミン・スリービーと中心静脈栄養用総合ビタミン製剤がある。

5）微量元素製剤
鉄，マンガン，亜鉛，銅，ヨウ素を含有する微量元素製剤が市販されているが，セレン，クロム，モリブデンについては院内製剤での対応が求められる。また近年，鉄の過剰が問題となっており，新たな処方設計が進められている。

6）高カロリー輸液用液
糖と電解質のみ配合された高カロリー輸液用基本液のほかに，アミノ酸，ビタミン，微量元素，脂肪を種々の組み合わせでパッケージ化した製剤も開発されている。

（5）栄養サポートチーム（NST）の実際

1）NSTの概要
栄養療法はあらゆる疾患に対する医療の基盤となるが，現実には疾患の治療が優先されがちである。栄養療法が効果的に行われるには多職種協働によるサポートが必要となる。

こうした考えのもとで米国では1970年代から栄養サポートチーム（NST）が設立・運営され，合併症の軽減，QOL向上，在院日数短縮など医療の質的向上のみならず材料費や人件費など経済的側面からも大きな成果を上げている。

一方，国民皆保険・公定価格を特徴とするわが国の医療制度では診療報酬として反映されない限り，病院のNST設立や活動に対する加算としての経営的インセンティブがなく，その経済的有効性の理解はなかなか浸透しなかった。

そのため，わが国では1990年代後半から日本静脈経腸栄養学会（JSPEN）や日本病態栄養学会（JSMCN），外科代謝栄養学会などの学会主導でNSTの普及活動や人材育成が進められた。

NST専門療法士（JSPEN）をはじめとした学会認定資格が次々と誕生し，NST稼働施設の認定制度が始まるなかで，各学会が進めるNSTの質を第三者的に担保する必要が生じた。また，NSTの発展・普及が診療報酬として評価されることを期待して，2004年に日本栄養療法推進協議会（JCNT）が発足した。

2004年に254施設（一般病院の3.2％）であったJCNT認定のNST稼働施設は，2015年には1,487施設（一般病院の20.0％）まで増加した。それに伴い，多くの病院で入院患者の栄養状態や病態改善効果が認められている。

こうした成果を踏まえ，2006年度の診療報酬改定で栄養管理実施加算が新設された。これは入院時に患者ごとの栄養状態の評価を行い，医師，管理栄養士，薬剤師，看護師その他の医療従事者が共同して，入院患者ごとの栄養状態，摂食機能および食形態を考慮した栄養管理計画を立案

することを求めるものである（栄養管理実施加算は，2012年度改定で廃止され，栄養管理体制は入院基本料，特定入院料の算定要件として包括されている）。さらに2010年度には，多職種のチームによる栄養管理への取組みを評価するものとして**栄養サポートチーム加算**が新設された。この診療報酬における算定要件としてのNSTは，学会が認定した教育施設での研修を修了した専任・常勤の医師，看護師，薬剤師，管理栄養士で構成され，いずれか1人は専従であることが必要である。

さらに2016年度の改定では，経口摂取促進における口腔ケアの重要性を反映し，歯科医師の回診参加による加算が新設されている。

2）NSTの活動目的

米国でNSTが開始された当初は，中心静脈栄養の普及に伴うカテーテル感染や過剰栄養などの合併症リスクを軽減することが重要な目的のひとつであった。栄養管理の重要性が認知されるにしたがい，栄養障害患者の早期発見・治療へと変化してきた。

また同時に，診療スタッフの代謝・栄養学の知識や管理技術の向上は重要な位置を占める。

栄養障害患者の早期発見には栄養スクリーニング，栄養アセスメントを行い，これを基に栄養管理計画を作成・実践することで早期治療につなげる。その後も定期的な再評価と修正が必要である。

3）NSTの活動

NSTに参加する職種は医師，歯科医師，管理栄養士，薬剤師，看護師，臨床検査技師，医療事務員など多様である。対象となる患者に対し，主治医や病棟スタッフらと共に患者の疾患や病態，治療計画を把握したうえで栄養状態の改善や合併症対策への提案を行う。

対象患者の抽出方法は病院の規模や人員配置によってさまざまな方法が考えられる。**SGA（主観的包括的栄養評価）**の内容や**ODA（客観的栄養評価）**の項目（血清アルブミン値など）から自動的に抽出する方法，主治医や病棟スタッフからの依頼により介入する方法，各病棟に配置したサテライトスタッフが主体となって抽出する方法などが代表的な抽出方法である。図4-15に活動形態の一例を示す。

4）スタッフ教育

NST活動が認知されるにしたがい，JSPEN認定NST専門療法士の取得者は年々増加しているが，休職・退職によりスタッフの実働数は変動するため，十分な実働数の専門療法士を確保するため積極的な取得を促す必要がある。各病院において病院職員を対象として院内教育セミナーを定期的に開催し，栄養管理に関する基礎知識の啓蒙に努めることはその第一歩である。また，JSPEN教育施設では院内外からのNST専門療法士の実習受け入れを行っており，座学と実践を同時に経験できるようにプログラムされている。

5）今後の展望

わが国の医療従事者に対する栄養教育においてNSTが果たした役割は非常に大きいが，臨床現場で栄養管理の最終的な判断を下すのは医師である。その意味で，医師が系統的に栄養管理を学び実践することができなければNSTの効果を十分に発揮することは困難である。医師に対する卒前からの栄養教育がより一層充実することが求められている。

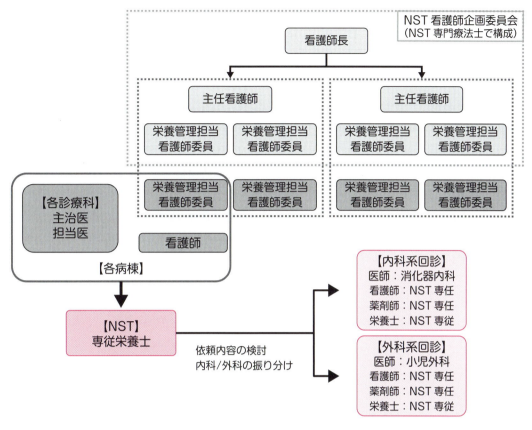

図4-15　NST活動とスタッフ教育

5．エネルギーの過剰と栄養療法

(1) 肥満と肥満症

1) 肥満の定義と分類

肥満とは"個体において脂肪組織が過剰となった状態"と定義される。わが国における肥満治療の指針は日本肥満学会の診断基準が用いられる（表4-20）。肥満の評価には多くの方法があるが，診断基準では体格指数（BMI）：（[体重(kg)]/[身長(m)]²）を用いて判定すると定められている。BMI 25以上を肥満とし，BMI 25以上30未満を肥満1度，BMI 30以上35未満を肥満2度，BMI 35以上40未満を肥満3度，BMI 40以上を肥満4度と分類している。わが国でBMI 25以上を肥満と定義しているのは，日本人ではBMIが25を超えたあたりから耐糖能障害，脂質異常症，高血圧などの合併症が増加するからである。欧米で広く用いられているWHOの診断基準ではBMI 30以上を肥満と定義しており，海外の情報を参照する際には，その定義の違いに注意を要する。BMIは22で最も疾病の合併が少なくなるので，BMI 22となる体重を標準体重（理想体重）と定める。

2）肥満症とは

単に脂肪組織が過剰となった肥満という状態は，必ずしも医学的に減量が必要ではなく，医学的に減量が必要と認められる状態を肥満症と定義する。減量が必要なのはBMI 25以上で肥満と定義されたもののうち，"肥満ないし肥満に関連する健康障害を合併するか，その合併が予測される病態"である。具体的にはBMI 25以上で①肥満に起因ないし関連し，減量を要する（減量で改善または進展防止される）健康障害を有するもの，または②健康障害を伴いやすいハイリスク肥満（内臓脂肪型肥満），の2項目のうち1項目を満たすものとされる（表4-21）。①の健康障害とは表4-21-Ⅰに示される11項目の疾患，病態であり，脂肪細胞の増加により引き起こされた代謝障害，高血圧，動脈硬化性疾患などと，脂肪重量が増加したために物理的に引き起こされるものが含まれる。また，表4-21-Ⅱに，肥満症診断基準には含めないが，肥満に関連する疾患を示す。これらは肥満に関連して発症するが，肥満の改善により軽快または進展抑制するとは現時点で確定できていない疾患であり，肥満症の診断，治療において留意すべき疾患群である。

表4-20 肥満度分類

BMI（kg/m²）	判　定	WHO基準
18.5未満	低体重	Underweight
18.5以上25未満	普通体重	Normal range
25以上30未満	肥満（1度）	Pre-obese
30以上35未満	肥満（2度）	Obese Class 1
35以上40未満	肥満（3度）	Obese Class 2
40以上	肥満（4度）	Obese Class 3

出典）日本肥満学会：肥満症ガイドライン2016，ライフサイエンス出版，2016，巻頭図表 p.xii

表4-21 肥満に起因ないし関連し，減量を要する健康障害

Ⅰ．肥満症の診断基準に必須な合併症

1. 耐糖能障害（2型糖尿病，耐糖能異常など）
2. 脂質異常症
3. 高血圧
4. 高尿酸血症，痛風
5. 冠動脈疾患：心筋梗塞，狭心症
6. 脳梗塞：脳血栓症，一過性脳虚血発作（TIA）
7. 非アルコール性脂肪性肝疾患（NAFLD）
8. 月経異常，不妊
9. 閉塞性睡眠時無呼吸症候群（OSAS），肥満低換気症候群
10. 運動器的疾患：変形性関節症（膝，股関節），変形性脊椎症，手指の変形性関節症
11. 肥満関連腎臓病

Ⅱ．診断基準には含めないが，肥満に関連する疾患

1. 良性疾患：胆石症，静脈血栓症，肺塞栓症，気管支喘息，皮膚疾患，男性不妊，胃食道逆流症，精神疾患
2. 悪性疾患：大腸がん，食道がん（腺がん），子宮体がん，膵臓がん，腎臓がん，乳がん，肝臓がん

出典）日本肥満学会：肥満症ガイドライン2016，ライフサイエンス出版，2016，巻頭図表 p.xii

（2）メタボリックシンドローム

1）疾患概念

脂肪組織はその蓄積部位により内臓脂肪と皮下脂肪に分けられる。肥満では，内臓脂肪が多く蓄積しウエスト／ヒップ比が大きくなる内臓脂肪型肥満が，代謝異常や動脈硬化性疾患を合併しやすいハイリスク肥満とされている。内臓脂肪組織の脂肪細胞からはアディポカインと呼ばれる生理活性物質が分泌されるが，脂肪細胞への脂肪過剰蓄積により惹起されるその分泌異常はインスリン抵抗性，高血糖，高血圧，脂質異常症，炎症，血液凝固異常など，メタボリックシンドロームでみられる諸徴候の原因となる。メタボリックシンドロームの状態が持続すると高率に2型糖尿病を発症し，さらに冠動脈疾患，脳血管疾患などの動脈硬化性疾患の発症を著しく増加させるため，その治療，管理が重要となる。

2）メタボリックシンドロームの診断

CTで測定した臍レベルでの内臓脂肪面積が100cm^{2}以上の場合，内臓脂肪型肥満と診断する。これは内臓脂肪面積が100cm^{2}を超えると高血圧，脂質異常症，高血糖の平均合併数が1を超えることが根拠となっている。また，多くの介入研究で内臓脂肪面積を減少させると心血管疾患リスクが下がることも示されている。内臓脂肪型肥満を最も簡便にスクリーニングする方法はウエスト周囲長を測定することで，内臓脂肪100cm^{2}に相当するウエスト周囲長は男性85cm，女性90cmである。わが国のメタボリックシンドロームの診断基準は内科学会など8学会の合同委員会がまとめたもので，ウエストが男性85cm以上，女性90cm以上を必須項目とし，脂質異常症，高血圧，高血糖に関する項目の2つ以上をもつ場合にメタボリックシンドロームと診断する（表4-22）。

表4-22　メタボリックシンドロームの診断基準

内臓脂肪蓄積（必須項目）

ウエスト周囲径	男性　≧85cm 女性　≧90cm （男女とも内臓脂肪面積100cm^{2}に相当）

上記に加え下記の2項目以上

血清脂質	高トリグリセリド血症　　　≧150mg/dL かつ／または 低HDLコレステロール血症　＜40mg/dL
血　圧	収縮期血圧　≧130mmHg かつ／または 拡張期血圧　≧85mmHg
血糖値	空腹時血糖　≧110mg/dL

出典）メタボリックシンドローム診断基準検討委員会：メタボリックシンドロームの定義と診断基準，日本内科学会雑誌，2005；**94**(4)；794-809．

(3) 肥満症，メタボリックシンドロームの栄養療法

　日本人の肥満ではBMI 25以上30未満の肥満1度が多く，その大部分は内臓脂肪型の肥満である。日本人男性の内臓脂肪型肥満は増え続けており，栄養療法，運動療法により内臓脂肪型肥満を改善することが，糖尿病や動脈硬化性疾患予防に有効である。肥満はその有病率の高さから，現在取り組むべき最も大きな栄養学的課題といえる。

1）1日摂取カロリーを設定する

　肥満治療は栄養療法と運動療法を中心に行う。初診時には出生時から現在までの体重の経過を確認し，現時点での目標体重を設定する。1度の肥満では現在の体重の3～5％減を最初の目標として定める。脂肪細胞の量的異常による障害を伴うような高度な肥満では10％減を最初の目標とする。いたずらにBMI 25未満を目指す必要はない。目標体重到達のためには，個々の症例に適切な1日摂取エネルギー量を決定することが必要である。まず，推定必要エネルギーを算出する（表4-23）。これを目安として，それより少ないエネルギー量を設定するが，肥満1度では1,200～1,800kcal，BMI 30以上の例では1,000～1,400kcalの範囲で，個々の症例に適応可能な摂取カロリーを設定する。脂肪組織1kgは7,000～9,000kcalであり，1か月に1kg減少させるためには1日250～300kcalのマイナスエネルギー出納とする必要がある。

表4-23　推定必要エネルギー

推定必要エネルギー摂取量	標準体重×身体活動量	
身体活動量の目安	軽労作（デスクワーク，主婦）	25～30kcal/標準体重
	普通の労作（立ち仕事など）	30～35kcal/標準体重
	重労作（力仕事など）	35～kcal/標準体重

2）設定したカロリーを基に食事内容，行動を指導する

　この1日摂取カロリーに基づいた食事指導を行うが，まず食事量・食事内容を飲料・間食も含めて詳細に聞き取り，設定した摂取エネルギー量を目指して現在の食事内容の問題点，改善点を探る。可能な限り設定した摂取エネルギー量を3等分して3食で摂取するよう指導する。炭水化物の制限は減量に効果的であるが，わが国の肥満者では特に高糖質摂取者が多く，まず糖質は摂取エネルギーの50～60％とするように指導する。脂質は20～25％とする。定期的に食事内容の聞き取りを行い，徐々に目標とする栄養処方に近づける。毎日体重を測定して記録させること，食事内容をすべて詳細に記録させることも有用である。また，食事の時刻（夜食など），1食にかける時間（早食い），食品の購入，調理（1回の購入量，調理量）など食に関する行動について指導し，行動を修正することも肥満治療においては重要である。

3）運動療法を併用する

　栄養療法には運動療法を併用することが必要である。運動療法を併用しない栄養療法は筋肉など除脂肪体重を減少させ，脂肪減少効果が少なくなることが示されている。速歩，ジョギング，

水中歩行，自転車などの有酸素運動を行う。肥満の改善を目指した運動療法では糖尿病などで推奨されている運動量よりも多く運動することが必要で，可能であれば中等度強度で60分間，週5日程度が望まれる。高度の肥満者は下肢に負担の少ない水中歩行や自転車が推奨される。

4）患者の治療に対する積極的な取り組みを促す

肥満に対する栄養療法は患者本人の減量に対する意思がその成否を大きく左右する。診療にあたっては，肥満により最終的に引き起こされる疾患のリスクについての情報を十分に説明し，患者に減量に取り組む強い意志をもってもらうことが必要である。治療開始後は治療に対するモチベーションを保たせる取り組みも大切である。治療は長期に継続して行う必要があり，さらに治療効果が得られた後も継続フォローしてリバウンドを予防することも必要となる。

6．低栄養・消耗性疾患と栄養療法

(1) タンパク質・エネルギー栄養障害，やせ

タンパク質・エネルギー栄養障害（PEM）は国際的には発展途上国の乳幼児でみられることが多いが，日本国内の医療・療養施設や高齢者世帯においてもまれではない。やせ（痩せ）は通常 BMI 18.5kg/㎡未満を指すが（特定健康診受診者の6.2％が該当，平成22年度厚生労働省のデータ），栄養介入が必要になることが多い病的なやせは標準体重に対して20％を超えた体重減少がみられるやせを指す（およそ BMI 17.5kg/㎡未満に相当）。病的なやせには，クワシオルコルよりもマラスムスが多く含まれる。若年女性の無理なダイエットや高齢者の食事摂取量低下などの結果として起こることも多い。若年女性でよくみられる栄養障害としては神経性やせ症がある。医療施設では，PEM の原疾患として消耗性疾患（感染症，発熱など），各臓器の不全症，末期がん，精神疾患（アルコール依存症含む），認知症，脳梗塞後遺症などがあげられる。実際の臨床現場では，マラスムス・クワシオルコルという混合型の PEM がみられることが多い。

1）栄養療法

PEM や病的なやせを診断した場合，栄養状態の改善には時間がかかるので，早期に栄養療法を開始する。栄養状態改善の評価には，血清アルブミン濃度の半減期は長い（約21日）ので動的アセスメント項目（トランスフェリン，トランスサイレチン，インスリン様成長因子など）が有効である。感染症や褥瘡が合併する場合，栄養障害は免疫機能低下や創傷治癒遅延をもたらし予後を不良にする。クワシオルコルは，タンパク質減少が主要因なので適切な栄養療法を行えばマラスムスに比べて回復が早い。また，マラスムスに十分なタンパク質（アミノ酸）を投与せずに，糖質・脂質のみを多量に投与していると，クワシオルコルの病態（浮腫，低アルブミン血症）が合併するので注意する。

通常の栄養療法と同様，経口・経腸栄養法が原則優先であるが，安全な栄養素の投与ルートを確認する。投与エネルギーは，急性期では現体重を維持するための必要エネルギーに設定する。栄養不良の程度が重症でリフィーディングシンドローム（refeeding syndrome，⇨ p.121）を発症するリスクが高い場合（BMI＜14.0kg/m²未満または2週間以上の絶食など），1/4から1/2の必要エネ

ルギー量で開始する。バイタルサイン，全身状態などが安定したら通常時体重，あるいは標準体重を目標としたエネルギー設定に変更する。タンパク質（アミノ酸）は，経静脈栄養法の場合には，NPC/N 比に留意しながら輸液内容を決める。腎不全が合併している場合にはNPC/N 比を増加させる必要があり（～300），推算糸球体濾過量（eGFR），血清BUN値，血清クレアチニン値，タンパク尿中排泄量などにより腎機能をモニターしながら逐次調整する。経口あるいは経腸栄養法では，およそ1.0～1.2 g/kg 体重/日とし，腎機能低下がある場合には0.8～1.0 g/kg 体重/日程度へ減量する。分岐鎖アミノ酸（BCAA）は，筋タンパクの異化抑制と合成亢進作用があるので，慢性閉塞肺疾患や肝硬変に伴うPEMに有効である。

a．経静脈栄養法　　長期の間（1週間以上），経口（経腸）的に栄養素を摂取していないと，消化液の分泌低下や腸管絨毛の萎縮が起こる。また，脱水などで唾液量減少や口腔内乾燥が起きやすい。さらに標準体重の6割未満の場合，低血糖が合併している場合が多い。このような場合，意識が明瞭でなく誤嚥しやすいため，入院のうえ，急性期は末梢静脈栄養法のほうが安全である。

　栄養療法介入により，それまで停滞していたエネルギー代謝に変動が起こるため，早期に合併症が出現しやすい（1～3日以内）。バイタルサインを不安定にさせないように，初期は脱水，電解質異常（ナトリウム，カリウム，リン，カルシウム，マグネシウムなど），pH異常，低血糖などがあればそれらの補正に留意し，さらに浮腫や胸水，心不全，呼吸不全，腎不全などの発生・悪化を回避する。電解質，血糖などをモニターしながら徐々にエネルギーを上げていく。経静脈栄養の場合，電解質などが安定したら，複合電解質輸液製剤からアミノ酸，糖質などを含む末梢静脈栄養PPN製剤へ変更する。可能な限り亜鉛やビタミンB_1を含む製剤を考慮する。また複合ビタミン剤も必要に応じて投与する。

　脂肪乳剤は，エネルギー密度が高く浸透圧比が1であり，さらに必須脂肪酸，リン脂質も含んでいるため積極的に使用する（週に2～3回程度）。PPN輸液製剤自体はNPC/N比が低い（100未満）ので，脂肪乳剤を追加することにより全体のNPC/N比が上昇する。さらに糖質に比べ呼吸商が低値（約0.7）なので，脂肪乳剤は二酸化炭素が蓄積しやすい呼吸器疾患に適している。

　末梢静脈栄養のみでは1日1,000kcal投与することは通常困難であり，1週間以上継続するとエネルギー不足やタンパク質不足などによる弊害が生じる。腸管が安全に使用できる場合，嚥下機能に問題ないことが確認できたら経口摂取を少量から開始し末梢静脈栄養と併用する。通常，腸管機能の回復のためにGFOの投与を先行させる。食事摂取量を増加させても問題ない場合，末梢静脈栄養は終了にする。消化管出血，腹痛，イレウスなどにより消化管が安全に使用できない場合には，末梢静脈栄養から中心静脈栄養への移行を考慮する。

b．経口・経腸栄養法　　腸管が安全に使用できる場合には，経口・経腸栄養法が優先される。しかし嚥下に支障がある場合には経鼻胃管チューブを介した経腸栄養法も考慮する。経静脈栄養法と同様，投与エネルギー量は徐々に増加させていく。初期は必要エネルギー量の半量以下，つまり，10～15kcal/kg現体重/日を開始1～2日間，15～20kcal/kg現体重/日を3～4日間，以降およそ2日ごとに5kcal/kg現体重/日上げていく。最終的に25～30kcal/kg現体重/日程度にする。タンパク質は，腎機能低下がなければ，1.0～1.2 g/kg現体重/日とする。腎機能低下を否定できない場合にはそれより低い量にする。

2）留意すべき事項

栄養投与ルートに関係なく，再栄養時に最も注意すべき合併症はリフィーディングシンドロームである。特にマラスムスのような長期のエネルギー欠乏状態では，脂肪分解による脂肪酸や，その代謝産物であるケトン体が糖質に変わるエネルギー源になっている。そのためインスリン分泌は低下している（クワシオルコルではインスリン分泌は抑制されていない）。このような状態に大量の糖質が投与されると，細胞内のミトコンドリアでクエン酸回路における糖質のエネルギー代謝が再開される。同時に，リンなどの電解質が細胞内で消費され血中のリン濃度が低下する。インスリンも分泌され始めるので血中カリウムや血糖も低下していく。そのため電解質，特にリン，カリウム，マグネシウムのモニターが必要であり低値にならないように注意する。血清リン値が1.0mg/dL以下になると，赤血球異常（形態および機能異常），筋力低下，意識障害，痙攣などが起こりやすいのでリン酸二カリウムなどで補正する。その他の電解質異常でも心不全，不整脈，肝障害が生じやすく，さらに糖代謝が活発になるとビタミンB_1欠乏症および乳酸アシドーシスが併発しやすい。また，低アルブミン血症は輸液とともに一時悪化することが多い（希釈や消費などによる）が，浮腫や胸水などの発症・悪化予防のために塩分（ナトリウム）摂取・投与を制限する必要もある。

クワシオルコルにおいては，タンパク質摂取量だけでなくエネルギー摂取量も潜在的に低下しているので，緩徐なエネルギー増加とともに，タンパク質摂取量も増加させていく。

神経性やせ症では体重が30kg未満になることもある。BMIが14.0kg/m^2未満になることもまれではない。経口摂取が可能な場合には，1日500〜800kcal程度から開始し，リフィーディングシンドローム発症に注意しながら，本人の嗜好も考慮して徐々にエネルギーを上げていく。重症の感染症，褥瘡などが合併する場合には，末梢静脈栄養，経鼻胃管経腸栄養，あるいは中心静脈栄養を必要に応じて施行する。心理的問題が主要原因であるので，認知行動療法なども積極的に行いながら栄養療法を進めていく。

（2）サルコペニア

サルコペニアは高齢者で多くみられ，筋肉量低下と筋力低下が同時に進行している。この原因のひとつに栄養不良があり大きな割合を占めている。フレイルと密接に関係しており，栄養不良を放置すると転倒・骨折につながる。また，日常動作能力が徐々に低下して要介護状態に陥る。したがって，早期の栄養療法と運動療法が必要となる。

筋肉量を維持・増加するためには，タンパク質（アミノ酸）の摂取が重要である。また，タンパク質を有効に筋肉同化に利用するためには十分なエネルギー摂取も必要となる（タンパク質節約作用）。近年，ビタミンDの摂取は，骨代謝だけでなく筋肉にも好ましい影響が報告されている。また，炎症（感染症，臓器不全，関節炎など）やインスリン抵抗性がある状態では筋肉の異化が起こりやすい。したがって，糖尿病などの代謝異常も含めた全身管理を行う必要がある。

1）栄養療法

a．十分なタンパク質の摂取（1.0〜1.2g/kg体重/日）　　高齢者（70歳以上）においても，中高年者と同等量のタンパク質摂取量が必要である。一般に，タンパク質摂取は用量依存性に筋タ

ンパク合成を活性化させる。しかし，高齢者では，筋タンパクの同化抵抗性があり筋タンパク合成が活性化しにくいため，成人と同程度あるいはそれ以上のタンパク質摂取が必要とされている。「日本人の食事摂取基準（2015年版）」では，タンパク質摂取は成人と同じく60 g/日が推奨されている。侵襲程度や病態などを考量して，この摂取量を修正・調整する。

タンパク質は，摂取量だけでなくその質（内容）も重要であり，アミノ酸スコアの高い食品を摂取する。肉類，魚介類，そして卵類，乳製品はほとんどが上限の100であるが，豆類，たとえば大豆などはやや低い（80～90前後）。種実類になるとさらに低下する（50～60前後）。

アミノ酸のなかには，筋肉の材料となるだけでなく，筋タンパク合成を活性化させる作用のあるものもある。分岐鎖アミノ酸（BCAA）のひとつであるロイシンは直接筋細胞に作用し，筋タンパク合成シグナルを促進させる（タンパク同化作用）。タンパク質キナーゼである mammalian target of rapamycin（mTOR）を介して，転写調節因子のようにはたらくと考えられている。

多くのアミノ酸は肝臓において代謝されるが，BCAA はほとんどが筋肉において代謝される。したがって，サルコペニアでは BCAA を多く含む食事が望ましい。筋タンパク合成は，食後数時間後に活性化されるので，各食事に20～25 g 程度（体重により調整）のタンパク質摂取が望ましい。3食のうち1食に偏って摂取すると，ほかの食後には筋タンパク合成活性が低下することになる。

タンパク質の腸管からの吸収は，高齢者であっても保たれていることが多い。高齢者では腎機能が低下している場合が多いが，軽度な腎機能低下（eGFR45～60mL/分/1.73㎡）ではタンパク質摂取制限は奨められていない。一方，成人，特に高齢者において多量のタンパク質摂取（2.0 g/kg 体重/日など）は高窒素血症を誘発することから奨められていない。

b．ビタミンD　ビタミンDは多くの食品中に含まれている脂溶性ビタミンである。皮下組織において紫外線の作用を受けても生成される。骨代謝とカルシウム代謝に重要な役割を果たす。カルシウムの腸管からの吸収促進，および骨の石灰化作用をもつため，骨折予防に寄与する。しかし近年，骨だけでなく，筋細胞にもビタミンD受容体が存在し，筋タンパク代謝などに重要なはたらきをしていることが判明した。「日本人の食事摂取基準（2015年版）」におけるビタミンDの目安量は，成人と高齢者では5.5 μg/日（日照の作用を除く）である。しかし，外出が少ない高齢者では，骨粗鬆症の予防と治療のためには，より多くのビタミンDが必要と考えられているが（10～20 μg/日，日本骨粗鬆症学会，2011），現時点では個々に判断する必要がある。

サルコペニアは高齢者で栄養不良があると生じやすい。栄養不良は体重を減少させる方向へはたらくが，近年，サルコペニア肥満と呼ばれる病態が報告されている。定義はいまだ定まっていないが，肥満しているにもかかわらず筋肉量が少ないのが特徴である。タンパク質が少ない偏った食事や，身体活動量が少ないことなどが原因として考えられている。これらの状態は，身体活動度を低下させ，さらにインスリン抵抗性を悪化させて筋タンパク同化作用が減弱するので，肥満是正および筋肉量改善のための栄養療法が必要となる。

7. 小児と栄養療法

　小児に対する栄養療法の計画についての詳細は別節（⇨ p.85，3.(1)-7)）に記すが，本節では理解しておくべき小児の特徴と知っておくべき管理のコツについて記す．

(1) 末梢静脈栄養

1）使用する末梢静脈内留置針
　留置針には金属の内針と合成樹脂の外筒をもつプラスチックカニューレ型静脈内留置針（サーフロー，アンジオカット，インサイトなど）が適しており，小児では主に22-24Gが使用される．

2）末梢静脈確保のコツ
　選択される血管部位は成人と同様であるが，小児では成人と異なり駆血帯を巻いても血管が怒張することはなく血管確保に難渋する場合がある．新生児の末梢静脈確保にはアトムインファライト（図4-16）などの透照用ライトが以前から使用されてきたが，最近ではWeeSight（図4-17）などの携帯型の透照用ライトが市販されており，血管の見えにくい乳児や年少児の末梢静脈確保において威力を発揮する．

3）事故抜去を予防する固定のコツ
　血管確保の後にはTegaderm I.V.1610などのドレッシング材を貼付固定し，さらに固定板とテープで確実に固定する（図4-18）．3日に1回は固定板の交換と観察を行い，1週間に1回は

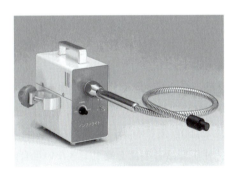

図4-16　インファライト

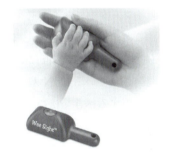

図4-17　WeeSight

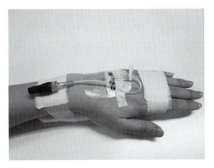

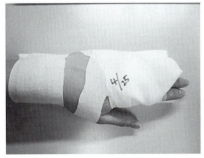

図4-18　ドレッシング材の貼付と固定

ドレッシング材の交換を行う。

4）管理上のコツ

滴下ノズルはマイクロドリップ式の小児用輸液セットを使用する。小児用輸液セットでは60滴で1mL（60滴/分で調整すると60mL/時）になっており，微妙な調節が可能である。さらに定量チャンバー付き輸液回路を使用すると過剰輸液を予防することができる。

また，小児では厳密な流量管理が必要なうえ，啼泣による静脈圧の変化やクレンメを触るいたずらなどのために，自然滴下による輸液では輸液流量に誤差を生じる危険性が高いため，輸液ポンプを使用すべきである。

（2）中心静脈栄養

1）使用する中心静脈カテーテル

成人と異なり，基本的にガイドワイヤーとダイレーターもしくはイントロデューサーを使用して挿入する。カテーテル経は細くなるが，小児においてもBroviacカテーテルや完全皮下埋め込みポート型カテーテルが使用可能である。

末梢静脈挿入型中心静脈カテーテル（PICC）も有効であるが固定法に工夫が必要であり，SorbaView SHIELDなどのドレッシング材を用いて，セット備え付けのテープでしっかりと固定する。

2）輸液製剤の選択に関する注意点

新生児・乳児期のアミノ酸代謝の特徴として，フェニルアラニン，チロシンの分解酵素活性が低いことから過剰症となりやすいこと，またメチオニンからシステインへの変換酵素の活性が低いためシステイン，タウリンも準必須のアミノ酸と考えられることがあげられる。小児の中心静脈栄養には，これらの特徴を考慮して開発された小児用アミノ酸製剤（プレアミンP）を高濃度ブドウ糖液もしくはTPN基本液に微量元素製剤とともに混合して使用すべきであり，小児においては近年開発されているTPN基本液にアミノ酸，総合ビタミン，微量元素がバッグ化された製剤を安易に使用するべきではない。また，小児の中心静脈栄養ではNPC/N比は200〜250が最適であるが，既製のバッグ製剤はNPC/N比が150前後と小児には過剰な窒素負荷となるほか，ビタミンについては前述のバッグ製剤の単純使用では必要量を充足できない場合が多いことを理解しておく必要がある。

（3）経腸栄養

使用するチューブ径は年齢や体格に合わせて成人よりも細くする必要があるが，基本的に成人と同様の管理が可能で，注意点も同様である（⇨p.102，4.（2））。

8. 妊娠と栄養療法

母体と胎児・胎盤系を中心とした生理的・内分泌的変化は，安定した妊娠の維持と健やかな胎児成長のための合目的な適応である。しかし時に，その変化の乱れや，変化に対する不適応により，さまざまな栄養代謝障害が発生する。以下に，妊娠期間中の代表的な栄養代謝障害の栄養療法について解説する。

(1) 悪　阻

悪阻とは妊娠初期の悪心，嘔吐を主症状とするもので，70〜80％の妊婦に起こる。症状は妊娠5〜6週から始まり，16週までに95％が改善する。発症機序は，症状の始まりからピークがヒト絨毛性ゴナドトロピン（hCG）の分泌曲線と一致していることから，hCGの急激な上昇に対する不適応との説もある。重症妊娠悪阻とはこれらの症状が悪化した栄養代謝障害で，悪心と嘔吐，著しい体重減少，脱水，電解質およびpHの異常を特徴とする。ウェルニッケ（Wernicke）脳症から母体死亡に至る症例の報告もあり慎重な栄養管理が必要である。

妊娠悪阻の管理指針は安静と補液による脱水の改善，電解質補正およびビタミンの補給である。妊娠前より5％以上の体重減少や尿ケトン体陽性が続く場合は入院加療が必要となる。末梢静脈栄養により細胞外液2,000〜2,500mL/日を目安とした脱水の改善と電解質の補正，ビタミンB群を中心としたビタミン剤の投与を行う。末梢静脈栄養によっても症状が遷延し，体重減少が著しい場合は中心静脈栄養に移行するが，中心静脈栄養開始時にビタミンB_1投与不足による乳酸性アシドーシス発症の報告があり経静脈栄養管理中は血算，血液生化学検査のほかに血糖，尿ケトン体，ビタミンB_1の測定が必要である。

食事療法は刺激物を避け，食事を分割して空腹時間を減らし，消化の負担にならないよう脂質を少なくするとよい。食べやすい手軽な食事には炭水化物が多く含有されており，必然的に糖質過剰となるので，糖質は適正量に正し，タンパク質の摂取量を増やす工夫が効果的である。

(2) 妊娠性鉄欠乏性貧血

鉄欠乏性貧血は女性に多く，成人女性の約9％に鉄欠乏性貧血が認められ，慢性的な鉄欠乏状態を含めるとその率は50％にも及ぶ。妊婦が非妊婦より鉄欠乏性貧血の有病率が高いのは，胎児と胎児付属物（胎盤・臍帯）への鉄貯蔵と，妊娠に伴う体組成の生理的な変化による。胎児の成長により，胎児・胎盤・臍帯に貯蔵される鉄の量は増加し，妊娠中期から後期にかけて血漿量は50％増加し，相対的に鉄需要は増大する。WHOは妊娠貧血をヘモグロビン値11g/dL未満と定義している。

妊娠性鉄欠乏性貧血は，早産や低出生体重児のリスク増大につながるといわれている。また母体に貧血があった場合，乳児は生後1年間に貧血を発症する可能性が高くなり，発育に影響を与える可能性がある。貧血のある妊婦に鉄剤を投与すると臍帯血中の血清鉄の増加が認められてい

る。また，母体から胎盤を介しての胎児への鉄輸送は一方向であり，妊娠中の鉄補給は胎児，新生児の発育に有効であると認識されている。鉄には，動物性食品に多い吸収率のよいヘム鉄と，植物性食品に多くヘム鉄より吸収率の低い非ヘム鉄がある。非ヘム鉄でもビタミンCやタンパク質と同時に摂取することで吸収率が上昇し，逆にカフェインの多いものと一緒に摂取すると吸収率は50％以上低下するとされているので，食事指導では摂取の方法にも注意が必要である。

（3）妊娠糖尿病

妊娠糖尿病（gestational diabetes mellitus：GDM）とは，妊娠中に初めて発見または発症した糖尿病に至っていない糖代謝異常で，妊娠中の明らかな糖尿病，糖尿病合併妊娠は含めない（日本糖尿病・妊娠学会，2015）。既に糖尿病が明らかで妊娠した症例は糖尿病合併妊娠となる。

妊娠中期に50gGCT検査（140mg/dL以上陽性），随時血糖測定（105mg/dL以上陽性）でスクリーニング検査を行い，陽性の妊婦に対して診断検査（75gOGTT）を行う。日本糖尿病・妊娠学会の基準値でそれぞれ空腹時92mg/dL，1時間値180mg/dL，2時間値153mg/dL以上が陽性となり，1点以上を満たした場合にはGDMと診断する。

GDM妊婦の管理は巨大児をはじめとした，種々の周産期合併症予防を目的とし，その基本は非妊娠時の糖尿病と同様に，血糖管理と体重管理に集約される。血糖値の管理目標は，食前70～100mg/dL以下，食後2時間後120mg/dL以下とし，食事療法，運動療法のみで正常血糖値が維持できない場合にインスリン療法が適応となる。

食事療法としては，標準体重［身長(m)^2×22］×30kcalを基本とし，BMI 25未満の非肥満妊婦では健常妊婦の必要エネルギー付加量に準じる場合と，妊娠期間中一律に200kcalを付加する2つの方法がある。BMI 25以上の肥満妊婦に対してエネルギー付加は行わない。1日3食を規則正しく摂取し，指示されたエネルギー摂取量内で炭水化物，タンパク質，脂質のバランスをとり，適量のビタミン，ミネラル，食物繊維を摂取することが望ましい。一般的には総エネルギー量の50～60％を炭水化物で摂取し，タンパク質は1.0～1.2g/kg（標準体重）を目安とする。

GDMは分娩後に耐糖能が正常化しても，2型糖尿病の発症リスクが正常耐糖能者の7倍以上であるとされており，産後のフォローは必要である。

（4）妊娠高血圧症候群

妊娠高血圧症候群（pregnancy induced hypertension：PIH）とは，妊娠20週以降，分娩後12週までに高血圧がみられる場合，または高血圧にタンパク尿を伴う場合のいずれかで，かつこれらの症候が単なる妊娠の偶発合併症によるものではないものをいう。PIHは，胎盤機能不全，子宮内胎児発育不全，子宮内胎児死亡，早産，常位胎盤早期剥離，HELLP症候群，急性妊娠脂肪肝，子癇，播種性血管内凝固症候群（DIC），急性腎不全など母児生命を危うくする重篤な合併症を併発しやすく，適切な診断と入院管理が必要となる。

基本となる栄養量は，BMI 25未満の非肥満妊婦では，標準体重［身長(m)^2×22］×30kcal/日＋200kcal/日，BMI 25以上の肥満妊婦では標準体重×30kcal/日を目安とする。高血糖はインスリン分泌増加，腎臓からのナトリウム排泄機能低下，交感神経系の刺激を介して血圧の上昇をもた

らすので糖質は制限することが望ましい。タンパク質は標準体重×1.0g/日，脂質は脂肪摂取量を総摂取の25％未満に抑える。また，n-6系多価不飽和脂肪酸にはアレルギー促進や炎症促進，血栓促進作用があるので控え，いわしなど青魚に多く含まれるn-3系多価不飽和脂肪酸を摂取するとよい。ビタミンも抗酸化作用があり，高ビタミン食も推奨される。食塩量は7〜8g/日に制限し，極端な制限は循環血液量が減少しているPIH患者には病態を悪化させるため行わない。水分摂取は1日尿量が500mL以下や肺水腫の前日尿量+500mL程度に制限するが，それ以外の制限は行わない。

(5) 肥満妊婦

肥満の原因は，過剰の摂取エネルギー量が脂肪として蓄積した結果である。過剰の摂取エネルギー量は絶対的な大食だけでなく，摂取エネルギー量が少量であっても基礎代謝量と運動消費エネルギー量の総和がさらに少なければ，相対的に摂取エネルギー量は過剰となる。

肥満妊婦の管理は，GDMやPIH，巨大児をはじめとした周産期合併症予防を目的とする。体重評価にはBMIを用い，厚生労働省策定の「妊産婦のための食生活指針」(2006年)では非妊娠時のBMI 25以上の肥満妊婦の推奨体重増加は，BMI 25をやや超える場合はおよそ5kgを目安とし，著しく超える場合はほかのリスクを考慮しながら，臨床的な状況を踏まえ，個別対応していく。

実際の食事療法としては，標準体重[身長(m)^2×22]×30kcal/日を基本とし，糖質を中心とした単品の食事では血糖値が一気に上昇し，脂肪として蓄積されやすくなるため，主菜・副菜をそろえ1日3食，タンパク質，脂質のバランスをとり，適量のビタミン，ミネラルを摂取することが望ましい。また，食物繊維の豊富な野菜を先に摂取することで，その後の脂肪の吸収も抑えることができる。食物をゆっくり噛むことで，満腹中枢が刺激され満腹感を得ることができる。遅い時間の食事は消化・吸収が高まるため避ける。体重を測る習慣をつけ，日々の食事内容を調節していくことが大切である。

文献

2. 栄養アセスメント

- Baumgartner RN, Koehler KM, Gallagher D, et al.：Epidemiology of sarcopenia among the elderly in New Mexico. Am J Epidemiol，1988；**147**；755-63.
- 小山諭：栄養学的アセスメント．静脈経腸栄養ハンドブック―各種病態における実際（畑山勝義編），メディカルレビュー社，2003，pp.30-41.
- 菱田明，佐々木敏監修：日本人の食事摂取基準（2015年版），第一出版，2014，pp.21-25.
- 日本病態栄養学会編：病態栄養専門師のための病態栄養ガイドブック，メディカルレビュー社，2008，pp.54-56.
- 日本栄養改善学会編：食事調査マニュアル　改訂2版，南山堂，2012.
- 田中芳明：NST栄養管理パーフェクトガイド（上），医歯薬出版，2007，pp.34-78.
- Detsky AS, McLaughlin JR, Baker JP, et al.：What is subjective global assessment of nutritional status？J Parenter Enteral Nutr，1987；**11**；8-13.
- 田中芳明：NST栄養管理パーフェクトガイド（下），医歯薬出版，2007，pp.132-157.
- Klein S, Kinney J, Jeejeebhoy K, et al.：Nutrition support in clinical practice：Review of published

date and recommendations for future research directions. JPEN, 1997；**21**；133-156.
- 岩佐幹恵：栄養障害のスクリーニング．静脈経腸栄養ハンドブック（日本静脈経腸栄養学会編），南江堂，2011，p.110.
- Blackburn GL, Bistrian BR, Maini B：Nutritional and metabolic assessment of the hospitalized patient. JPEN, 1977；**1**；11-22.
- 田代亜彦，山森秀夫，高木一也，他：栄養評価の実際．静脈栄養・経腸栄養ガイド増補版（和田攻他編），文光堂，1995，pp.22-34.
- 松原洋一：血液・尿生化学検査．日本臨牀，2001；**59**；114-117.
- Buzby GP, Mullen JL, Matthews DC, et al.：Prognostic nutritional index in gastrointestinal surgery. Am J Surg, 1980；**139**；160-167.
- Ignacio de UJ, Gonzalez-Madrono A, de Villar NG, et al.：CONUT：a tool for controlling nutritional status. First validation in a hospital population. NutrHosp, 2005；**20**；38-45.

3．栄養療法の計画
- 長谷川史郎：投与熱量と問題点．小児高カロリー輸液の実際，南江堂，1984，pp.46-52.
- Ziegler EE：Protein in premature feeding. Nutrition, 1994；**10**；69-71.
- 長谷川史郎：「アミノ酸の投与量と問題点」，平井慶徳編：小児高カロリー輸液の実際，南江堂，1984，pp.61-74.
- Fiorotto ML, et al.：Total body electrical conductivity measurements in the neonate. Clin Perinatol, 1991；**18**；611-627.
- Thureen PJ, et al.：Intravenous nutrition and postnatal growth of the micropremie. ClinPerinatol, 2000；**27**；197-219.
- 厚生労働省：日本人の食事摂取基準—「日本人の食事摂取基準」策定検討会報告書（2015年版），2014.
- Zarif M, et al.：Insulin and growth-hormone responses in neonatal hyperglycemia. Diabetes, 1976；**25**；428-433.
- 平井慶徳：小児における静脈・経腸栄養の特殊性．静脈・経腸栄養，日本臨牀，2001；増刊号；757-760.

4．栄養療法の実施
- 厚生労働省：入院時食事療養費に係る食事療養及び入院時生活療養費に係る生活療養の実施上の留意事項について，平成28年3月4日，保医発0304第5号．
- 厚生労働省：診療報酬の算定方法の一部を改正する告示，平成28年厚生労働省告示，第52号．
- 本多佳子編：マンネリ化しないサイクルメニュー　約束食事箋の作成と献立展開のコツ，メディカ出版，2013，pp.18-27，40-1.
- 山東勤弥，幣憲一郎，保木昌徳：レジデントのための栄養管理基本マニュアル　NSTディレクターになるための必読書，文光堂，2010，pp.128-153，156-164.
- 中原澄男監修：栄養指導・教育マニュアル　改訂4版，南山堂，2006.
- 田中芳明，石井信二，朝川貴博，他：大学病院におけるNSTの現状と課題．栄養―評価と治療，2011；**28**(4)；322-326.
- 井上善文：臨床栄養の知識の現状—医師・コメディカルの比較．臨床栄養，2011；**118**(7)；819-822.

5．エネルギーの過剰と栄養療法
- 日本肥満学会：肥満症ガイドライン2016，ライフサイエンス出版，2016.
- メタボリックシンドローム診断基準検討委員会：メタボリックシンドロームの定義と診断基準．日本内科学会雑誌，2005；**94**(4)；794-809.

8．妊娠と栄養療法
- 川杉和夫：「4．血液系疾患の臨床栄養栄養医学　A．貧血」，日本臨床栄養学会監修：臨床栄養医学，南山堂，2009，pp.364-368.

第5章 症例と栄養

概　　要

　本章は本書の中心となる章である。実際の症例を提示するので，その診断・治療において栄養的側面がいかに重要かを認識するとともに，どのように対処したらよいか，その理論的背景とスキルを学んでいただきたい。症例は，栄養的側面が重要な疾患を選んであるが，ここに提示されていない疾患についても，栄養面での考慮が必要なことはいうまでもない。提示した疾患は，頻度の高い生活習慣病を中心に，外科手術にかかわるもの，妊娠・成長にかかわるものを選択した。また，主な経静脈栄養剤の組成は付表2（⇨ p.178）に示した。

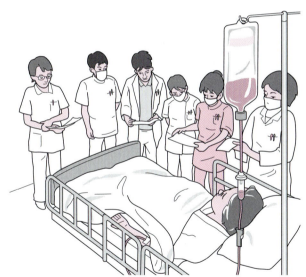

NSTの回診

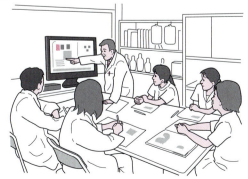

NSTのカンファレンス

1. 糖尿病

患者：39歳，男性，身長167.4cm，体重84.4kg，BMI 30.1kg/m²
疾患：2型糖尿病
主訴：口渇・多飲・多尿
既往歴・合併症：38歳〜脂質異常症，脂肪肝
社会生活歴：会社員。両親と同居。喫煙10年間×20本，飲酒（−），アレルギー（−）
食事習慣：朝食は摂取せず，昼，夕食はほとんど外食。揚げ物など脂質に富んだ高カロリーの食事を摂取し，野菜をほとんど摂取していない。夕食の時間は22時過ぎなど遅い日が多い。
家族歴：母が糖尿病。

◆経過等

1．現病歴：20XX年4月から口渇・多飲・多尿が出現したため，5月に当科を受診。HbA1c 13.1%，空腹時血糖 332mg/dLと，糖尿病・高血糖を認め同日精査加療目的のため入院となった。

2．初診時所見：意識清明，体温36.6℃，脈拍102/分，血圧138/89mmHg，口腔内乾燥あり。空腹時血糖332mg/dL，HbA1c 13.1%，AST 38U/L，ALT 71U/L，γ-GT 94U/L，ChE 476U/L，TC 267mg/dL，TG 746mg/dL，LDL-C 83mg/dL，HDL-C 28mg/dL，BUN 15mg/dL，Cre 0.75mg/dL，UA 6.2mg/dL，TSH 1.08μU/mL，free-T 41.13ng/dL，尿中ケトン体 1+，血液ガス pH 7.37，抗グルタミン酸脱炭酸酵素（GAD）抗体 0.3U/mL 未満。

3．細小血管症評価：網膜症 A-0，腎症1期（尿中 Alb 2.7mg/gCre，eGFR 93mL/分/1.73m²），神経障害あり〔振動覚 13秒/13秒，アキレス腱反射両側正常，指標心拍変動係数（CVR-R）1.87%〕。

4．大血管障害評価：ABI 右1.13/左1.11，脈波速度（PWV）右1,401cm/秒，左1,410cm/秒，心臓超音波異常なし，頸動脈超音波 内膜中膜複合体（IMT）の肥厚なし。

5．内因性インスリン分泌能：血中Cペプチド（CPR）1.79 ng/mL（初診時），24時間蓄尿：CPR 67.8μg/日（入院1週間経過後）。

◆栄養管理の方針

1．標準体重に25kcalを乗じた1,600kcalを1日の総摂取カロリーとし，糖質60%，タンパク質15%，脂質25%の食事療法を開始した。入院日より，糖毒性の解除のために強化インスリン療法を開始。1日総インスリン8単位より開始し徐々に増量。網膜症，腎症，神経障害を評価し，運動療法の禁忌がないことを確認した後に，入院3日目より運動療法を開始。また，管理栄養士による個別栄養相談を行い，これまでの食生活の振り返りと治療食との違い，糖尿病と食事療法の基本について指導を行った。初診時の内因性インスリン分泌は高血糖毒性のために抑制されていたが，強化インスリン療法を行い血糖値が低下すると分泌の回復がみられた。メトホルミン（ビグアナイド）を500mg/日より開始し，1,000mg/日に増量した。また，ピオグリタゾン（チアゾリジン）30mg/日も併用した。1日総インスリン最大15単位にて糖毒性が解除され，空腹時血糖値100mg/dL台前半，食後血糖値200mg/dL未満となった。毎食前にミチグリニド（速効型インスリン分泌促進薬）30mg/日内服を開始してインスリン投与を終了し，入院15日目に退院となった。

2．退院後HbA1cは徐々に低下し，それに伴い内服薬も漸減・中止していった。5か月後にHbA1c 6%未満を達成した。12か月後に内服薬はすべて中止となった。体重は退院後14か月間にわたり概ね−1.5kg/月のペースで減少し続け，62kg，BMI 22kg/m²となった。31か月にわたるフォローアップにてHbA1c 5.4%程度（図5-1），体重も61〜62kgで安定して経過している。また，TGやALTも正常値を維持している。

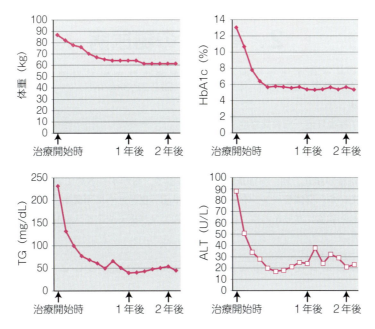

図5-1　治療介入後31か月間の体重，HbA1c，TG および ALT の推移

◆栄養管理の考察と対策

　BMI 30.1kg/m^2 と肥満を合併する初発の2型糖尿病患者。減量の必要性から摂取エネルギーを25kcal×標準体重に設定し，炭水化物は摂取エネルギーの60％，タンパク質は標準体重1kg当たり約1.2gを乗じた量，そして，残りを脂質とした結果，1,600kcal/日（糖質60％，タンパク質15％，脂質25％）による食事療法を開始した。

　退院後も外来受診時の管理栄養士による個別栄養相談を継続した。食事の回数は1日2食から3食に変更した。自炊は困難であったため，高カロリーで脂質が多く野菜の少ない外食メニューの選択を避け，栄養バランスのよい定食を選んでもらい，サラダや酢の物などの小鉢を追加し，主食が多い場合は少し残すよう指導した。また，冷凍の糖尿病治療食の弁当も利用した。夕食が遅くなる場合にはできるだけ分食にし，18時頃に主食をとり，仕事後に副食をとる工夫をした。運動療法として仕事中にエレベーターを避けて階段を使う，通勤時のバス移動を徒歩に替える，休日は時間をかけて散歩するなど，日常生活のなかで継続可能な運動を行うよう指導し，患者も実行した。

　退院後も食事・運動療法を継続することにより，2年半以上のフォローアップでも体重，血糖，脂質，肝機能すべてコントロール良好に維持できている。

　入院治療における徹底的な糖尿病教育，また，退院後の継続的な栄養指導が功を奏した症例であると考えられる。また，理想論で指導を行うのではなく，患者の生活環境を踏まえた食事指導・運動指導の重要性を痛感した症例であった。

2．高齢者の糖尿病

患者：71歳，男性，身長167.4cm，体重65.4kg，BMI 22.3kg/m²
疾患：2型糖尿病
既往歴・合併症：高血圧症，脂質異常症，脂肪肝
社会生活歴：元会社員．無職．妻と長男夫妻，小学生の孫3人と同居．喫煙（－），飲酒（－），アレルギー（－）
食事習慣：食事は妻が調理．朝，夕は米飯300g程度で，おかずも多めに摂取していた．油は控えるよう心がけていた．昼はラーメンなどめん類の単品．孫とともに冷蔵庫に常備してある炭酸清涼飲料水を常飲し，間食にかりんとう，揚げ煎餅，スナック菓子やアイスクリーム，チョコレートなどを食べていた．
家族歴：孫3人に肥満あり．

◆経 過 等

1．現病歴：20XX年4月頃から，口渇・多飲・多尿が出現し，7月初旬から夜間の下肢の痺れ感が出現したため，7月に当科を受診．HbA1c 14.1%，随時血糖403mg/dLと糖尿病および著明な高血糖を認め，同日精査加療目的に入院となった．
2．初診時所見：意識清明，体温36.7℃，脈拍105/分，血圧167/104mmHg，随時血糖403mg/dL，HbA1c 14.1%，AST 17U/L，ALT 19U/L，γ-GT 91U/L，ChE 476U/L，TC 223mg/dL，TG 340mg/dL，LDL-C 128mg/dL，HDL-C 43mg/dL，BUN 8mg/dL，Cre 0.54mg/dL，UA 4.2mg/dL，TSH 0.49μU/mL，free-T4 1.00ng/dL，尿中ケトン体（－），抗グルタミン酸脱炭酸酵素（GAD）抗体0.3U/mL未満．
3．細小血管障害評価：網膜症 A-1，腎症1期（蓄尿Alb 18.3mg/日，eGFR 112mL/分/1.73m²），神経障害あり〔振動覚12秒/12秒，アキレス腱反射 両側正常，指標心拍変動係数（CVR-R）1.48%，夜間に両下肢末端の痺れ感がある〕．
4．大血管障害評価：ABI 右1.02/左1.11，脈波速度（PWV）右2,360cm/秒，左2,493cm/秒，心臓超音波異常なし，頸動脈超音波 両側内頸動脈の内膜中膜複合体（IMT）はびまん性に肥厚している．最大2.3mmの肥厚あり．
5．内因性インスリン分泌能：空腹時血中Cペプチド（CPR）2.54ng/mL，蓄尿CPR 80.4μg/日．

◆栄養管理の方針

1．標準体重に25kcalを乗じた1,600kcalを1日の総摂取カロリーとし，糖質60%，タンパク質20%，脂質20%，食塩6g未満の食事療法．入院日より，糖毒性解除のために強化インスリン療法．少量より開始し，徐々に増量していった．治療食以外に菓子パン半分を間食したところ，血糖値が500mg/dL台に上昇したため，間食の血糖上昇への影響を理解し，やめた．

網膜症，腎症，神経障害の評価を行い，自律神経障害が疑われたためシェロング試験を行い，起立性低血圧がないことを確認．運動療法の禁忌がないことを確認し，運動療法を開始．管理栄養士による個別栄養相談を行い，これまでの食生活の振り返りと，修正可能な点について指導を行った．内因性インスリン分泌能は十分に保たれていた．インスリン抵抗性を改善するためにメトホルミン500mg/日を開始，1,500mg/日まで増量した．最大合計34単位のインスリン使用にて糖毒性が解除されたため，シタグリプチン（DPP-4阻害薬）50mgを併用，インスリングラルギン6単位，メトホルミン1,000mg，シタグリプチン50mgでのBasal supported Oral Therapy（BOT）に切り替えた．

血圧が150～160/90mmHg台と高く，食塩6g未満の減塩治療でも降圧が不十分であったため，130/80mmHg未満を目標に，オルメサルタン（アンギオテンシンⅡ受容体拮抗薬）を開始した．膵がんなど

の悪性疾患が高血糖の原因となる可能性があるため，悪性疾患の除外のために腹部超音波検査，上下部内視鏡検査を行った。大腸に多発ポリープが見つかり，ポリペクトミーを行った。入院28日目に退院となった。

2．退院後も自己血糖測定（SMBG）で空腹時血糖90〜100mg/dL程度，食後血糖100〜120mg/dL程度と血糖コントロールは良好であったため，内服薬およびインスリンを減量した。退院後2か月でインスリンを中止し，13か月後には，すべての糖尿病治療薬を中止した。治療介入後44か月間フォローアップしているが，血糖，脂質，肝機能は正常範囲内で良好なコントロールを保っている。体重もBMI 22〜24kg/m^{2}程度を維持している。

◆栄養管理の考察と対策

内臓脂肪型肥満を合併した初発の高齢者2型糖尿病患者の一例。

入院時のBMIは22.3kg/m^{2}と標準体重であったが，内臓脂肪計測CTでは182.5cm^{2}と著明な内臓脂肪の蓄積がみられた（図5-2）。摂取エネルギーは標準体重×身体活動量25kcal/kgに設定した。炭水化物は1日の総エネルギー量の60％，タンパク質は標準体重1kg当たり約1.2g，残りを脂質とし，1,600kcal（炭水化物60％，タンパク質20％，脂質20％）の食事療法を行った。成長期の孫を含む長男家族との同居で，間食と清涼飲料水の多量摂取，食事量過多などの問題があった。入院後，1か月間にわたり食事療法を実践したこと，管理栄養士による個別栄養相談を含む糖尿病教育を受けたこと，また，SMBGで間食により血糖が上昇する経験をしたことで，これまでの食生活に問題点があったことを初めて自覚したそうである。退院後は間食を控え，清涼飲料水の飲用をやめた。自炊も行い，蒸し焼きにして調理の油の量を控え，野菜を毎回の食事に追加するなどの工夫をするようになった。運動療法としては，車での孫の送り迎えを徒歩に替え，毎日40分間歩くようになった。治療開始3か月後には，BMIに大きな変化を認めなかったが，内臓脂肪面積が182.5cm^{2}から106.2cm^{2}へと著明に減少していた（図5-2）。肥満のある3人の孫も，祖父の生活習慣改善に影響され，食事・運動習慣によい変化がもたらされているようである。

高齢者の糖尿病治療で注意すべき点は，低血糖や低栄養の回避である。高血糖による糖毒性が解除された後は，やみくもに薬物療法を継続し血糖コントロールの改善を目指すのではなく，生活習慣の改善により血糖コントロールの改善を図ることが重要である。

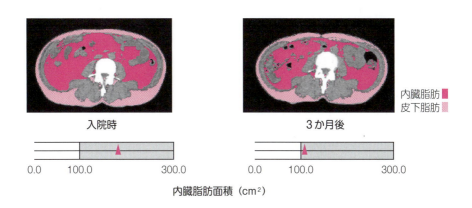

図5-2 治療介入3か月後の内臓脂肪面積，BMI，ウエスト周囲長の変化

3. 糖尿病性腎症

患者：54歳，男性，身長170cm，体重88.2kg，BMI 30.5kg/m²，理想体重（IBW）63.6kg
疾患：2型糖尿病（腎症，網膜症，神経障害），ネフローゼ症候群，うっ血性心不全
既往歴等：高血圧（51歳～），網膜光凝固術・硝子体手術（53歳）
生活習慣：喫煙（－），機会飲酒（＋），運動習慣（－）
職業：スーパー勤務

◆経過等

1. 硝子体手術施行の18年前に健康診断で高血糖を指摘され，口渇と体重減少（半年間で88kg→76kg）を認めたため，近医内科を受診し随時血糖値350mg/dL，HbA1c 12％で糖尿病と診断され，血糖降下薬およびインスリンを開始されるも半年後に自己中断した。
2. 20X3年12月頃より視力低下を訴えるようになり，2年後の20X5年3月硝子体手術を施行される。周術期は強化インスリン療法で血糖コントロールは良好，その後DPP-4阻害薬とビグアナイド薬にて近医内科で加療を継続されていた（HbA1cは7％台で経過）。
3. 20X5年11月頃から両下腿浮腫と労作時の息切れ，咳嗽が出現，半年間で約20kgの体重増加を認めたため，精査加療目的にて翌年2月9日に当科に入院した。
4. 食習慣…朝食（7時）：菓子パン1個，バナナ1本，昼食（12時）：玄米，豆乳，ヨーグルト，サラダ，夕食（20時）：ご飯1膳，味噌汁，野菜の和え物や炒め物，豚あるいは鶏肉，ブドウゼリー1個，間食（昼食後）：カットフルーツ1個（食塩摂取量約11g/日）。
5. 入院時現症…血圧134/88mmHg，脈拍95/分（整），四肢・顔面の浮腫著明，心音；異常なし，呼吸音；両側下胸部において減弱，腹部；膨隆，軟，腸雑音正常，圧痛なし，神経学的所見；両側足趾～足底の知覚低下，両側アキレス腱反射消失。
6. 画像…胸部XP；CTR 64.4％，肺紋理の増強（＋），両側に著明な胸水貯留を認める。
7. 検査所見：尿タンパク定性3＋，定量8g/日，尿沈渣；卵円形脂肪体（＋），Hb 11.8g/dL（MCV 87.1fL，MCH 27.6pg），WBC 7,000/mm³（リンパ球875/mm³），AST 39U/L，ALT 30U/L，総タンパク4.9g/dL，Alb 1.7g/dL，TC 174mg/dL，HDL-C 67.3mg/dL，TG 76mg/dL，BUN 21.7mg/dL，Cr 1.34mg/dL，クレアチニン・クリアランス38.3mL/分，eGFR 44.8mL/分/1.73m²，Na 138mEq/L，K 4.9mEq/L，空腹時血糖135mg/dL，HbA1c 7.6％。

◆栄養管理の方針

1. 尿タンパク3.5g/日以上，血清総タンパク6g/dL以下，Alb 3g/dL以下，尿沈渣にて卵円形脂肪体を認めたことなどにより，ネフローゼ症候群と診断した。両側の著明な胸水貯留および浮腫の主要な原因と考えられるが，入院後に施行された心エコーにて局所的なアシナジー（asynergy）はないものの重度の左室機能低下を認め，うっ血性心不全もその一因であったと思われる。
2. 顕性タンパク尿はみとめるもののeGFRは30以上であり，糖尿病性腎症の3期に相当する（2013年12月糖尿病性腎症合同委員会，表5-1）。

「糖尿病治療ガイド2014-2015」（日本糖尿病学会編，表5-1）に基づき，1日当たり総エネルギー1,800kcal（30kcal/kg・IBW），タンパク質制限60g（0.9g/kg・IBW），食塩制限6gの食事療法を開始した。入院時の酸素飽和度は97％（room air）と保たれており，浮腫や胸水貯留に対しては安静および利尿薬の投与（フロセミド20mg/日）にて様子をみた。血糖降下薬は中止し，インスリンの強化療法を開始した。体重は徐々に減少し，第25病日には63kgとほぼ理想体重にまで改善した。それに伴い浮腫や胸水も軽減し，第25病日にはほぼ消失した。血糖コントロールも良好となり，第28病日よりインスリンを中止し腎機能に影響されない胆

表 5-1　糖尿病性腎症の病期分類と食事療法

病　期	尿中アルブミン値（mg/gCr）あるいは尿タンパク値（g/gCr）	GFR (eGFR) (mL/分/1.73m²)	備　考	総エネルギー (kcal/kg/日)	タンパク質 (g/kg/日)	食塩相当量 (g/日)	カリウム (g/日)	治療, 食事, 生活のポイント
第1期 (腎症前期)	正常アルブミン尿 (30未満)	30以上	GFR 60mL/分/1.73m²未満はCKDに該当し，糖尿病性腎症以外の原因が存在しうる。	25～30	1.0～1.2	高血圧あれば6g未満	制限せず	糖尿病食を基本とする。
第2期 (早期腎症期)	微量アルブミン尿 (30～299)	30以上	微量アルブミン尿を認めた場合，糖尿病早期診断基準に従って鑑別診断を行う。	25～30	1.0～1.2	高血圧あれば6g未満	制限せず	糖尿病食を基本とする。タンパク質の過剰摂取を避ける。
第3期 (顕性腎症期)	顕性アルブミン尿 (300以上) あるいは持続性タンパク尿(0.5以上)	30以上	顕性アルブミン尿の症例では，GFR 60mL/分/1.73m²未満に低下すると，腎イベントが増加するため，注意が必要である。	25～30	0.8～1.0	6g未満	制限せず（高K血症があれば<2.0）	タンパク質制限食
第4期 (腎不全期)	問わない	30未満	GFR 30mL/分/1.73m²未満では，尿タンパク値にかかわらず，腎不全期に分類される。	25～35	0.6～0.8	6g未満	<1.5	タンパク質制限食
第5期 (透析療法期)	透析療法中	―		血液透析：30～35	0.9～1.2	6g未満	<2.0	水分制限（最大透析間隔日の体重増加を6%未満とする。）

出典）日本糖尿病学会編：糖尿病性腎症合同委員会報告「糖尿病性腎症病期分類の改訂について」，糖尿病治療ガイド2014-2015，2014，p.78，p.80，p.81.

汁排泄型のDPP-4阻害薬（リナグリプチン）に変更したが良好なコントロールが維持できた。

◆栄養管理の考察と対策

　放置歴の長い2型糖尿病患者であり，高度に進行した合併症の症状出現により入院を余儀なくされた症例である。適切な教育がなされていなかったため，入院前の食生活ではタンパク質制限に対する意識が全くなく（豆乳，ヨーグルト，肉類など），食塩摂取量も非常に多かった。糖尿病性腎症の食事療法は，従来のエネルギーコントロールを主体としたものから，3期以降にはタンパク質制限，食塩制限を主体とした考え方に大きく変化するため，多くの患者は指導内容を正しく理解できていないのが現状である。個々の生活習慣に応じた実現可能なきめの細かい指導が望まれる。タンパク質を制限すると必然的にエネルギー不足に陥りやすくなり，体タンパク（筋肉など）の異化を起こす可能性が高くなるため，必要に応じてエネルギー調整食品（脂質や炭水化物を主成分とするゼリーや飴など）を摂取させる。また，通常の食品と同じ重量でタンパク質含有量を半分以下に減らしたご飯，パン，めん類など「治療用特殊食品」を活用することにより，主食で制限できたタンパク質を副食に回すことが可能となるため単調になりがちな食事に変化をつけることが可能となる。本症例では血清カリウム値は正常であったが，高カリウム血症を呈する症例においてはカリウム制限（本症例では守られていなかった生野菜や果物の制限）が必要であることはいうまでもない。

4. 脂質異常症（高トリグリセリド血症）

患者：67歳，女性，身長156cm，体重44.3kg，BMI 17.8 kg/m²
疾患：高度高トリグリセリド血症
既往歴等：19歳時：急性膵炎
　　　　　38歳時：高トリグリセリド血症と高血圧症で内服加療開始
　　　　　62歳時：2型糖尿病で内服加療開始
　　　　　66歳時：冠動脈造影で左前下降枝遠位部に90％狭窄あるも経過観察
家族歴：弟も高度高トリグリセリド血症で急性膵炎を繰り返す。
生活習慣：喫煙（−），飲酒（−），運動（週に2回の散歩程度）
食生活：1日3食（朝7時，昼12時，夕20時），ファストフードなどの外食が週に1〜2回，スーパーなどの惣菜や弁当も多い，間食はほとんどしない。
薬物療法：高トリグリセリド血症に対してフェノフィブラート160mg，ニセリトロール500mg，n−3系不飽和脂肪酸4g，エゼチミブ10mg，シルニジピン10mg，ドキサゾシン2mg，カルベジロール2.5mg，ビルダグリプチン100mg
身体所見：角膜輪（−），黄色腫（−），血圧130/60mmHg（降圧薬内服下）
検査所見：TG 2,942mg/dL，TC 221mg/dL，HDL-C 9mg/dL，LDL-C 51mg/dL，HbA1c（NGSP）5.7％，空腹時血糖99mg/dL

◆経過等

19歳時に高トリグリセリド血症が原因と考えられる急性膵炎の既往があり，38歳時から高トリグリセリド血症の薬物治療を継続的に受けていたが，血清トリグリセリド（TG）値は3,000〜5,000mg/dLとコントロール不良であった。高血圧と糖尿病は十分にコントロールされており，細小血管障害（網膜症，腎症，神経障害）は認めなかったが，大血管症（冠動脈狭窄）を有していた。

今回，健康診断（婦人科検診）における超音波検査で偶然に腸骨動脈瘤が見つかり，その治療のために入院となった。空腹時のTGが2,942mg/dLと異常高値であり，周術期リスクを減じるために外科から内科へコンサルトとなった。すでに脂質異常症の治療薬は十分に使用されていたので，栄養管理を強化することとした。脂肪制限を中心とした病院食により，TGは500mg/dL程度まで低下し，無事に腸骨動脈のステントグラフト内挿術（endovascular aortic repair：EVAR）が施行され，退院となった（図5-3）。

◆栄養管理の方針

入院中の栄養管理は，「動脈硬化性疾患予防ガイドライン2012年版」の総摂取エネルギーと栄養素配分の適正化に従い，エネルギー1,400kcal，脂肪エネルギー比20〜25％，炭水化物エネルギー比50〜60％とした。脂肪は1日40g未満，食塩は1日7g未満に制限した。TGは速やかに616mg/dLまで低下した。入院期間は15日で入院中のTGは500mg/dL前後で落ち着いていたが，退院すると再び3,000〜5,000mg/dL前後と悪化した。

悪化原因は，退院後の日常生活では厳格な食事療法が遵守できない点にあった。多忙な仕事のある生活のなかで，すべての食事を自身で調理するわけにもいかず，外食や購入した惣菜や弁当には脂を使用した揚げ物が入っていることが判明した。栄養指導では，脂身の多い肉などに含まれる飽和脂肪酸摂取を減らし，TG低下作用があるn−3系多価不飽和脂肪酸を多く含んだ魚類（特に青魚）の摂取を推奨した。食物繊維は腸管での脂肪吸収を抑制する作用があることから，未精製穀類（玄米や大麦など），大豆（豆腐，納豆など），野菜類，海藻類，果実類，いも類などの植物性食品を十分に摂取するよう指導した。炭水化物（特に単純糖質）の過剰摂取は，肝臓で脂肪酸に変換され高トリグリセリド血症の原因になることから，炭水化物エネルギー

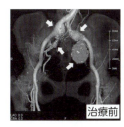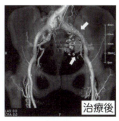

図5-3　腸骨動脈瘤に対する治療前後のCT

比をやや低めに設定し，果物は適量，菓子や清涼飲料水は禁止とした。アルコールはTGを上昇させるので制限するが，本症例は非飲酒者であった。

外来で栄養指導を行いながら診療を継続したが，TGが目標値を達成しないので，次の一手として自宅の料理油を一般のサラダオイルから中鎖脂肪酸オイル（マクトンオイル）に変更した。最初は中鎖脂肪酸オイルを1日10gを目安に置き換え，最終的に1日20gとした。中鎖脂肪酸オイル変更後は，TGが徐々に低下し1,000～2,000mg/dL程度まで改善した（図5-4）。なお，マクトンオイルは中鎖脂肪酸85％と長鎖脂肪酸15％の配合液体油である。

◆栄養管理の考察と対策

本症例は急性膵炎の既往と動脈硬化性疾患の合併があることから，高トリグリセリド血症の是正が重要な課題となる。特に，TGは1,000mg/dLを超えると5％の患者が急性膵炎を発症することから積極的な治療が必要となる。本症例では高トリグリセリド血症の第一選択薬であるフィブラート系薬剤（フェノフィブラート）のほか，ニコチン酸誘導体（ニセリトロール）や選択的小腸コレステロール輸送体阻害剤（エゼチミブ）やn-3系多価不飽和脂肪酸（EPA/DHA）を投与した。n-3系多価不飽和脂肪酸はトリグリセリド低下作用が期待できるばかりか，血圧低下作用，血小板凝集抑制作用，血管内皮機能改善作用などを介して冠動脈イベント抑制効果も有しており，本症例のような動脈硬化性疾患患者にも推奨される。n-3系多価不飽和脂肪酸は食品では青魚に多く含まれているが，本症例のように医薬品として摂取すると効率的である。わが国ではエパデールとロドリガが脂質異常症に適応があり，高トリグリセリド血症の治療薬として処方されている。

高カイロミクロン血症における中鎖脂肪酸の使用は，日本や海外のガイドラインにおいてその使用を考慮するとされている。市販のサラダオイルは菜種（キャノーラ）や大豆を原料とし，リノール酸などの長鎖脂肪酸が主に含まれ，腸で吸収後にリポタンパク（カイロミクロン）を形成し血清トリグリセリドを上昇させる。一方，中鎖脂肪酸はココナッツやパームフルーツに多く含まれ，腸で吸収後，門脈を介して直接肝臓に運ばれ代謝されるため，リポタンパクを形成せず，結果的に血清トリグリセリドは上昇しない。中鎖脂肪酸はアルツハイマー病の認知機能改善に効果があったと話題になった。

本症例では，入院における病院食管理下ではTGが低下したが，退院後の日常生活ではコントロールが困難であった。しかし，外来における栄養指導と中鎖脂肪酸の利用によって改善することができた。

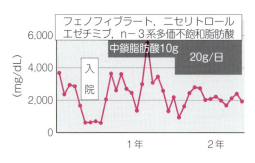

図5-4　血清トリグリセリドの推移

5. 心不全

患者：62歳，女性，身長155cm，体重68.8kg，BMI 28.6kg/m²
主訴：息切れ，下肢浮腫
既往歴：糖尿病（＋），高血圧症（＋），脂質異常症（－）
生活習慣：喫煙（－），飲酒（－），運動（週に2回の散歩程度）
妊娠，出産に異常なし
家族歴：高血圧，糖尿病あり

◆経過等

1. 来院までの経過
   - 10年前より高血圧にてアムロジピン内服。血圧140/85，脈拍80程度のコントロール。体重60kg。
   - 6年前より糖尿病指摘。メトホルミン，ピオグリタゾンにてHbA1c 7％程度のコントロール。体重65kg。
   - 3年前より尿タンパク陽性。オルメサルタン追加。体重63kg。
   - 昨年より夕方に足のむくみ自覚。体重65kg。
   - 1か月前より労作時息切れNYHA II度程度自覚。体重が68kgに増加。
   - 1週間前より脈の乱れ，不眠自覚のため来院。

2. 来院時所見
   - 血圧100/70，脈拍96不整。頭頸部に異常なし。甲状腺腫大なし。胸部 両肺野に湿性ラ音を聴取。腹部に異常所見なし。腹水なし。両下肢圧痕性浮腫（pitting edema）あり。神経学的に異常なし。
   - 胸部レントゲン：両肺にうっ血あり，胸水なし。ECG Af。
   - 血液検査：CBC WBC 7,800mm³（リンパ球1,000/mm³），Hb 11.6g/dL，Ht 32.8％。
   - 生化学検査：Na 136mEq/L，K 4.2mEq/L，Cl 100mEq/L，BUN 21.0mg/dL，Cre 1.1mg/dL，eGFR 39.5mL/分/1.73m²，UA 6.3mg/dL，TP 6.7g/dL，Alb 3.4g/dL，TC 166mg/dL，HDL 48mg/dL，TG 142mg/dL，AST 60U/L，ALT 91U/L，LDH 226U/L，ALP 113U/L，BNP 680pg/mL。
   - 尿検査：タンパク（＋），糖（＋），尿沈渣，空胞円柱（＋）。

◆栄養管理の方針

1. 入院時栄養計画（入院時診療計画の特別計画）…心不全に対し減塩3gと飲水制限（2L）。
2. 栄養アセスメント

   (1) 3月10日（入院日より約1週間経過）よりNST回診（週1回）
   - 栄養管理関連血液・生化学検査データ…体重66kg，Alb 3.9g/dL，WBC 6,500/mm³（リンパ球1,200/mm³），TC 170mg/dL，Na 144mEq/L。
   - 必要非エネルギー量およびタンパク質量…基礎代謝量（BEE）1,254kcal（体重は63kgとして算出），活動係数（AF）1.2（ベッド上安静）。以上から必要エネルギー量1,504kcal。必要タンパク質量63（体重）×1.1（発熱無）＝69.3g/日。
   - 必要エネルギー1,500kcal，タンパク質70gと設定。
   - 減塩食3g。低ナトリウム血症が改善したため飲水制限は解除。

   (2) 3月17日NST回診
   - 経口摂取（GFO）はできており，安静度は病棟内フリー。
   - 退院へ向けて食事指導。
   - 栄養管理関連血液・生化学検査データ…体重64kg，Alb 4.0g/dL，WBC 5,200/mm³（リンパ球1,100/mm³），

TC 172mg/dL。
- 必要エネルギー量およびタンパク質量…基礎代謝量（BEE）1,254kcal，活動係数（AF）1.3（やや軽い労作），以上から必要エネルギー量1,630kcal。必要タンパク質量50（理想体重）×1.1（発熱無）＝55g/日。

◆**栄養管理の考察と対策**

　心不全による悪液質から低栄養になっていた。入院後利尿薬，ACE阻害薬などの内科的治療により心不全は軽快し，心房細動も消失した。

　主観的包括的栄養評価（subjective global assessment：SGA）は，心不全患者で体液量が増加している場合，体重減少は認めずむしろ体重は増加するので注意が必要である。本症例では心不全による活動度の低下は認めるものの，食欲の低下は軽度であり，低栄養は軽度と判断した。

　一方，客観的栄養評価（objective data assessment：ODA）のためにCONUT法（controlling nutritional status）を適用すると入院時Alb 3.4g/dL，TC 166mg/dL，リンパ球1,000/mm^{3}と5点になり，中等度障害となる。本症例ではスタチンは使用されていないが，多くの循環器疾患患者ではスタチンが投与されていることも多く，TCの評価には注意が必要である。

　心不全急性期は消化管にも浮腫が認められるため栄養素の吸収が低下することが多い。本症例では糖尿病発症後最も体重の少なかった時の体重を基に必要カロリーを算出した。心不全患者での傷害係数は確立しておらず，合併症をみながら適宜増減が必要と思われる。

　内科的治療により心不全が改善したため，退院後の食生活について心不全予防，高血圧，糖尿病の改善に重点をおき，減塩食6g，1,600kcal，また野菜，果物が豊富な食事が心血管イベント抑制に有効である研究結果などを紹介しながら，具体的なメニューを提示し，食事指導を行った。また，尿タンパク，eGFRよりCKD G3bに相当することから入院中よりタンパク質制限を始め，退院後のタンパク質摂取量は0.6～0.8g×理想体重kg（理想体重50kgとして40g）とした。食事指導は本患者において心不全の再発予防のうえで重要な位置を占めるものであるが，長期にわたり継続することは難しい。来院時の栄養指導の際に具体的なメニューの提示や調理実習などが有用ではないかとする研究成果も発表されており，多方面からの栄養指導アプローチが必要であろう。

表5-2　CONUT法の算出方法

ALB（g/dL） スコア①	≧3.50 0	3.00～3.49 2	2.50～2.99 4	＜2.50 6
TLC（/μL） スコア②	≧1,600 0	1,200～1,599 1	800～1,199 2	＜800 3
TC（mg/dL） スコア③	≧180 0	140～179 1	100～139 2	＜100 3
栄養レベル CONUT値（①＋②＋③）	正常 0～1	軽度異常 2～4	中等度異常 5～8	高度異常 9＜12

6. 慢性閉塞性肺疾患（COPD）

患者：76歳，男性，身長167cm，体重45kg，BMI 16.1kg/m²
疾患：慢性閉塞性肺疾患（気腫型，GOLD Stage Ⅳ，最重症）
既往歴：十二指腸潰瘍（41歳時），糖尿病（－），高血圧症（－），脂質異常症（－）
生活習慣：喫煙歴（15本／日，14歳～70歳），飲酒歴（機会飲酒），労作時呼吸困難のためほとんど外出していない。

◆経過等

1. 62歳時：健康診断でCOPDを指摘されたが，特に自覚症状がないため放置。
2. 67歳時：労作時呼吸困難を自覚したため，吸入気管支拡張薬を開始。
3. 70歳時：症状増悪し，薬物療法に加えて在宅酸素療法導入（安静時1L，労作時2L）。
4. 72歳時：呼吸リハビリテーションのため入院。呼吸訓練，運動療法などにより労作時呼吸困難はやや軽減。
5. 外来通院にて薬物療法，在宅酸素療法を継続していたが，再び労作時呼吸困難の増悪と活動性の低下，抑うつ傾向，体重減少も徐々に進行。栄養状態の改善と呼吸リハビリテーションのため入院。呼吸機能検査では1秒率24.5％，対標準1秒量24.8％と最重症の閉塞性換気障害および肺過膨張と肺拡散能の低下もみられた。動脈血液ガス分析（室内気）ではPaO_2 65.0Torr，$PaCO_2$ 39.7Torrと低酸素血症がみられたが，高炭酸ガス血症は認めなかった。

◆栄養管理の方針

1. 入院時栄養計画（⇨第4章2・3）
   - 入院時血液検査：Hb 13.8g/dL，WBC 5,900/μL（リンパ球数 1,298/μL），TP 7.1g/dL，Alb 4.2g/dL，AST 23 U/L，ALT 14U/L，BUN 17mg/dL，Cr 0.7mg/dL，UA 6.8mg/dL，Glu 91mg/dL，CRP 0.2 mg/dL，TG 72mg/dL，TC 216mg/dL，レチノール結合タンパク 3.7mg/dL，トランスサイレチン 21.7mg/dL，トランスフェリン 195mg/dL。血清タンパクではAlbの低下はみられなかったが，rapid turnover protein（RTP）は低値を示した。
   - 体成分分析（DXA）：除脂肪量 33.6kg，脂肪量 6.9kg，骨塩量 2.0kg，骨密度 0.97g/cm²。低体重および除脂肪量，脂肪量，骨塩量の減少が認められた。
   - 間接カロリメトリー：REE 1,180kcal／日（％REE 111.2％）。顕著な代謝亢進は認めず。
   - RTPの減少を伴うマラスムス型のタンパク質・エネルギー栄養障害を呈している。
   - 呼吸訓練，低強度の運動療法（最大酸素摂取量の40％），下肢筋力トレーニングを4週間実施する。
   - エネルギー投与量をREEの1.5倍（1,770kcal）以上，タンパク質投与量は1.5×体重（45kg）＝67.5kg以上の摂取を目標とする。
   - リハビリテーション中は自覚症状，運動能，体重の変化について定期的モニタリンクを実施する。明らかな体重の減少傾向がみられた場合は，運動強度を軽減する。
   - 胃内視鏡を実施して，胃・十二指腸潰瘍の再燃の有無を評価する。
2. 入院後経過（⇨第4章4・5，第3章4）
   - 食事は総エネルギー量 2,050kcal（タンパク質 75g，糖質 300g，脂質 55g）で開始。
   - 入院後食事摂取量は食後の腹満と食欲不振もあり7割程度の摂取にとどまったため，ラコール 200mL×2パック／日を分割摂取として追加した。ラコールは量的に摂取困難との訴えがあり，テルミール2.0α 1パック／日とした。
   - 食事中に呼吸困難が増悪するため，食事中の酸素吸入を2Lに増量した。

- 食欲不振に対しては六君子湯,便秘には緩下剤の投与を行った。食事摂取量は8割程度まで増加したが,テルミール2.0αは継続した。
- 胃内視鏡では萎縮性胃炎のみで潰瘍の再発は認めなかった。
- 呼吸リハビリテーションは継続可能であり,体重の減少傾向は認めなかったため,運動強度は同程度で継続した。
- 4週間の呼吸リハビリテーション後,体重は2kg増加した。体成分では脂肪量は1.2kg減少したが除脂肪量が2kg増加した。
- 労作時呼吸困難,呼吸筋力,6分間歩行距離の改善とともに,食欲不振や抑うつ傾向の改善も認められたため退院。

◆**栄養管理の考察と対策**(⇨第3章1・4)

　気腫型COPDの場合,横隔膜が低位であるため食後の腹満感や呼吸困難が生じやすい。また,食事中の呼吸困難増悪が食欲不振の原因のひとつとなる。また,消化性潰瘍や胃食道逆流症,便秘など消化器系疾患や機能異常なども合併することが多い。以上から,食事はできる限り分食とし,経口栄養補給は低容量高カロリーの経腸栄養剤を選択し,食事中の酸素流量を増量した。投与エネルギー量は実測REEの1.5倍以上を目標とした。高炭酸ガス血症の合併がなく,腹満感も強いため,あえて脂肪のエネルギー比率を高める必要はないと考え,高タンパク質,高エネルギー投与を目指した。

　呼吸リハビリテーションも同時に行うためエネルギー需要が高まる。運動強度によっては相対的にエネルギー不足に陥り栄養状態の悪化を招く。糖尿病や脂質代謝異常,腎機能障害の合併がなければ,可能な限り高エネルギー,高タンパク質摂取に配慮する。本例では,低強度運動療法と栄養療法を併用することにより,体脂肪量は減少したが除脂肪量の増加が認められ,労作時呼吸困難,運動耐容能の改善が認められた。呼吸リハビリテーションにより不安や抑うつが改善することが知られているが,本例でも同様の効果が認められ,食欲不振の改善につながったと考えられる。

　COPDでは栄養補給療法単独による栄養状態の改善効果は限定的であり,適切な強度による運動療法も含めた呼吸リハビリテーションの併用が必要である。COPDに対する栄養療法の基本的な考え方を図5-5に示す。

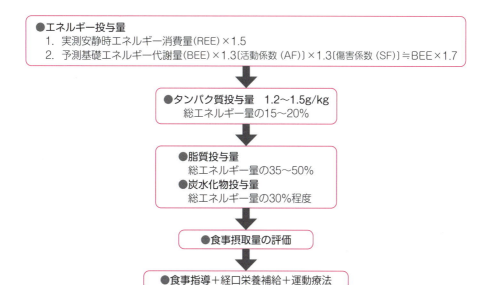

図5-5　COPDに対する栄養療法の基本的考え方

7. 炎症性腸疾患

患者：22歳，男性，身長174cm，体重56.8kg，BMI 18.8kg/m²
疾患：小腸・大腸型クローン病，肛門周囲膿瘍
既往歴等：糖尿病（－），高血圧症（－），脂質異常症（－）
生活習慣：喫煙（－），飲酒（－）

◆経過等

1. 手術施行の20XX年の2年前に1日6行以上の慢性下痢と腹痛，体重減少が出現し，来院。精査の結果，回盲部に敷石状結節を伴う縦走潰瘍および狭窄が認められ，小腸には広範な潰瘍病変が指摘され，小腸・大腸型クローン病と診断された。腹腔内膿瘍の形成も認められ，回盲部切除術，小腸部分切除術を施行（残存小腸は240cm）された。術後5-アミノサリチル酸製剤とアザチオプリン50mgの内服を開始し，外来経過観察されていた。
2. 20XX年2月，排便回数が増え，体重減少とともに肛門痛が出現した。肛門外科を受診し，肛門周囲膿瘍・痔瘻と診断され，Seton法手術が施行された。内視鏡検査では，残存大腸に敷石状結節所見とともに縦走潰瘍，孤立性潰瘍が散見され，回腸と上行結腸の吻合部口側にも縦走潰瘍病変の再発が認められたため，当院を紹介受診し加療目的に入院となった。
3. 入院時現症：腹部は軟，臍上部周辺に軽度の圧痛を認める。肛門には1時，4時方向にSetonが挿入されており，排膿が持続していた。体温37.4℃，WBC 6,400/mm³，Hb 10.1g/dL，CRP 4.2mg/dL，TP 5.8g/dL，Alb 2.3g/dL，Fe 13μg/dL，UIBC 290μg/dL，フェリチン3ng/mL，Zn 10μg/dL。
4. 入院後経過：痔瘻に対するSeton手術後で排膿が持続していることから，排便コントロールと腸管安静目的で絶食とし，成分栄養療法（ED）が開始された。残存小腸が比較的短いことから，5FrのEDチューブを用い，経鼻経管栄養を24時間持続で行った。感染対策として，CPFX＋MNZの内服加療を開始した。
5. 下記のように栄養管理を行い，炎症所見が改善傾向となったのちに，第10病日に食事を再開し，抗TNFα抗体製剤であるインフリキシマブを導入した。

◆栄養管理の方針

1. 入院時栄養計画（入院時診療計画の特別計画）：持続EDによる腸管安静と排便コントロール。
2. 栄養アセスメント

（1）入院時

- 栄養管理関連血液・生化学検査データ…上記「◆経過等 3.」のとおり。低栄養，鉄欠乏性貧血とともに亜鉛欠乏が認められた。
- 必要エネルギー量およびタンパク質量
  現体重当たり：基礎代謝量（BEE）1,568.8kcal，活動係数（AF）1.3，傷害係数（SF）1.2（小手術後かつ感染症軽症）
  理想体重当たり：BEE 1,703.5kcal，AF 1.3，SF 1.2
  必要エネルギー量：現体重では2,447.3kcal，理想体重では2,657.5kcal
  必要タンパク質量：理想体重では66.6×1.5（術後＋感染＋疾患活動性）＝99.9g/日，現体重では56.8×1.5＝85.2g/日
- 腸管潰瘍の治癒促進，痔瘻感染対策，消化管の安静を目的とした栄養管理。
- 必要エネルギーは約2,500kcal/日，タンパク質（アミノ酸）は約100g/日と設定。
- 成分栄養剤，脂肪乳剤の活用：入院時より持続ED（エレンタール1kcal/mL，アミノ酸4.4g/100kcal，NaCl 259mg/100kcal）を開始し，下痢の増悪がないことを確認のうえ，投与速度を2日ごとに変更（1-2

日は 30mL/時→3-4日は 50mL/時→5-6日は 75mL/時→7日以降は 100mL/時)。
- PPN(末梢静脈栄養)をEDとともに開始…ED投与開始からの6日間はアミノ酸投与量が不足するため,不足分をアミノ酸製剤(ビーフリード,500mL当たりアミノ酸15g,NaCl 1g,熱量 210kcal)にて適宜補充した(1-2日は 2,000mL,3-4日は 1,500mL,5-6日は 500mL,7日以降は 0mL)。脂肪乳剤(20%イントラリポス 100mL)を3日間隔で投与。
- その他:亜鉛欠乏に対して,亜鉛補充の目的で,胃粘膜保護薬であるポラプレジンク(プロマック D,1日投与量で Zn 34mg)を投与(保険適応外)。

(2) 入院第10病日(インフリキシマブ投与日)

- 栄養管理関連血液・生化学検査データ:WBC 4,800/mm^3,Hb 12.6g/dL,CRP 0.5mg/dL,TP 6.8g/dL,Alb 3.2g/dL,Zn 28μg/dL。
- 経口摂取の再開…炎症性腸疾患患者用の脂肪酸調整食(n-3/n-6≒1.0)を三分粥から開始。EDを経口に切り替えた(900kcal 分3)。

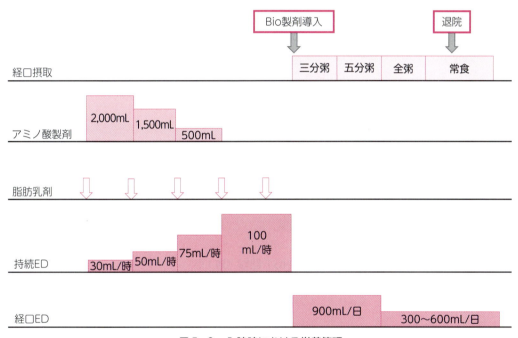

図 5-6 入院時における栄養管理

◆栄養管理の考察と対策

クローン病は全消化管にわたって慢性的に炎症を繰り返し,狭窄や瘻孔・穿孔といった腸管合併症や,肛門周囲膿瘍・難治性痔瘻といった肛門合併症を起こしうる難治性疾患であり,長期経過のなかで本症例のように複数回の手術が施されている症例も少なくない。栄養療法では吸収効率が高い成分栄養剤(エレンタール)を第一選択として用いる。アミノ酸製剤特有の臭いや味により,経口ではしばしば受容性が問題となるため,900kcal以上を投与する場合にはEDチューブを用いることが多い。EDは浸透圧が高いため,下痢対策として投与速度を低速から開始する。EDのみでは脂肪と塩分が不足するため,必要に応じて経静脈的に投与する。寛解導入後はアラキドン酸の供給源となるn-6系脂肪酸の摂取を控えたうえで,抗炎症効果のあるn-3系脂肪酸を積極的に摂取させ寛解維持を図ることが重要である。

8. 肝硬変

患者：58歳，男性，身長 165cm，体重 67.0kg，BMI 24.6kg/m^2
疾患：アルコール性肝硬変
既往歴等：糖尿病（－），高血圧症（－），脂質異常症（－）
生活習慣：喫煙歴 1日20本（35年間），飲酒歴 日本酒4～6合/日（35年間），運動習慣なし．

◆経 過 等

1. 20XX年3月1日：アルコール性肝硬変と腹水に対し定期受診している．本朝より，時間や場所を正しく認識できなくなり，その後，傾眠傾向となったことから救急車にて搬送される．
2. 主な来院時現症：JCS 20，眼球結膜：黄疸を認める，腹部：軟，腹部膨満を認める．神経学的所見：羽ばたき振戦を認める．四肢：下肢浮腫を認める．身体計測：%TSF 88%，%AC 70%，検査所見：アンモニア 245μg/dL，WBC 3,200/mm^3，リンパ球 960/mm^3，血小板 9.6万，Alb 2.4g/dL，T-Bil 3.3mg/dL，AST 68U/L，ALT 50U/L，TC 128mg/dL，PT 58%，BG 77mg/dL，BUN 23mg/dL，Cr 1.1mg/dL，CRP 0.02mg/dL，腹部超音波検査による推定腹水量 5 L．
3. 肝性脳症と診断し，浣腸，肝性脳症改善アミノ酸注射液の点滴および非吸収性合成二糖類の内服により意識レベルは清明へと改善した．しかし，腹水を伴う非代償性肝硬変の状態にあり，入院管理を行うこととした．

◆栄養管理の方針

1. 入院時栄養計画（入院時診療計画の特別計画）
   - 入院時食事摂取量：エネルギー 880kcal/日，タンパク質 27.4 g/日，食塩 10 g/日
   - SGA：高度栄養不良
   - ODA：CONUT 10点，Child-Pugh class C（14点）
   - 栄養管理計画：NSTによるアドバイスが必要
2. 入院時栄養アセスメント

   （1）3月21日（第1病日：入院日）よりNST回診（週1回）
   - 必要エネルギー量およびタンパク質量の設定
     必要エネルギー量 = 60kg（標準体重）× 25～30kcal = 1,500～1,800kcal/日
     必要タンパク質量 = 60kg（標準体重）× 1.2～1.5 = 72～90g/日
   - 肝性脳症の再発予防と摂取エネルギー補充目的に肝不全用経口栄養剤を処方する．また，脱水も肝性脳症の誘因となるため口渇を感じない程度の飲水は許可する．
   - 非代償性肝硬変で，タンパク質・エネルギー栄養障害の状態にあり，就寝前補食（late evening snack；LES）の適応である．
   - 腹水貯留を認めるため，食塩 7 g/日と設定する．
   - 塩分アルコール性肝硬変であり，微量元素が不足していることが想定される．ただし，鉄分は肝機能を悪化させる可能性があり，鉄を配合しない微量元素補充食品を用いる．

   以上の理由より，下記の栄養療法を行う．
   - 肝不全用経口栄養剤（3包：総タンパク質量 40.5 g，総熱量 630kcal）＋食事（1,200kcal，タンパク質 40 g，食塩 7 g）＋微量元素補充食品（25kcal）

   （2）4月11日（第22病日）NST回診
   - 食事摂取量は増加している．肝不全用経口栄養剤の服薬アドヒアランスも良好である．脳症の再発はなく，下肢浮腫と腹水も消失している．

- 体重 62.0kg，検査所見：Alb 3.3g/dL，T-Bil 値 1.4mg/dL，PT 78％，TC 192mg/dL，リンパ球 1,240/mm³，アンモニア 65μg/dL。
- SGA：良好
- ODA：CONUT 3点，Child-Pugh class B（8点）

3．今後の方針

　個別栄養指導にて禁酒，エネルギー摂取量，食塩摂取量を指導する。また，生の魚介類を摂取しないよう併せて指導する。退院後は外来経過観察とする。

◆栄養管理の考察と対策

　本症例の栄養管理のポイントは①肝硬変，②肝性脳症，②腹水の3点であり，下記に考察と対策を項目別に述べる。

① 肝硬変：「肝発癌抑制を視野に入れた肝硬変の栄養食事療法ガイドライン」を参考に，エネルギー必要量とタンパク質必要量を設定する。次に日本消化器病学会の「肝硬変診療ガイドライン」にしたがいLESの適応を検討する。また，肝硬変患者は脂溶性ビタミンや亜鉛などの微量元素が不足している場合が多く，必要に応じて補充を検討する。さらに，肝硬変患者がビブリオ・バルニフィカス菌に汚染された魚介類を生食すると，高率に敗血症を発症し致死的となる。そのため，生の魚介類の摂取は控えるよう指導することも肝硬変患者の重要な栄養指導である。

② 肝性脳症：肝性脳症の要因は，アミノ酸インバランスであり，BCAAを含有する肝不全用経腸栄養剤を投与する。また，低タンパク質食では体タンパクの分解が亢進し栄養状態をさらに悪化させる可能性があるため，食事からのタンパク質量と肝不全用経腸栄養剤を合わせて総タンパク質量を標準体重×1.2g/kg/日となるよう設定する。また，脱水も肝性脳症の原因となるため，口渇を感じない程度に飲水するよう指導する。肝性脳症が改善した後は，栄養療法にて肝性脳症再発の予防に取り組む必要がある。肝性脳症の要因は，アミノ酸インバランス（BCAAの低下と芳香族アミノ酸の上昇：Fischer比の低下）であり，BCAAを含有する肝不全用経腸栄養剤を投与する。また，従来，肝性脳症には低タンパク質食が推奨されていたが，低タンパク質食では体タンパクの分解が亢進し栄養状態をさらに悪化させる可能性があるため，食事からのタンパク質量（標準体重×0.5～0.7g/kg/日）と肝不全用経腸栄養剤を合わせて総タンパク質量を標準体重×1.2g/kg/日となるよう設定する。また，亜鉛はアンモニア代謝にかかわる尿素サイクルの酵素であるオルニチントランスカルバミラーゼの補酵素であり，微量元素補充食品などにより補充することが望ましい。

③ 腹水：中等量以上の腹水を認める場合は，腹部膨満感のため食事摂取量が不十分となる場合が多い。そのため，経腸栄養剤を用いてエネルギー・タンパク質必要量を充足する必要がある。また，過剰な塩分制限は食欲低下につながることから，食欲を損なわない程度（食塩約7g/日）の緩やかな塩分制限に留めることが推奨されている。

表5-3　Child-Pugh 分類

スコア		1	2	3
アルブミン（g/dL）		3.5超	2.8～3.5	2.8未満
ビリルビン（mg/dL）		2.0未満	2.0～3.0	3.0超
腹　水		なし	軽度 コントロール可能	中等度以上 コントロール困難
肝性脳症（度）		なし	Ⅰ～Ⅱ	Ⅲ～Ⅳ
プロトロンビン時間	（秒延長）	4未満	4～6	6超
	（％）	70超	40～70	40未満

注）上記5項目のスコアを合計して判定する。
　　Grade A：5～6　　Grade B：7～9　　Grade C：10～15

9. 慢性腎臓病（CKD）1

患者：78歳，男性，身長174cm，体重46.6kg，BMI 15.4kg/m²

疾患：腎硬化症（高血圧症）による慢性腎臓病（CKD）ステージG3，誤嚥性肺炎（嘔吐による），喉頭がん（2008年に化学・放射線療法施行，嚥下機能障害あり），高カリウム（K）血症（カリメート，ソルビトール，重曹内服）。

合併症：認知症，胃がん（非手術方針，予後2～3年の見込み），高血圧症（シルニジピン内服），結晶性左膝関節炎（入院3か月前より整形外科通院治療）

生活歴：喫煙（以前あり），飲酒（－），高齢の妻と2人暮らし。認知症あり自宅介護は限界の状態。

◆経過等

1. 7年前，喉頭がんに対して当院耳鼻咽喉科で化学・放射線療法施行。慢性的な誤嚥性肺炎を指摘。
2. 20X5年2月～　腎硬化症によるCKDで当科通院。血清クレアチニン（Cr）値1.40mg/dL，推定糸球体濾過量（eGFR）40mL/分/1.73m²程度で安定推移。貧血にて上部消化管内視鏡検査が施行され，胃がんと診断されたが消化器内科で家族と相談結果，手術はしない方針となった。
3. 20X5年8月7日　清涼飲料水と間違えてソルビトールを大量内服し（350mL），嘔吐と高度の水様便持続，意識障害となり当院に救急搬送。嘔吐による重症肺炎・呼吸不全，脱水・低血圧にて救急科入院（ICU入室）。人工呼吸管理・抗菌薬・大量補液により病態安定し，意識障害も改善。第10病日に一般病棟転棟，第19病日当科転科。

◆栄養管理の方針

1. 入院時栄養計画：緊急入院のため，特に計画は立案されず。
2. 栄養アセスメント（第10病日）…SGA：入院前自宅で体重測定できなかったため体重変化推定できず。入院後～食事は食べられない，消化器症状なし，疾患との関係は病歴参照。中等度の栄養不良と判定。血液生化学検査：Alb 2.0g/dL，WBC 12,870/μL，CRP 11.1mg/dL，Cr 1.95mg/dL，eGFR 27mL/分/1.73m²，K 3.2mEq/L。嚥下機能評価（第15病日）：嚥下造影検査でゼラチンスライス丸飲み不能。食塊形成不良・口腔内残留，嚥下反射惹起緩慢，嚥下前に不顕性誤嚥あり。濃いトロミ2ccで梨状窩に残留，唾液と混じり嚥下後誤嚥あり。
3. 問題点…①腎機能低下：感染・脱水を契機に腎機能が急激に悪化後，改善。②嚥下機能低下：入院時の誤嚥に加え，人工呼吸器管理により嚥下機能がさらに悪化，経口摂取困難と判明。③口腔内の著明な汚染・乾燥あり：口腔ケアを行う。④ADL低下：入院後より寝たきり。結晶性関節炎による左膝痛を改善（カロナールなど）し，離床を図るも進まず。⑤褥瘡リスク：寝たきり・低栄養状態で褥瘡リスクが高い。エアマット使用，保清，皮膚観察の強化。⑥せん妄：認知症に加え，環境の変化による。チューブ自己抜去頻回にて両手ミトン使用。
4. NSTカンファレンス

（1）第1回（第15病日）

- カンファレンス時の栄養介入内容…食事摂取状況：絶飲食。経口栄養なし。経静脈栄養（PPN）：アミグランド500mL/日。経管栄養：リーナレンMP3.5［250mL＋白湯100mL］×3回（朝昼夕），リーナレンMP3.5 125mL＋白湯100mL（1日1回眠前）。
- 必要栄養量…必要エネルギー量：基礎代謝量（BEE）1,063kcal×活動係数（AF）1.2×傷害係数（SF）1.2＝1,905kcal/日。必要タンパク質量：40～53g/日（0.6～0.8g/kg，理想体重66.6kg）。
- 計画…結晶性左膝関節炎の治療を行う。エネルギー量は現状を維持。腎不全があり，過剰なタンパク質負荷を避けるため，補液はアミグランドからソルデム1号に変更，経静脈栄養の漸減～中止を検討。

- 目標…短期目標：炎症の改善。経管栄養で栄養状態の改善を図る。
　　　　長期目標：経口摂取を目指す。

（2）第2回（第22病日）

- カンファレンス時の栄養介入内容…食事摂取状況：嚥下機能が悪く，唾液の貯留も多いため経口摂取困難，経管栄養継続。リーナレンはナトリウム（Na）・K含有量が少なく，低K血症もきたしたため，第21病日にリーナレンからK-4Sに変更した。経口栄養なし。経静脈栄養：なし。経管栄養：K-4S 400mL×1日3回（朝昼夕）。
- 計画…活動量が増えるようならエネルギー量増量を考慮する。食塩・タンパク質制限が必要なら，リーナレン1.0の併用を検討する。入院前から活動度が低いことから，投与目標量は1,200kcal，タンパク質40～45g，食塩6g/日となり，下記注入メニューが提案された。K-4S 300mL×3回＋リーナレン1.0 125mL（1,100kcal，タンパク質42g，食塩4.26g），K-4S 300mL×1回＋［K-4S 300mL＋リーナレン1.0 125mL］×2回（1,200kcal，タンパク質42.5g，食塩4.7g，K 1,160mg），K-4S 300mL×3回＋リーナレン1.0×250mL（1,300kcal，タンパク質44g，食塩4.4g，K 1,100mg）。
- 目標…短期目標：栄養状態の低下がない。
　　　　長期目標：療養型病院に転院（自宅での妻の介護が限界にて）。

（3）第3回（第29病日）

- カンファレンス時の栄養介入内容…食事摂取状況：第25病日時点で血清K値高値（5.1mEq/L）のため，注入メニューを変更したが，さらに上昇あり（5.8mEq/L），注入メニューをリーナレン3.5MP主体に変更した。経口栄養・経静脈栄養：なし。経管栄養：リーナレン3.5MP（750mL）＋白湯300mL＋食塩1.5g（1,200kcal，タンパク質42g，食塩3.3g，K 360mg）。
- 計画…経管栄養剤がリーナレンに変更となり，今後は低K血症が懸念される。水分量も少なめで，尿量も減少傾向である。尿量をモニターし，必要に応じて水分補充を行う。今後，療養型病院転院予定であり，転院先でのリーナレン継続が可能か確認する。
- 目標…短期目標：尿量・電解質バランスを保持し注入を継続できる。
　　　　長期目標：栄養状態を改善し，療養型病院に転院できる。

（4）転　　帰

誤嚥性肺炎の再発なく，腎不全の経過も安定したため，第42病日に療養型病院に転院した。高齢で重篤な合併症も多く，本人・家族と相談を重ねた結果，今後，末期腎不全に陥った場合も透析導入をしない範囲でのケア方針となった。

◆栄養管理の考察と対策

保存期CKDでは，病腎への窒素・リン（P）負荷軽減のためタンパク質制限，浮腫・高血圧改善のための減塩・高濃度，高K血症時はK制限が行われ，経口摂取困難時は腎不全用経腸栄養剤（リーナレンなど）が投与される。しかし，腎不全用経腸栄養剤投与時は，低栄養，脱水，下痢，低Na・低K・低P血症を生じやすく，体液量・栄養状態や電解質を定期的に評価し，必要に応じて一般用経腸栄養剤の併用や，電解質・水分補充を行う。

本症例のように高齢CKD患者では，CKD以外の多くの合併症を考慮して栄養管理を進める必要がある。また，病態が改善しても自宅退院が困難となる場合も多く，転院先の実状に合わせた栄養管理を行う。転院時は，末期腎不全になった際の方針（透析導入の可否）を本人・家族とよく相談して決めておくことも重要である。

10. 慢性腎臓病（CKD）2

患者：73歳，男性，身長170cm，入院時体重47.8kg（入院前50.7kg），BMI 16.5kg/m²
疾患：右糖尿病性足壊疽，血液透析（HD）中（CKDステージG5D）
合併症：2型糖尿病，狭心症・心筋梗塞（ステント留置），洞不全症候群（ペースメーカー留置），左下肢切断後，仙骨部褥瘡
生活歴：妻と二人暮らし。ほぼ寝たきり。問いかけに対して頷き，小声だが発声はあり。

◆経過等

2型糖尿病による末期腎不全で15年前にA病院で血液透析（HD）を導入され，同院にて通院維持HD施行（週3回）。左下肢糖尿病性足壊疽に感染を繰り返し敗血症に進展。嚥下機能低下・褥瘡を合併し治療抵抗性となったため，当院整形外科に入院し左下肢切断術施行。左下肢切断後，病態改善しB病院に転院。同院入院中，急性心筋梗塞・右下肢虚血あり，左冠状動脈にステント留置，右下肢動脈にPTA施行される。その後，右糖尿病性足壊疽に感染を生じ悪化したため，当院総合診療内科転院となった。入院時，Alb 1.8g/dL，WBC 9,210/μL，CRP 18.3mg/dL，Cr 4.21mg/dL，eGFR 12mL/分/1.73m²。

入院後，右足の感染に対してメロペネムを開始した。足の壊死部培養からMRSA含めて複数菌が検出され，バンコマイシン（VCM）を追加したが，感染コントロール不良のため，第14病日に右下肢（膝下）切断術施行。創部のMRSAはVCM感受性不良と判明，ダプトマイシン（キュビシン）に変更。術後，発熱などは改善したが，心不全・胸水貯留・嚥下機能低下・覚醒不良となった。酸素投与・透析による除水で全身状態は改善したが，食事量低下は改善しないため，第26病日（術後12日）NST介入となった。

◆栄養管理の方針

1. 栄養計画…右下肢切断術後の低栄養・食事量低下を改善し，退院を目指す。
2. 栄養アセスメント…SGA：体重変化－3kg，食事摂取量減少，消化器症状なし，ADL：せいぜい身の回りのこと，排便おむつ，疾患は病歴参照，るい痩・褥瘡（臀部，右踵部）あり。判定は高度の栄養不良。
   現症（NSTカンファレンス時）：身長130cm（切断前170cm），体重39.7kg（切断肢2.6kg）。
   　血液生化学検査：Alb 2.7g/dL，WBC 5,830/μL，CRP 5.7mg/dL，Cr 5.16mg/dL，eGFR 9mL/分/1.73m²。
   　嚥下機能評価：嚥下内視鏡検査で嚥下反射惹起遅延なし，咽頭収縮比較的良好。ゼリーで嚥下後残留なし。ペーストで嚥下後残留なし，侵入誤嚥なし。咽頭機能は比較的良好に維持。覚醒状態は変動あり。30度嚥下ペースト食介助摂取でしばらく経過をみる。覚醒安定したら摂食条件変更。
3. 問題点…食欲なく，むせによる食事中止もあり。甘い物は好き。摂食機能訓練を開始する。食事摂取不良のため，血糖コントロールはインスリンスケール使用。
4. HD患者の栄養管理
   ① 原則：十分なエネルギー量確保，タンパク質摂取量は保存期に比べて緩和する。必要に応じてカリウム（K），リン（P）を制限する。
   ② 栄養投与量：HDではエネルギー量30〜35kcal/kg/日，タンパク質0.9〜1.2g/kg/日，食塩6g/日未満，が基準。体重は標準体重（BMI＝22となる体重）を用いるが，現実的にはドライウェイト（dry weight：DW，浮腫や心不全・肺水腫のない透析後体重，患者ごとに設定）や現体重を基準とすることもある。
   ③ 水分管理：尿量が減少したら水分摂取量を制限する（透析導入後，約2年間で無尿に）。飲水自体の制限より減塩が有効（口渇が減る）。心不全を生じない透析間体重（水分）増加は，中2日でDWの5％，中1日でDWの3％以内が目標。
   ④ 栄養投与経路：HD患者でも，経口・経腸栄養を優先するが，十分な投与が困難な場合や腸を使えない場合は，経静脈栄養を併用する。HD中，50％ブドウ糖液，脂肪乳剤，腎不全アミノ酸輸液を透析回

路から持続静注する透析間輸液（intra-dialytic parenteral nutrition：IDPN）という方法もある。
⑤ 工夫：透析の有無で食欲・血圧・血糖値の変動があるため，透析日と非透析日で食事量やインスリン投与量を調節する。HD患者はサルコペニア・フレイルが多く，栄養投与と共にリハビリテーションを併用することがQOL改善に望ましい。

（1）第1回NSTカンファレンス（第26病日，術後12日）
- カンファレンス時の投与内容…嚥下ペースト食。
- 必要栄養量…必要エネルギー量：基礎代謝量（BEE）1,125.5kcal×活動係数（AF）1.2×傷害係数（SF）1.2 ＝1,875.7kcal/日。必要タンパク質量：60.8g/日（HD患者として約1.2g/kg，入院前体重50.7kg）。
- 計画…カロリーメイトゼリー，和風プリンを付加する。
- 目標…短期目標：創傷部位・褥瘡が悪化しない。
  　　　長期目標：転院。

（2）第2回NSTカンファレンス（第33病日，術後19日）
- 前回カンファレンス時以降の経過…摂食機能訓練は継続しており，嚥下機能は問題なし。食事摂取不良のため血糖コントロールはインスリンスケール継続使用中。カロリーメイトゼリー摂取はバラつきがあり，飲める場合と「これはおいしくないからやめてくれ」と言う場合がある。
- カンファレンス時の投与内容…嚥下ペースト食。
- 栄養評価…体重40.1kg，Alb 2.4g/dL，WBC 4,650/μL，CRP 3.3mg/dL。
- 計画…同日夕食から嚥下ペースト食を移行食に変更する。朝，カロリーメイトゼリー・和風プリン付加を継続。
- 目標…短期目標：カロリーメイトゼリーを安定して摂取できる。
  　　　長期目標：転院。

（3）転　　帰
　その後，NST介入により，誤嚥なく食事摂取量が増加・安定し，移行食→ソフト食→透析食と食上げできた。血糖値も安定したため，インスリン固定打ちに変更。臀部褥瘡は形成外科にコンサルトし，陰圧閉鎖療法を実施し徐々に縮小し，転院時は洗浄後イソジンゲル塗布にて管理可能となった。第43病日，全身状態良好となり，透析病院に転院となった。

◆栄養管理の考察と対策
　透析期CKDでは，保存期CKDから栄養療法の切り替えを行う（前述）。透析患者の主な死因は感染症・心不全・心血管イベントである。末梢動脈疾患（PAD）は透析患者に多く，PADによる足壊疽は敗血症死に直結するため，透析患者のフットケアは重要である。
　足壊疽HD患者は低栄養が多く，低栄養下では創傷治癒不良や創部感染を起こすため，栄養管理を要する。下肢切断時は，手術室で切断肢の重量計測を依頼し，栄養計画に役立てる。下肢切断時，踵を残せれば自力歩行が可能だが，より高位の切断では自力歩行・通院透析は困難となり，ADLの著明低下・予後不良を招く。一方，切断が不十分だと疼痛や感染コントロールが不良となり，QOLを低下させる。整形外科とよく相談し，切断部位を慎重に検討することが大切である。

11. 透　　析

患者：67歳，男性，身長167cm，ドライウェイト(dry weight：DW) 72.0kg，BMI 25.8kg/m²
疾患：末期腎不全（血液透析施行中，透析歴3年）
既往歴等：糖尿病（＋），高血圧症（＋），脂質異常症（＋）
生活習慣：喫煙（＋）20本／日×42年，4年前より禁煙，飲酒（＋），運動（－）

◆経　過　等

1．20X3年3月より糖尿病性腎症による慰性腎臓病から末期腎不全となり血液透析を導入。現在，週3回（月・水・金），1回4時間の血液透析を行っている。血糖コントロールはインスリンを使用している。

2．20X3年12月より無尿状態となった。6か月前より透析間体重増加が多く，血液透析中の血圧低下なども頻回に出現し，DWまでの除水が困難となっていた。そのため，食事療法目的で20X6年3月7日（月）に入院となった。

3．主な入院時現症：意識清明，体温36.6℃，体重78.2kg，血圧180/100mmHg，脈拍数86回／分・整，WBC 6,400/mm³, Hb 10.2g/dL，CRP 0.3mg/dL，BUN 112mg/dL，Cr 9.4mg/dL，TP 7.0g/dL，Alb 4.0g/dL，Na 136mEq/L，K 5.8mEq/L，Cl 108mEq/L，Ca 8.8mg/dL，P 6.6mg/dL，空腹時血糖値152mg/dL，HbA1c 6.7%，GA 24.2%。入院時現症から高血圧，血液検査所見からは，貧血，高窒素血症，高カリウム血症，高リン血症，高血糖が認められる。

4．透析患者特有の用語　ドライウェイト（DW；目標体重）と透析間体重増加

- DWとは「体液量が適正であり透析中の過度の血圧低下を生じることなく，かつ長期的にも心血管系への負担が少ない体重」である。血液透析患者は透析終了後にこの体重となるように4時間かけて除水を行っている。

- 透析患者の体液管理は重要で，最大透析間隔日（月・水・金のスケジュールであれば月曜日，火・木・土のスケジュールであれば火曜日）の体重増加をDWの6％未満にすることが望ましいとされている。さらに血液透析中の平均除水速度は，15mL/kg/時以下を目指す（除水速度が15mL/kg/時とは，4時間透析で体重の6％の除水を行うことに相当する）。過度の除水が生命予後に影響を与えることは，日本透析医学会の成績でも体重増加量が6％を超えると予後が不良であることが示されており，このような除水計画がよいと考えられている。

◆栄養管理の方針

1．入院時栄養計画（入院時診療計画の特別計画）：塩分・水分制限，エネルギー・カリウム・タンパク質制限が必要。

2．栄養アセスメント

（1）3月7日（月）（入院時）

- 最大透析間隔日の体重増加…3月4日（金）の透析終了時の体重は72.0kgであった。3月7日（月）入院時の体重は78.2kgのため，最大透析間隔日の体重増加は6.2kgでこれはDWの8.6％であり，あきらかに過剰である。BUNも上昇しており，タンパク質および食塩過剰摂取による体重増加と考えられる。

- 必要エネルギー量およびタンパク質量…日本透析医学会の「慢性透析患者の食事療法基準」では表5-4のように推奨されている。ただし，糖尿病を合併している血液透析患者においては「血液透析患者の糖尿病治療ガイド2012」内の食事摂取基準が推奨されている。糖尿病血液透析患者のエネルギーは25〜35kcal/kg/日の範囲であり，肥満解消を目指す場合にはこれより少なく，るい痩・低栄養の改善を目指す場合にはこれより多くする必要がある。

本症例の標準体重は61.4kgであり，糖尿病を合併しており，肥満の解消も目指す必要がある。基礎代謝

表5-4 透析患者の食事摂取基準

(1日当たり)

	血液透析患者	腹膜透析患者
エネルギー	30〜35kcal/kg[*1,2]	30〜35kcal/kg[*1,2,4]
タンパク質	0.9〜1.2g/kg[*1]	0.9〜1.2g/kg[*1]
食塩	6g未満[*3]	PD除水量(L)×7.5+尿量(L)×5g
水分	できるだけ少なく	PD除水量+尿量
カリウム	2,000mg以下	制限なし[*5]
リン	タンパク質(g)×15mg以下	タンパク質(g)×15mg以下

*1 体重は基本的に標準体重(BMI=22)を用いる。
*2 性別,年齢,合併症,身体活動度により異なる。
*3 尿量,身体活動度,体格,栄養状態,透析間体重増加を考慮して適宜調整する。
*4 腹膜からのブドウ糖吸収エネルギー分を差し引く。
*5 高カリウム血症を認める場合は血液透析同様に制限する。

表5-5 基礎代謝量

(kcal/kg/日)

年齢(歳)	男性	女性
70以上	21.5	20.7
50〜69	21.5	20.7
30〜49	22.3	21.7
18〜29	24.0	22.1

表5-6 身体活動レベルと係数

係数	
2.0	肉体労働者,活発な運動習慣をもつ者
1.75	立位・歩行4時間,中強度運動が1時間
1.5	生活の大部分が座位だが,立位・歩行・軽運動が3〜5時間あり
1.25	座位の生活,立位・歩行は1時間程度
1.2	車椅子での生活
1.1	寝たきりで自発運動あり
1.0	寝たきりで自発運動なし

出典)表5-5,表5-6ともに,菱田明,佐々木敏監修:日本人の食事摂取基準(2015年版),第一出版,2014.

基準値は50〜69歳の男性は21.5kcal/kg/日である。そのため,基礎代謝量(BEE)=21.5×61.4=1,548kcal/日(表5-5),身体活動レベル(PAL)係数は入院中のため,「座位の生活,立位・歩行は1時間程度」に相当するため1.25を採用(表5-6)。以上から,1日当たりの必要エネルギー量は1,700kcal,必要タンパク質は60g,食塩6g未満,カリウム2,000mg,リン900mg以下となる。

インスリン投与量,降圧薬,リン吸着薬の投与量は変更せずに食事療法を1週間継続した。

(2) 3月14日(月)

透析前の体重は75.6kg,最大透析間隔日の体重増加は3.6kgでこれはDWの5.0%であり,その日の血液透析中は血圧の変動も少なく,順調に透析を行うことができた。透析開始前の血圧は154/84mmHgへ低下し,血液検査でも空腹時血糖値104mg/dL,BUN 60.2mg/dL,K 4.8mEq/L,P 5.5mg/dLと改善が認められていた。

◆**栄養管理の考察と対策**

透析間の体重増加とは,水分の増加であると同時に食塩の蓄積を意味する。血清Na濃度140mEq/Lは食塩水に換算すると8.2g/Lに相当する。すなわち,8.2gの食塩が体内に蓄積すると1Lの水分(体液量=体重)が貯留することになる。最大透析間隔日の体重増加を6%未満にするためには食塩制限が必須である。また,食塩制限により血圧は低下し,体液量が正常化し,口渇が抑えられ飲水行動を改善できる。そのため,体重増加の多い透析患者では,まず食塩制限を徹底することが肝要である。それでも体重管理が行えない症例では,透析時間の延長を最優先に考慮すべきである。近年,透析時間は4時間よりも5時間透析のほうが予後がよいという成績が報告され,無理な除水をして4時間で終了するよりも透析時間を延長することが推奨されている。一方で,慢性透析患者では肥満よりもるい痩のほうが強い予後不良因子とされているため,エネルギー摂取不足には細心の注意が必要となる。

12. 外科1　イレウス

患者：37歳，女性，身長160cm，体重50.0kg，BMI 19.5kg/m²
疾患：プライマリーイレウス
既往歴等：糖尿病（−），高血圧症（−），脂質異常症（−）
生活習慣：喫煙（−），飲酒（−）

◆経　過　等

1. 20XX年3月18日，下痢と嘔気で外来受診。感染性腸炎疑いで内服処方。
2. 3月25日，症状に改善なく，腹満出現。嘔気も持続し再来院。
3. 主な来院時現症：腹部はやや膨満し，腸蠕動音はやや亢進し，下腹部正中に軽度の圧痛あり。体温 36.6℃，WBC 7,800/mm³，Hb 9.8g/dL，CRP 4.3mg/dL，AST 21U/L，ALT 30U/L，TP 7.4g/dL，Alb 4.2g/dL。腹部 X-P 所見にて小腸の鏡面形成と小腸液貯留を認め（図5-7），腹部 CT 検査にて小腸の拡張，腸液貯留，骨盤内での回腸狭窄病変を認めた（図5-8）。

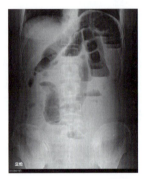

図5-7　腹部X-P所見

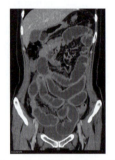
A．小腸の拡張・腸液貯留

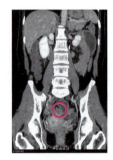
B．〇部が閉塞部位

図5-8　腹部CT検査

4. 3月26日，イレウス管挿入。3月29日，イレウス管の先端は回腸内に存在し，1日の排液は約1,500mLである。
5. 3月31日，検査データ：WBC 5,800/mm³，リンパ球分画 25%，Hb 9.1g/dL，CRP 1.5mg/dL，AST 28U/L，ALT 33U/L，TP 6.5g/dL，Alb 3.6g/dL，TC 110mg/dL，Na 134mEq/L，K 4.0mEq/L，Cl 98mEq/L。
6. 保存的治療に抵抗性で手術が必要である。

◆栄養管理の方針

1. 入院時栄養計画（入院診療計画の特別計画）：イレウス緊急入院のため特に立案されず，末梢輸液による栄養管理が開始されていた。
2. 栄養アセスメント

   （1）4月1日よりNST回診（週1回）
   - 栄養管理関連血液・生化学データ…Alb 3.5g/dL，WBC 5,400/mm³（リンパ球 1,080/mm³），PNI（小野寺）40.4，CRP 1.2mg/dL。
   - 必要エネルギー量およびタンパク質量…基礎代謝量（BEE）1,245.41kcal，活動係数（AF）1.2（ベッド外活動性低下）。傷害係数（SF）1.2（イレウス・炎症）。以上から，必要エネルギー量 1,790kcal/日。必要タンパク質量 50g（体重）× 1.2（イレウス・炎症）= 60g/日。
   - 手術を念頭に置いたイレウスに対する栄養管理。

- 消化液の損失を考慮に入れた輸液設計の必要性…本症例では1,500mL/日の小腸液の喪失が認められることから、その分の水分と電解質を加える必要がある。
- 末梢静脈栄養製剤を活用した輸液管理が行われていた。
  ブドウ糖150g，アミノ酸60g，20％脂肪乳剤100mL/2日間，水溶性ビタミン1日必要量
  NPC：700kcal，タンパク質：240kcal，NPC/N比＝72.9
  →総エネルギー量の不足，NPCの不足，脂溶性ビタミンと微量元素の不足
- 高カロリー輸液，アミノ酸製剤，脂肪乳剤の活用
  →ブドウ糖340g，アミノ酸60g，20％脂肪乳剤100mL/日…1,800kcal/日
  →NPC/N比＝162.5
  →三大栄養素，ビタミン，微量元素を投与

（2） 4月8日 NST回診
- イレウス管による減圧は十分できているが、排液量の減少はなく1,500mL/日前後の排液が続いている。
- イレウス管からの小腸造影では、骨盤内での通過障害が認められている。
- 栄養管理関連血液・生化学データ…Alb 3.7g/dL，WBC 5,000/mm^3（リンパ球 1,250/mm^3），PNI（小野寺）43.3，CRP 0.8mg/dL。
- 現在の経静脈栄養で改善が認められ、イレウスに対する手術が行われることになった。
- 4月11日、小腸部分切除術施行。回腸末端部から30cmの部位が子宮後面に高度に蛇腹のように癒着し、通過障害の原因になっていた。
- 術後3日間はイレウス管を吻合部より3cm口側に留置し、問題ないことを確認して抜去。4月14日飲水を開始して問題がない状況になっていた。

（3） 4月15日 NST回診
- 術後の栄養管理について相談があった。水分による経口摂取開始しているが、今後どのように進めるべきか検討が必要である。
- 栄養管理関連血液・生化学検査データ…Alb 2.9g/dL，WBC 8,000/mm^3（リンパ球 1,280/mm^3），CRP 3.6mg/dL，トランスサイレチン 18.9mg/dL，Zn 58μg/dL。
- 必要エネルギー量およびタンパク質量…基礎代謝量（BEE）1,245.4kcal，活動係数（AF）1.3，傷害係数（SF）1.2。以上から、必要エネルギー量1,940kcal/日，必要タンパク質量50.0g（体重）×1.2（術後）＝60g/日。
- 経口摂取を開始し、初期は摂取エネルギー約1,000kcalでタンパク質は40g/日であることから経静脈栄養を併用し、4日目には常食となることから摂取エネルギーは1,900kcal，タンパク質は約70g/日となる。食事はほぼ全量摂取していることから経口摂取だけで経過をみる。

◆栄養管理の考察と対策
　イレウスの状態で経口摂取ができない、末梢静脈栄養しか行われておらずPNIも40ぎりぎりといった状態であり、投与エネルギー、タンパク質も不十分であった。それらの状況から手術になる可能性が高いにもかかわらず、栄養状態は徐々に悪化することが懸念され、加えて、消化液の喪失による亜鉛をはじめとする微量元素の低下もきたしている可能性が示唆される。術前の状態を改善するためにもTPN管理による十分なエネルギー、タンパク質投与とともに創傷治癒に必要な微量栄養素の十分な補充も念頭に置いた栄養管理が必要である。
　手術を受ける可能性が高いと考えられるようなイレウス症例では、消化液の喪失に対する水分・電解質バランスの維持だけでなく、できるだけよい状態で手術が受けられるように、適切なエネルギー、タンパク質の投与と病態に応じた微量栄養素の投与も術後の回復、合併症の減少、創傷治癒にとって重要である。

13. 外科2　大腸がん

患者：79歳，男性，身長164cm，体重48.0kg，BMI 17.8kg/m^2
疾患：S状結腸がん，多発肝転移　ステージⅣ
既往歴等：糖尿病（−），高血圧症（＋），胃がんにて7年前に幽門側胃切除術ビルロート（Billroth）Ⅰ再建
生活習慣：喫煙（−），飲酒（−）

◆経過等

1. 20XX年5月9日に外来で化学療法（化学療法レジメン：ベバシズマブ＋mFOLFOX6）を開始し，5月23日，6月6日にも実施した。
2. 6月12日から腹痛出現し，6月13日救急外来を受診。
3. 来院時現症：腹部は硬く緊満し，腸管蠕動音は微弱，下腹部に圧痛と反跳痛を認める。体温38.9℃，WBC 2,500/mm^3（リンパ球1,000/mm^3），Hb 11.2g/dL，CRP 22.8mg/dL，AST 38U/L，ALT 59U/L，TP 5.7g/dL，Alb 2.8g/dL。血液・生化学検査所見からは，がん化学療法による骨髄抑制と低栄養を認める。腹部単純X−P所見にてフリーエアを認め，消化管穿孔と診断。腹部CTにて腹水の貯留とS状結腸周囲に脂肪組織のCT値の上昇を認めたことからS状結腸がんの穿孔が疑われた。
4. 6月13日緊急手術施行：ハルトマン手術，腹腔内ドレナージ，S状結腸人工肛門造設。
5. 6月16日検査データ：WBC 9,800/mm^3（リンパ球980/mm^3），Hb 10.1g/dL，CRP 18.2mg/dL，AST 102U/L，ALT 78U/L，TP 5.2g/dL，Alb 2.5g/dL。

◆栄養管理の方針

1. 入院時栄養計画（入院時診療計画の特別計画）：緊急手術のため，特に計画は立案されなかったが，腹膜炎と低栄養があることから栄養管理が必要と判断された。
2. 術後栄養アセスメント

   #### （1）6月18日（手術日より5日間経過）よりNST回診（週1回）

   - 栄養管理関連血液・生化学データ…Alb 2.5g/dL，白血球7,000/mm^3（リンパ球1,050/mm^3），PNI（小野寺）30，CRP 7.5mg/dL。
   - 必要エネルギー量およびタンパク質量…基礎代謝量（BEE）1,014kcal，活動係数（AF）1.2（離床は開始しているが運動量に乏しい），傷害係数（SF）1.4（手術中等度）。以上から必要エネルギー量1,700kcal/日。必要タンパク質量48（体重）×1.5（腹膜炎，術後）＝72g/日。
   - 患部の治癒促進，感染対策，腹膜炎術後の腸管運動能低下を考慮した栄養管理。
   - 必要エネルギー量1,700kcal/日，タンパク質70g/日と設定。
   - 高カロリー輸液，アミノ酸，脂肪乳剤の活用，消化管を必要最低限のみ利用。
     →輸液からのエネルギー量1,500kcal/日，タンパク質60g/日（三大栄養素，ビタミン，微量元素）
     →経口からのエネルギー量200kcal/日，タンパク質10g/日
   - 胃切除後で化学療法が行われており，低栄養患者であることから，10kcal/kg体重/日から開始し，徐々に増加。ビタミンB$_1$欠乏症にも注意が必要。
   - 消化管に対してシンバイオティクス（synbiotics）の経口投与。
   - 消化管運動促進を目的としたメトクロプラミドと酸化マグネシウムの投与。
   - 6月19日より経静脈栄養を500kcal/日で開始し，1,000kcal/日→1,500kcal/日と増加。
   - 血清カリウム，マグネシウムのモニタリング，乳酸値のモニタリング。

（2）6月25日 NST回診

- 経口摂取も可能であり，トイレ歩行も可能になっているが，それ以外はベッド上が多い。人工肛門からの排便もあり，便性も泥状便で安定している。食事への移行が可能と考えられる。
- 栄養管理関連血液・生化学検査データ…Alb 2.7g/dL，WBC 6,400/mm^3（リンパ球 1,280/mm^3），PNI（小野寺）33，CRP 2.1mg/dL。
- 必要エネルギー量およびタンパク質量…基礎代謝量（BEE）1,014kcal，活動係数（AF）1.3（離床は開始しているが運動量に乏しい），傷害係数（SF）1.4（手術中等度）。以上から必要エネルギー量 1,825kcal/日。必要タンパク質量 48g（体重）× 1.4（術後・低栄養）= 67g/日。
- 食事摂取状況と経静脈栄養…食事摂取は分割食で8割程度（800kcal，タンパク質40g）達成できているが，胃切除後であることから食事だけで必要エネルギー量とタンパク質量をまかなうことは困難。術後の回復やリハビリテーションも考慮するとしばらくは経静脈栄養も続ける必要がある。経静脈栄養を減量するがエネルギー量 1,000kcal，タンパク質量 30gを投与し，総エネルギー量とタンパク質量を十分量とする。

（3）7月2日 NST回診

- 経口摂取は増加し，病棟内歩行は可能になっている。
- 栄養管理関連血液・生化学検査データ…Alb 3.0g/dL，WBC 5,400/mm^3（リンパ球 1,350/mm^3），PNI（小野寺）37，CRP 1.5mg/dL，トランスサイレチン 16.5mg/dL，Zn 65μg/dL。
- 必要エネルギー量およびタンパク質量…基礎代謝量（BEE）1,014kcal，活動係数（AF）1.3，傷害係数（SF）1.2（術後）。以上から必要エネルギー量 1,580kcal/日。必要タンパク質量 48g（体重）× 1.3（術後・低栄養）= 62g/日。
- 食事摂取状況と経静脈栄養…食事摂取は主食を半分とし間食を加え摂取エネルギー量 1,600kcal/日，タンパク質 60g/日となっていることから十分な摂取量となっている。

◆栄養管理の考察と対策

　本症例ではいくつかの栄養学的なリスクをもった状態で腹膜炎となっている。まず，幽門側胃切除後の病態である。まず，傷害前から食事摂取量の低下が示唆され，かつ，化学療法を行っていたことから，もともと1回の食事摂取量が制限された状態にもかかわらず，化学療法の副作用でさらに摂取量が低下していた可能性があり，潜在的な低栄養状態を助長していたことが考えられる。また，胃切除後には摂取量不足に加えてビタミンB$_1$の吸収障害のリスクも存在することも念頭におく必要がある。さらに腹膜炎という高度侵襲が加わることによってビタミン類の損耗が加わることになる。これらのことからリフィーディングシンドローム*やWernicke脳症，乳酸アシドーシスのリスクがあることを念頭において栄養管理を行うことが必要である。

　重症熱傷や敗血症，重症外傷といった高度侵襲が加わった場合，早期経腸栄養が推奨されているが，本症例のような腹膜炎の際には，腸管蠕動運動の回復遅延の可能性があることから慎重に進めていく必要がある。この場合，腸管蠕動促進薬などを用いて早期から腸管を利用することは免疫力の回復といった観点からも望ましい方法である。

＊**リフィーディングシンドローム（refeeding syndrome）**：高度な栄養障害を有する患者に対して，急速に栄養補給を開始することにより重篤な病態を呈することがあり，そのような症候をいう（⇒ p.121）。

14. 小児科1　急性胃腸炎・脱水

患者：8歳，男児，身長128cm，体重27kg，BMI 16.48kg/m²
疾患：急性胃腸炎・脱水
既往歴等：特記事項なし

◆経　過　等
1. 2日前に腹痛と悪心，水様下痢が出現し同日近医を受診した。急性胃腸炎の診断で整腸剤を処方され内服していた。
2. 昨日からは腹痛は軽快しているが，下痢は水様ではないものの続いている。また悪心のため食欲は低下しており，極少量の水分しか摂取しておらず，活気がないことを心配され受診。
3. 主な来院時現症：発熱なし，意識はぼんやりしており，血圧90/42mmHg，心拍数120/分，皮膚ツルゴールは低下し，capillary refilling time（毛細血管再充満時間。第一指の爪を強く圧迫して白色になった爪下の血色が圧迫開放後に回復するのに要する時間のこと。小児脱水症の重症度判定では，概ね1.5～2.5秒で中等症，2.5秒以上で重症と診断する）は2.8秒であった。血糖値は68mg/dLであった。

◆栄養管理の方針
1. 中等症から重症の脱水であり，細胞外液補充液を10～30mL/kg/1～2時間で急速初期輸液を行う。
2. 悪心が軽快次第，経口補水療法を開始する。
3. 脱水が是正され次第，小児食を開始する。

◆栄養管理の考察と対策　(⇨第3章2，第4章2～4・7)
　小児急性胃腸炎に伴う脱水では，病歴聴取の後はいたずらに検査を行わず来院時現症から早急に重症度の判定を行う。脱水の指標として，学童では直近の正確な体重が不明の場合が多く体重減少の正確な把握は難しいが，意識レベル，心拍数，皮膚ツルゴール，capillary refilling timeなどは有効である。
　小児急性胃腸炎による軽症～中等症の脱水に対する初期治療としては，不足分の水分を経口補水療法（oral dehydration therapy：ORT）で4時間以内に経口摂取することが推奨され，投与量の目安は，学童が500～1,000mL/日，幼児が300～600mL/日，乳児は体重当たりで30～50mL/kg/日である。経口補水療法には経口補水液（oral dehydration solution：ORS）を用いる。脱水時には水分とともにナトリウムイオン（Na^+）も喪失しており，Na^+の補充も不可欠であり，Na^+濃度が40～60mEq/Lで，水の吸収効率の面からブドウ糖とNa^+のモル比が1：1に近いものがORSには適している。したがって，いわゆるスポーツ飲料はNa^+濃度が低く，また糖質が多いために不適切である。経口補水が不可能な中等症および重症には輸液療法を選択する。急速初期輸液には細胞外液補充液が用いられる。急速初期輸液中はバイタルサインの変化と利尿の有無を慎重に観察する必要がある。バイタルサインが安定し経口摂取が可能になった後は，いたずらに輸液管理を継続せず，速やかにORSや年齢相当の食事を開始することが重要である。

表5-7　小児脱水症の重症度と主な身体所見

	軽 症	中等症	重 症
意識レベル	ほぼ正常	ぼんやり，疲労感	無表情，不活発，昏睡
血　圧	ほぼ正常	ほぼ正常	低下
心拍数	ほぼ正常	増加	亢進（最重症では徐脈）
capillary refilling time	～1.5秒	1.5秒～2.5秒	2.5秒以上
皮膚ツルゴール	正常	低下	著明に低下

15. 小児科2　心身障害児・誤嚥性肺炎

患者：7歳，女児，身長110cm（四肢体幹変形のため不詳），体重13kg（−2.5SD）
疾患：喉頭機能不全（繰り返す誤嚥性肺炎）
既往歴等：脳性麻痺，痙攣発作（抗痙攣薬内服中）

◆経　過　等
1．喉頭気管分離術，胃瘻造設術目的に紹介入院。
2．紹介時の栄養管理は医薬品半消化態栄養剤（エンシュア，ラコール）550kcal/日。
3．紹介時血液データ：TP 5.8g/dL，Alb 2.9g/dL，TG 247mg/dL，NH_3 163μg/dL。
4．入院後は間接カロリメーター測定，喉頭機能評価，胃食道逆流などの消化管機能評価を予定。

◆栄養管理の方針
1．間接カロリメーター測定などにより投与エネルギー量を700kcal/日に設定。
2．カルニチン欠乏に対してカルニチンの補充。
3．喉頭気管分離術，胃瘻造設術施行後12時間で経腸栄養を再開。

◆栄養管理の考察と対策（⇨第3章2，第4章2〜4・7）

　重症心身障害児に対する栄養管理には，四肢体幹変形により正確な身長の把握が困難，痙攣や呼吸状態などによるエネルギー消費の評価，特定の栄養剤を単独長期使用されたことによる栄養素の過不足などの問題点がある。また，介護者の負担軽減のためには不必要に体重を増加させないことも重要である。

　一般的な投与エネルギー量の算出にはHarris-Benedictの式が用いられるが，痙攣などの不随意運動によるエネルギー消費が考慮されておらず，また除脂肪体重の概念がない時代の式であるため，不随意運動が多く，除脂肪体重の比較的多いアテトーゼ型では実際の必要エネルギー量より低く，逆に痙直型では実際より高く算出される傾向にあるなど心身障害児への応用は不適切である。除脂肪体重の測定には生体電気インピーダンス法（bioelectrical impedance analysis：BIA）による体成分分析を行う。BIAでは測定した除脂肪量をもとにCunninghamの式から基礎代謝量が概算される。一方，呼気ガス分析による間接熱量測定では酸素消費量と二酸化炭素産生量を測定しWeirの式から安静時エネルギー消費量（resting energy expenditure：REE）が算出され，実際の消費カロリー（安静時）を知ることができる。

　本症例での投与エネルギー量は，間接カロリメーター測定で得られた安静時エネルギー消費量（REE）500kcalに活動係数（AF）と成長を加味し700kcal/日としたが，今後は誤嚥性肺炎によるカロリーロスがないことや成長具合に合わせて変更が必要となる。

　栄養素の過不足については微量元素やカルニチンなどが問題となりやすい。カルニチンはミトコンドリア内における脂肪酸代謝の必須因子であり，一部は肝や腎などで生合成されるが必要量の約75％は食事からの摂取が求められる。また，重症心身障害児の痙攣に対して使用されることの多いバルプロ酸ナトリウムなどの抗痙攣薬やピボキシル基を有する抗生剤は，カルニチンとの親和性が高く容易にカルニチン欠乏に陥る。本症例でも，高アンモニア血症や高トリグリセライド血症など二次性カルニチン欠乏症を呈していた。医薬品の経腸栄養剤ではエネーボには微量元素とカルニチンのどちらも，ラコールには微量元素のみ配合されているが，その他には配合されていない。そのため，成分が随時改良される濃厚流動食もしくはエネーボを用いるかカルニチン製剤を併用するかが必要である。

　本症例では胃道逆流は認められなかったが，胃食道逆流が顕著な場合には胃瘻造設のみでなく噴門形成術も必要となる。いずれの場合も術後早期経腸栄養の開始が可能である。

16. 産科　妊娠糖尿病

患者：29歳，女性，初産婦，身長163cm，妊娠前体重83kg，妊娠前BMI 31.2kg/m^2
疾患：妊娠糖尿病（GDM）
既往歴等：糖尿病（－），高血圧症（－），脂質異常症（－），原発性不妊症（＋）
生活習慣：喫煙（妊娠前）（＋），飲酒（－）

◆経過等

1. 20XX年2月1日（妊娠6週4日），原発性不妊症にて治療中，クロミフェン＋HCG＋タイミング療法にて妊娠に至る。

2. 20XX年3月16日（妊娠12週5日），肥満症（妊娠前BMI 31.2kg/m^2）のため50gGCT検査施行。1時間値192mg/dL（140mg/dL以上陽性）と陽性のため，3月23日（妊娠13週5日）75gOGTT検査施行。0分値103mg/dL，60分値186mg/dL，120分値186mg/dLと3点陽性，妊娠糖尿病（GDM）の診断で，近隣大学病院内分泌内科に紹介となる。

3. 20XX年4月10日（妊娠16週2日），教育入院。1,700kcal/日（6回食），食塩9g/日に加え，食後2時間血糖値120mg/dL以下を管理目標に強化インスリン療法導入。最終的にインスリンリスプロ（24-12-16），インスリンN（6-0-0）でコントロールを行う。抗GAD抗体＜1.3U/mL，尿中Cペプチド307.1μg/日と高度の高インスリン血症を認め，インスリン抵抗性が非常に強い症例と判断される。合併症に関してはアキレス腱反射正常，尿中アルブミン1.92mg/日，網膜症を認めず。

4. 教育入院より退院以降，血糖自己測定（SMBG）にて外来管理となるが，4月19日（妊娠17週4日），朝食後から昼食前の時間帯で管理目標血糖値を超えることが多くなり，責任インスリンとなる朝食直前のインスリンが28単位へ増量となる。インスリンリスプロ（28-12-16），インスリンN（6-0-0）でコントロールを行う。4月26日（妊娠18週4日），朝食後から昼食後の時間帯で管理目標血糖値を超えることが多くなり，責任インスリンとなる朝食直前と昼食直前のインスリンがそれぞれ30単位と14単位へ増量となる。インスリンリスプロ（30-14-16），インスリンN（6-0-0）でコントロールを行う。

5. 7月5日（妊娠28週4日），妊娠28週の妊婦健診にて切迫早産の症状と所見あり，入院となる。子宮収縮抑制剤である塩酸リトドリンは血糖上昇作用があるため，硫酸マグネシウムで子宮収縮抑制を行う。入院安静に伴う運動量の減少，妊娠経過に伴うインスリン拮抗ホルモンの上昇により，8月16日（妊娠34週4日）までにインスリン量は漸増，インスリンリスプロ（36-16-16），インスリンN（6-0-0）でコントロールを行う。8月28日（妊娠36週2日）に退院，退院時の内診所見は子宮口2cm開大，展退70％，ビショップスコア7点。

6. 9月2日（妊娠37週0日），インスリン量変わらず，SMBGにて食後2時間血糖値は概ねコントロール良好。37週妊婦健診の胎児超音波検査では，胎児推定体重3,035g，内診所見で子宮口4cm開大，展退70％，ビショップスコア9点と良好。インスリン使用量は多いもののコントロール良好であること，正期産の妊娠週数に達したこと，胎児の発育・母体の体調やビショップスコアが良好であること，以上より計画分娩による積極的管理法を行うこととなる。

7. 9月3日（妊娠37週1日），午前7時よりオキシトシンを用い分娩促進を開始する。午後3時有効陣痛となり禁食，補液，スライディングスケールによる血糖管理となる（表5-8）。18時20分，母体適応（腟口狭小・軟産道強靱症）にて吸引分娩術による急速遂娩術で分娩に至る。出生児体重2,906g，アプガースコア1分後9点，5分後10点。新生児の血糖値は出生直後48mg/dL，1時間値50mg/dL，2時間値58mg/dL，3時間値66mg/dLであった。なお，新生児の低血糖症の診断は成熟児で35mg/dL未満である。

表5-8　分娩時の血糖管理：インスリン投与プロトコール

[陣痛発来したら，禁食とし，補液による血糖管理とする
　1．1時間毎の血糖チェック（目標血糖値70〜90mg/dL）
　2．インスリンは持続注入ポンプを用い，50mLシリンジにレギュラーインスリン50単位（0.5mL）＋生理食塩水49.5mLでセット]

血糖値（mg/dL）	インスリン注入速度 X単位（XmL/時間）	輸　液
＜80	投与なし	5％糖液 500mL 125mL/時間
81〜100	0.5単位（0.5mL/時間）	5％糖液 500mL 125mL/時間
101〜140	1.0単位（1.0mL/時間）	5％糖液 500mL 125mL/時間
141〜180	1.5単位（1.5mL/時間）	ポタコールR 500mL 125mL/時間
181〜220	2.0単位（2.0mL/時間）	ポタコールR 500mL 125mL/時間
＞220	2.5単位（2.5mL/時間）	ポタコールR 500mL 125mL/時間

出典）安日一郎著，難波光義，杉山隆編著：「妊娠と糖尿病」母児管理のエッセンス，金芳堂，2013，pp.204-211．

◆栄養管理の方針

1．GDM妊婦では，種々の周産期合併症予防のため厳格な血糖管理が必要である．血糖値の管理目標は，食前70〜100mg/dL以下，食後2時間後120mg/dL以下とし，食事療法，運動療法のみで正常血糖値が維持できない場合にインスリン療法が適応となる．
2．SMBGは糖尿病患者が自らの血糖値の状態を把握する手法のひとつで，インスリン療法を行っていないGDM妊婦にも保険診療として認められている．
3．食事療法としては，1日の必要エネルギー量を標準体重×30kcalを基本とし，体格と妊娠週数に応じて求める（⇨第4章8）．
4．経腟分娩は絶食と輸液を基本とし，5％グルコース含有細胞外液を100〜125mL/時で投与し，十分な輸液量とグルコース補給を確保する．血糖値は70〜110mg/dLに維持し，必要に応じて速効型インスリンを持続投与する（表5-8）．分娩時の母体高血糖は，胎児機能不全，新生児仮死，新生児低血糖などを引き起こす可能性があることを理解しておく必要がある．

◆栄養管理の考察と対策

　本症例では，教育入院時に内因性インスリン分泌の低下した，高度なインスリン抵抗性をもつ患者であることが判明した．1,700kcal/日（6回食），食塩9g/日，炭水化物：タンパク質：脂質が55％：20％：25％の食事療法に加えて，妊娠初期からインスリンリスプロ（24-12-16）と高容量でのインスリン療法で開始となった．最終的にインスリンリスプロは36-16-16と朝食前には開始時の1.5倍にまで増加した．これは妊娠経過に伴うインスリン拮抗ホルモンの上昇と切迫早産による入院加療の運動不足の影響によるものと思われた．妊娠中の運動療法はGDMの発症予防，改善に有効であり，最大酸素摂取量の70％ VO_2max 以下の運動強度が推奨されている．

　GDMは妊娠中に発症する糖代謝異常であり，妊娠終了後インスリン抵抗性の改善に伴い耐糖能は正常化することが多いが，20〜30％は産後も継続し，正常化した症例の20％は10年以内に糖尿病に進行するといわれている．本症例においても分娩後2年目の健診でHbA1cが6.8％となり糖尿病の診断となった．日本産科婦人科学会の「産婦人科診療ガイドライン2014」では，分娩後の検査で正常型であった場合でも1年に1度の，境界型であった場合は3〜6か月ごとの定期検診が勧められている．

17. 褥瘡

患者：64歳，男性，身長175cm，体重63.5kg（標準体重67.4kg），BMI 20.73kg/m²
疾患：右坐骨部褥瘡，頸髄損傷Frankel分類gradeB（C5/C6），左下顎骨骨折
既往歴等：糖尿病（−），高血圧症（−），脂質異常症（−）
生活習慣：喫煙（−），飲酒（−），運動（特に習慣なし）

◆経過等

1. 6月2日，歩行時に走行中の自動車と衝突し，顔面を激しく打撲し当院高度救命救急センターに救急搬送された。
2. 主な来院時現症：意識レベルJCSⅡ-10，体温37.0℃，血圧106/70mmHg，脈拍87/分，SpO₂ 98%。WBC 18,800/mm³（リンパ球3,553/mm³），Hb 9.8g/dL，CRP 0.04mg/dL，AST 24U/L，ALT 11U/L，TP 4.11g/dL，Alb 2.34g/dL。胸腹部の臓器損傷は認めなかったが，下顎骨骨折と頸椎C5/C6レベルの脱臼骨折・脊柱管高度狭窄を認めたため下顎固定術と頸椎後方固定術を施行。
3. 6月3日，意識清明となるも頸髄損傷による麻痺が固定化した。乳頭以下の触覚・温痛覚消失。徒手筋力テストは僧帽筋，上腕二頭筋，上腕三頭筋は左右共に4，手関節屈筋，手関節伸筋，下肢は両側共に0であった。
4. 7月10日，管理上右半側臥位をとる時間が長く，右坐骨部に圧迫によるびらんが出現。除圧を試みるも褥瘡範囲が拡大した。
5. 7月28日時点で褥瘡ケアチームに紹介となり，褥瘡回診で創面のケアやマットレス選択などの指導が行われた。
6. 8月10日，壊死組織のデブリードマン施行。
7. 8月16日，術後創傷治癒を促すために栄養状態の改善が必要と判断されNST紹介。WBC 9,700/mm³（リンパ球2,438/mm³），Hb 9.4g/dL，CRP 2.14mg/dL，AST 13U/L，ALT 16U/L，TP 5.75g/dL，Alb 2.70g/dL。

◆栄養管理の方針

1. 入院時栄養計画：救命救急センターで栄養管理計画書を作成し，以後1週間ごとに更新。
2. 栄養アセスメント（⇨第4章1〜4）
   - 緊急搬送・手術であったため入院当日から意識レベル回復までは輸液のみ。
   - 意識回復後も下顎固定のため経口摂取は困難であるため経鼻胃管を用いた経腸栄養と末梢静脈栄養（PPN）が選択された。
   - PPN：投与カロリー840kcal，タンパク質30g。
   - 胃管：投与カロリー800kcal，タンパク質27gを1日2回に分けて200mL/時で投与で栄養管理を行っていたが便性は泥状便であり，瘡部の汚染から経静脈栄養から経腸栄養への移行は困難と判断されていた。

（1）8月16日（デブリードマンより6日経過）よりNST回診（週1回）

- 栄養管理関連血液・生化学検査データ…Alb 2.7g/dL，WBC 5,600/mm³（リンパ球1,438/mm³），CRP 6.1mg/dL，CONUT 7（中等度の栄養障害）。
- 必要非タンパク質・エネルギー量およびタンパク質量…基礎代謝量（BEE）1,411kcal，活動係数（AF）1.1（ベッド上安静），傷害係数（SF）1.5（重度褥瘡）。以上から必要エネルギー量2,246kcal/日。必要タンパク質量62.1g（体重）×1.5（重度褥瘡，術後）＝93.2g/日。
- 患部の創傷治癒促進，リハビリテーション，便性コントロール，経腸栄養特に経口摂取の確立を目的とした栄養管理。

- 必要エネルギー 2,250kcal/日，タンパク質 93g/日と設定した．まず経静脈栄養で不足分を補いながら，経腸栄養の速度低減（200mL/時から80mL/時）や水溶性食物繊維の補充により便性をコントロールしたうえで経腸栄養に移行する．
  → エネルギー量 2,260kcal/日，タンパク質 90g/日に対し，
  PPN：投与カロリー 1,460kcal，タンパク質 45g（20％脂肪乳剤 100mLを追加）．
  胃管：投与カロリー 1,000kcal，タンパク質 45g，食物繊維 12gを1日2回に分けて 80mL/時で投与開始．

（2）8月23日 NST 回診（⇨第4章1〜4）
- 便性は有形となり，おむつ交換や創部の洗浄頻度が減少した．胃管からの注入速度を 120mL/時に上げ，下痢などの消化器症状がなければ2日に1回ずつ経腸栄養の回数増加を試みた．

（3）8月30日 NST 回診（⇨第4章1〜4）
- 消化器症状なく経腸栄養に移行できた．便汚染のリスク低減とともに，体位変換が容易となった．
- 積極的に褥瘡治癒を促す目的でアルギニン，グルタミン，微量元素を強化した濃厚流動食に内容変更した．
- 胃管：投与カロリー 2,200kcal，タンパク質 92g，食物繊維 12gを1日2回に分けて 150mL/時で投与開始した．
- 栄養管理関連血液・生化学検査データ…Alb 3.2g/dL，WBC 7,200/mm^3（リンパ球 1,880/mm^3），CRP 3.2mg/dL，CONUT 値 4（軽度の栄養障害）．

（4）9月6日 NST 回診（⇨第4章1〜4）
- 下顎固定が終了し，開口障害の改善や嚥下機能の残存が認められたことから経口摂取への移行を目指した．経鼻胃管からの投与量を維持しつつ嚥下調整食を開始し，1週間ごとに形態アップを試みた．

（5）10月6日 NST 回診（⇨第4章1〜4）
- 食事形態は軟飯・軟菜まで上がったが，摂取量は5割程度である．不足分は引き続き経管栄養で補う．
- 経口：摂取エネルギー 900kcal/日，タンパク質 40g/日．
- 胃管：投与カロリー 1,300kcal，タンパク質 50g，食物繊維 12gを1日3回に分けて 150mL/時で投与開始した．
- 栄養管理関連血液・生化学検査データ…Alb 3.6g/dL，WBC 6,800/mm^3（リンパ球 2,520/mm^3），CRP 2.1mg/dL．

（6）10月20日 NST 回診
- 肉芽造成と創の縮小を認めたため，上皮化促進の目的で植皮術施行．栄養管理方法は変更なく経過観察．

（7）12月12日 NST 回診
- 植皮術後表皮の生着により上皮化が完了した．

◆**栄養管理の考察と対策**（⇨第3章6，第4章2・3）

　褥瘡とは，身体に加わった外力が骨と皮膚表層の間の軟部組織の血流を低下または停止させ，組織が不可逆的な阻血性障害に陥る病態である．

　栄養状態低下，自力体位変換や自力座位保持などの基本動作能力低下，病的骨折，関節拘縮，多汗や尿・便失禁による皮膚湿潤，浮腫が危険因子である．創傷は血液凝固期，炎症期，増殖期，組織再構築期を経て治癒に至る．白血球や線維芽細胞など各種細胞のエネルギー基質，構成成分，細胞外基質の材料として十分な栄養が必須であり，タンパク質，糖質，脂質をはじめとして各種のアミノ酸，ビタミン類，微量元素などさまざまな栄養素が必要である（図5-9）．

　日本褥瘡学会の「褥瘡予防・管理ガイドライン」，日本皮膚科学会の「褥瘡診療ガイドライン」でも栄養管理は重要視されている．

　本症例は頸髄損傷による麻痺による体動困難，痛覚消失，尿・便失禁等，褥瘡発生・悪化のリスクがきわ

めて高い。また，下顎固定のため経口摂取ができず，栄養管理の選択肢が狭まったことで，病棟スタッフによる管理が困難となった。褥瘡ケアチームとの連携等，患者の全身状態や身体機能を考慮しながら管理を行う必要がある。

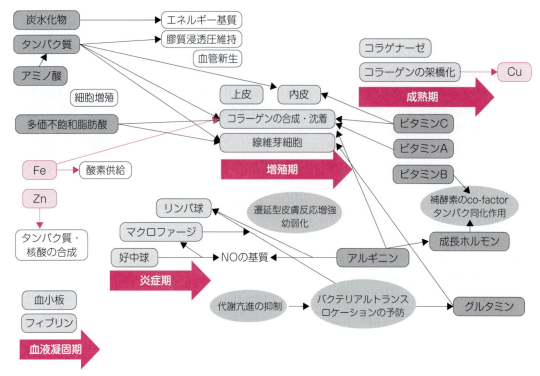

図5-9　創傷治癒過程に関連する栄養素

18. 嚥下障害

患者：56歳，男性，身長167cm，体重63kg，BMI 22.5kg/m²
疾患：(左側) 延髄背外側梗塞，(左側) 椎骨脳底動脈解離
既往歴：高血圧，高脂血症
生活習慣：喫煙 (+)，飲酒 (+)，運動 (仕事の移動も自動車がほとんどで，たまの散歩程度であった)

◆経過等

1. 20XX年1月15日，起床時からめまい，悪心を自覚。3時間後には嚥下困難が出現。神経学的所見および頭部MRI・MRAの結果，左側椎骨脳底動脈解離に伴う左側延髄背外側部の梗塞と診断。発症から6時間以上経過しており，保存的治療を行うとともに厳密な血圧管理を行う方針とした。
2. 嚥下内視鏡検査の結果 (図5-10) …下咽頭梨状陥凹には多量の唾液が貯留し，嚥下するよう指示しても嚥下運動が発現せず，貯留した唾液が気管内へ溢出し，むせ込みを繰り返していた。

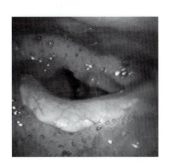

図5-10　左側延髄背外側梗塞症例の嚥下内視鏡所見 (発症10日目)
下咽頭梨状陥凹・前喉頭蓋谷に多量の唾液が残留している。貯留した唾液が声門へ流れ込み，誤嚥している。

◆栄養管理の方針

(1) 入院時

- 入院時の栄養管理計画…禁飲食のうえ，末梢静脈から輸液と浸透圧利尿剤などの投与を行うとともに経鼻胃管から抗血小板薬等の投与と可能な限り早期の濃厚流動食を開始する方針とした。基礎代謝量 (BEE) 1,500kcal/日，活動係数 (AF) 1.2で，必要エネルギー量は1,800kcal/日と試算。

(2) その後の経過

- 経鼻胃管からの注入を開始したが，吃逆が頻発し，吃逆とともに薬剤や濃厚流動食，さらに，胃液を含む消化液が逆流するようになり，発症3日目には誤嚥性肺炎を発症した。経鼻胃管からの注入を中止し，誤嚥性肺炎に対して抗菌剤の投与を行った。しかし，その4日後には下痢が始まり，数日で水様性下痢に至った。さらに，頻脈性不整脈が頻発するようになった。このため，発症8日目より中心静脈栄養からの高カロリー輸液 (含む脂肪製剤) による水分・栄養管理を行うこととした。

(3) 1月25日 NST回診 (脳梗塞発症から10日間経過)　＊NST回診は週1回とした。

- めまいと発熱，消耗のためベッドアップ30度での臥床が中心。入院時より4kgの体重減少あり，皮膚ツルゴールは低下している。腹部蠕動音は乏しく，腹部の打診にて鼓音を聴取。
- 栄養管理関連血液・生化学検査データ…Alb 2.6g/dL，WBC 18,600/mm³ (総リンパ球数780/mm³)，CRP 18.3mg/dL，BUN 37mg/dL，Cr 1.2mg/dL，Na 154mEq/L，K 3.7mEq/L，Cl 103mEq/L。
- 必要エネルギー量…基礎代謝量 (BEE) 1,475kcal/日，活動係数 (AF) 1.2，傷害係数 (SF) 1.5 (感染中等度)，以上から2,655kcal/日と試算。
- 発汗と下痢のため脱水に陥っていた。これが，頻脈性不整脈の誘因とも考えられた。十分な輸液と栄養管理が必須の状態。高カロリー輸液のみでは十分量の栄養摂取が難しい。経腸栄養再開が望ましいが，吃逆に伴う胃食道逆流があるため経鼻空腸チューブを挿入し，消化態栄養剤による栄養管理を行う方針

- とした．薬剤投与も同チューブから行ったほうが安全と考えた．
- 経鼻空腸チューブからは白湯 40mL/時間×5時間を1日2回，その後，20%ブドウ糖液，50%ブドウ糖液と濃度を上げていき，6日目より消化態栄養剤（1.5kcal/mL）を開始する方針とした．
- 口腔ケアを徹底して行う．解熱が得られ次第，車いす座位など離床を励行する．

（4）2月1日 NST 回診（脳梗塞発症から17日経過）

- 解熱傾向となり，経鼻空腸チューブからは消化態栄養剤が開始されていた．下痢も改善傾向にあった．ADLも車いす座位が30分程度可能になった．
- 栄養管理関連血液・生化学検査データ…Alb 2.5g/dL，WBC 9,300/mm^3（総リンパ球数 800/mm^3），CRP 4.3mg/dlL，BUN 16mg/dL，Cr 0.5mg/dL，Na 143mEq/L，K 3.0mEq/L，Cl 98mEq/L．
- 必要エネルギー量…BEE 1,475kcal/日，AF 1.3，SF 1.2（感染症軽度），以上から 2,301kcal/日と試算．
- 投与栄養量…経腸栄養からは 600kcal が投与され，下痢も改善傾向にあるので24時間持続投与とした．その後は便の性状を確認しながら2日おきに 8mL ずつ増量，58mL/時（2,100kcal/日）を目標とした．薬剤投与時には白湯 100mL 注入．高カロリー輸液を減量していく方針とした．
- 口腔ケアも容易になった．ガラガラうがいは難しいが，口内でブクブクはできるようになった．
- 理学療法をより積極的に進めることで腸管運動性を高め，栄養素の吸収が高まることを期待．

（5）2月15日 NST 回診（脳梗塞発症31日目）

- 日中のほとんどを車いすで過ごせるようになり，歩行器につかまりながら数m歩行できるようになった．発熱もなく，下痢，吃逆，胃食道逆流もほとんどなくなった．
- 栄養管理関連血液・生化学検査データ…Alb 2.9g/dlL，WBC 5,600/mm^3（総リンパ球数 1,300/mm^3），CRP 0.3mg/dL，BUN 13mg/dL，Cr 0.3mg/dL，Na 144mEq/L，K 3.3mEq/L，Cl 96mEq/L．
- 投与栄養量…経腸栄養注入は 58mL/時まで上がり，高カロリー輸液は終了．薬剤投与時の白湯注入を朝昼夕，眠前の4回で各 150mL とした．総投与量は同じまま経腸栄養の投与速度を 70mL/時まで増量，注入休止時間を設け，生活のリズムをつけるようにした．
- 弱いながらも嚥下運動が認められるようになったが，水分などを嚥下することはまだ不能であった．しかし，唾液や分泌物，痰を自己喀出できるようになり，吸引回数が大幅に減った．

（6）2月21日 NST 回診（脳梗塞発症から38日目）

- 口腔・咽頭内への残留，ADLともに大幅に改善．そこで，2度目の嚥下機能評価施行．
- 嚥下内視鏡検査の結果…下咽頭梨状陥凹への唾液の残留が減少していた．嚥下を指示すると嚥下運動は発現できるようになったが，下咽頭クリアランスはまだ十分ではなかった．そこで，嚥下透視検査を行った．
- 嚥下透視検査の結果…嚥下時に喉頭が左斜めへ傾くように挙上するために，食道入口部開大が障害されていることが確認された（図5-11-A）．左方へ下顎を振るような頬杖位をさせ，健側である右側梨状陥凹に造影剤を通過させるように指導すると，無事嚥下できることが確認された（図5-11-B）．
- 過度の筋緊張なく座位保持，頬杖位が支持できるよう頸部〜肩帯のリラクゼーションを行い，頬杖位で口腔内から右側梨状陥凹を通過させるよう，生理食塩水に浸し凍結させた巻綿子で口腔〜咽頭後壁の右側をなぞり食流路を意識させ，右側梨状陥凹へ流れた冷水滴を嚥下する指導を行う．

（7）2月28日 NST 回診（脳梗塞発症から45日目）

- 頬杖位での嚥下が容易となり，日中の咳込みも認められなくなった．
- 経鼻空腸栄養チューブを抜去し，頬杖位での経口摂取を開始した．食事はペースト食，水分はトロミのあるものとした．食事摂取量が安定するまでは，末梢輸液（1,000〜1,500mL/日）を補助として行った．胃食道逆流を懸念し，食後は40分程度臥床しないよう指導した．そのうえで，発熱や胸部聴診などによる観察と，採血，胸部XPでの慎重な経過観察を主治医にお願いした．また，今度は3日に1回程度の排便と便秘傾向になってきたので，排便コントロールについても主治医に注意を促した．

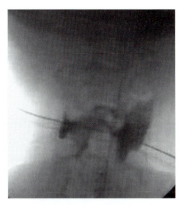
A．嚥下時に喉頭が左方へ倒れ込むように挙上し，食道入口部の開大が制限されている。

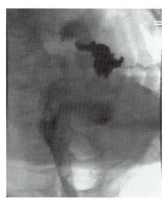
B．左方へ向く頬杖位をとると嚥下時の喉頭の左方への倒れ込みはキャンセルされ，健側である右側下咽頭梨状陥凹を中心に食道入口部が開大し，問題なく嚥下できるようになった。

図5-11　左側延髄背外側梗塞症例の嚥下透視所見（発症38日目）

◆栄養管理の考察と対策

　嚥下障害は水分・栄養摂取の問題と，誤嚥による肺炎，全身状態の悪化を招きうる。既往疾患に対する内服薬服用も困難となる。全身状態悪化により体重減少，臥床状態とこれに伴う胃腸運動障害，褥瘡も発症する。肺炎に対して抗菌剤投与を行うことで下痢，偽膜性腸炎の発症，脱水を招く懸念もある。延髄梗塞患者や高齢者では脱水により不整脈なども起こしやすくなる。一方で，肺炎併発により栄養需要は増え全身衰弱，体重減少が進行する。したがって，嚥下障害患者の治療の第一歩は，嚥下障害に対する治療ではなく，いかに安全に，かつ安定した水分・栄養摂取を確保するかである。誤嚥性肺炎については経口摂取失敗による場合と，胃食道逆流物の誤嚥による場合とでは対応は大きく異なる。禁飲食にしても誤嚥性肺炎を発症するようであれば後者を考える。胃腸運動障害があり，特に吃逆が頻発している場合には注意が必要であり，必要に応じて空腸栄養を検討する。なお，空腸栄養で使用する濃厚流動食は成分栄養もしくは消化態栄養剤とする。経口摂取を行うための必要条件を表5-9に示す。嚥下訓練を行うにしても，まずこれらをクリアして行うべきである。

表5-9　安全な経口摂取を行ううえでの基本的な条件

(1) 意識障害がない，発動性が悪くない。
(2) 呼吸状態，循環動態が安定している。
(3) 消化管の運動性・排泄能が保たれている。
(4) 少なくとも30分程度は座位保持が無理なく可能である。
(5) 喀痰を経口的に自己排出することができる。

文　献

3．糖尿病性腎症
- 日本糖尿病学会編：糖尿病性腎症合同委員会報告「糖尿病性腎症病期分類の改訂について」，糖尿病治療ガイド2014-2015，2014，p.78，p.80，p.81．

4．脂質異常症（高トリグリセリド血症）
- 日本動脈硬化学会：動脈硬化性疾患予防ガイドライン2012年版．
- Scherer J, et al.：Issues in hypertriglyceridemic pancreatitis：an update. J Clin Gastroenterol, 2014；**48**；195-203．
- Yokoyama M, et al.：Effect of eicosapentaenoic acid on major coronary events in hypercholesterolaemic patients（JELIS）：a randomized open-label, blinded endpoint analysis. Lancet, 2007；**369**；1090-8．
- Miller M, et al.：Triglycerides and cardiovascular disease：a scientific statement from the American Heart association. Circulation, 2011；**123**；2293-333．
- Shirai K, et al.：Type I hyperlipoproteinemia caused by lipoprotein lipase defect in lipid-interface recognition was relieved by administration of medium-chain triglyceride. Metabolism：clinical and experimental, 1992；**41**；1161-4．
- Doty L：Coconut oil for Alzheimer's disease. Clinical Practice, 2012；**1**；12-17．

5．心不全
- http://dashdiet.org/default.asp（2016年12月）
- Djoussé L, Driver JA, Gaziano JM.：Relation between modifiable lifestyle factors and lifetime risk of heart failure. JAMA, 2009；**302**；394-400．

7．炎症性腸疾患
- Uchiyama K, Nakamura M, Odahara S, et al.：N-3 polyunsaturated fatty acid diet therapy for patients with inflammatory bowel disease. Inflammatory Bowel Disease, 2010；**16**(10)；1696-1707．

8．肝硬変
- Suzuki K, Endo R, Kohgo Y, et al.：Guidelines on nutritional management in Japanese patients with liver cirrhosis from the perspective of preventing hepatocellular carcinoma. Hepatol Res. 2012；**42**：621-6．
- 日本消化器病学会：肝硬変診療ガイドライン，南江堂，2015．
- Kawaguchi T, Izumi N, Charlton MR, et al.：Branched-chain amino acids as pharmacological nutrients in chronic liver disease. Hepatology, 2011；**54**：1063-70．

9．慢性腎臓病（CKD）1
- 日本腎臓学会編：慢性腎臓病に対する食事療法基準 2014年版，日腎会誌；2014；**56**(5)；553-599．
- 日本静脈経腸栄養学会編：静脈経腸栄養ガイドライン 第3版，照林社，2013，pp.258-267．
- 磯﨑泰介，倉田栄里：腎疾患，特集：病態別経腸栄養法，病態別経腸栄養剤をいかに選択し，いかに使用するか，静脈経腸栄養；2012；**27**(2)；665-669．
- 日本透析医学会血液療法ガイドライン作成ワーキンググループ透析非導入と継続中止を検討するサブグループ：維持血液透析の開始と継続に関する意思決定プロセスについての提言，透析会誌47(5)；269-285；2014．

10．慢性腎臓病（CKD）2
- 日本腎臓学会編：慢性腎臓病に対する食事療法基準 2014年版，日腎会誌；2014；**56**(5)；553-599．
- 腎不全，日本静脈経腸栄養学会編：静脈経腸栄養ガイドライン 第3版，照林社，2013，pp.258-267．
- 磯﨑泰介，鈴木由美子，三﨑太郎：腎不全の代謝・栄養管理は？，東口高志編，重症患者の栄養管理Q&A 第3版，総合医学社，2012，pp.187-196．
- 小林修三：透析患者の末梢動脈疾患とフットケア～早期発見と治療戦略～，医薬ジャーナル社，2008．

11．透析
- 日本透析医学会：慢性透析患者の食事療法基準，透析会誌，2014；**7**；287-291．
- 日本透析医学会：血液透析患者の糖尿病治療ガイド2012，透析会誌，2013；**46**；311-357．

16. 産科　妊娠糖尿病
 ・日本産科婦人科学会：産婦人科診療ガイドライン2014.
17. 褥　　瘡
 ・日本褥瘡学会：褥瘡予防・管理ガイドライン　第4版，日本褥瘡学会誌；2015；17(4)；487-557.
 ・日本皮膚科学会編：褥瘡診療ガイドライン，日本皮膚科学会誌；2011；12(9)；1791-1839.

付表1　日本人の食事摂取基準（2015年版）－抜粋－

参照体位（参照身長、参照体重）[1]

性　別	男　性		女　性[2]	
年齢等	参照身長 (cm)	参照体重 (kg)	参照身長 (cm)	参照体重 (kg)
0～5（月）	61.5	6.3	60.1	5.9
6～11（月）	71.6	8.8	70.2	8.1
6～8（月）	69.8	8.4	68.3	7.8
9～11（月）	73.2	9.1	71.9	8.4
1～2（歳）	85.8	11.5	84.6	11.0
3～5（歳）	103.6	16.5	103.2	16.1
6～7（歳）	119.5	22.2	118.3	21.9
8～9（歳）	130.4	28.0	130.4	27.4
10～11（歳）	142.0	35.6	144.0	36.3
12～14（歳）	160.5	49.0	155.1	47.5
15～17（歳）	170.1	59.7	157.7	51.9
18～29（歳）	170.3	63.2	158.0	50.0
30～49（歳）	170.7	68.5	158.0	53.1
50～69（歳）	166.6	65.3	153.5	53.0
70以上（歳）	160.8	60.0	148.0	49.5

[1] 0～17歳は、日本小児内分泌学会・日本成長学会合同標準値委員会による小児の体格評価に用いる身長、体重の標準値を基に、年齢区分に応じて、当該月齢及び年齢階級の中央時点における中央値を引用した。ただし、公表数値が年齢区分と合致しない場合は、同様の方法で算出した値を用いた。18歳以上は、平成22年、23年国民健康・栄養調査における当該の性及び年齢階級における身長・体重の中央値を用いた。
[2] 妊婦、授乳婦を除く。

食事摂取基準で策定した栄養素と設定した指標（1歳以上）[1]

栄養素		推定平均必要量 (EAR)	推奨量 (RDA)	目安量 (AI)	耐容上限量 (UL)	目標量 (DG)
たんぱく質		○	○	—	—	○[2]
脂　質	脂質	—	—	—	—	○[2]
	飽和脂肪酸	—	—	—	—	○[2]
	n-6系脂肪酸	—	—	○	—	—
	n-3系脂肪酸	—	—	○	—	—
炭水化物	炭水化物	—	—	—	—	○[2]
	食物繊維	—	—	—	—	○
エネルギー産生栄養素バランス[2]		—	—	—	—	○
ビタミン	脂溶性	ビタミンA	○	○	—	○	—
		ビタミンD	—	—	○	○	—
		ビタミンE	—	—	○	○	—
		ビタミンK	—	—	○	—	—
	水溶性	ビタミンB₁	○	○	—	—	—
		ビタミンB₂	○	○	—	—	—
		ナイアシン	○	○	—	○	—
		ビタミンB₆	○	○	—	○	—
		ビタミンB₁₂	○	○	—	—	—
		葉酸	○	○	—	○[3]	—
		パントテン酸	—	—	○	—	—
		ビオチン	—	—	○	—	—
		ビタミンC	○	○	—	—	—
ミネラル	多量	ナトリウム	○	—	—	—	○
		カリウム	—	—	○	—	○
		カルシウム	○	○	—	○	—
		マグネシウム	○	○	—	○[3]	—
		リン	—	—	○	○	—
	微量	鉄	○	○	—	○	—
		亜鉛	○	○	—	○	—
		銅	○	○	—	○	—
		マンガン	—	—	○	○	—
		ヨウ素	○	○	—	○	—
		セレン	○	○	—	○	—
		クロム	—	—	○	—	—
		モリブデン	○	○	—	○	—

[1] 一部の年齢階級についてのみ設定した場合も含む。
[2] たんぱく質、脂質、炭水化物（アルコール含む）が、総エネルギー摂取量に占めるべき割合（％エネルギー）。
[3] 通常の食品以外からの摂取について定めた。

エネルギー

目標とするBMIの範囲（18歳以上）[1, 2]

年齢（歳）	目標とするBMI（kg/m²）
18～49	18.5～24.9
50～69	20.0～24.9
70以上	21.5～24.9[3]

[1] 男女共通。あくまでも参考として使用すべきである。
[2] 観察疫学研究において報告された総死亡率が最も低かったBMIを基に、疾患別の発症率とBMIとの関連、死因とBMIとの関連、日本人のBMIの実態に配慮し、総合的に判断し目標とする範囲を設定。
[3] 70歳以上では、総死亡率が最も低かったBMIと実態との乖離が見られるため、虚弱の予防及び生活習慣病の予防の両者に配慮する必要があることも踏まえ、当面目標とするBMIの範囲を21.5～24.9 kg/m²とした。

参照体重における基礎代謝量

性別	男 性			女 性		
年齢	基礎代謝基準値（kcal/kg体重/日）	参照体重（kg）	基礎代謝量（kcal/日）	基礎代謝基準値（kcal/kg体重/日）	参照体重（kg）	基礎代謝量（kcal/日）
1～2（歳）	61.0	11.5	700	59.7	11.0	660
3～5（歳）	54.8	16.5	900	52.2	16.1	840
6～7（歳）	44.3	22.2	980	41.9	21.9	920
8～9（歳）	40.8	28.0	1,140	38.3	27.4	1,050
10～11（歳）	37.4	35.6	1,330	34.8	36.3	1,260
12～14（歳）	31.0	49.0	1,520	29.6	47.5	1,410
15～17（歳）	27.0	59.7	1,610	25.3	51.9	1,310
18～29（歳）	24.0	63.2	1,520	22.1	50.0	1,110
30～49（歳）	22.3	68.5	1,530	21.7	53.1	1,150
50～69（歳）	21.5	65.3	1,400	20.7	53.0	1,100
70以上（歳）	21.5	60.0	1,290	20.7	49.5	1,020

年齢階級別にみた身体活動レベルの群分け（男女共通）

身体活動レベル	レベルⅠ（低い）	レベルⅡ（ふつう）	レベルⅢ（高い）
1～2（歳）	－	1.35	－
3～5（歳）	－	1.45	－
6～7（歳）	1.35	1.55	1.75
8～9（歳）	1.40	1.60	1.80
10～11（歳）	1.45	1.65	1.85
12～14（歳）	1.50	1.70	1.90
15～17（歳）	1.55	1.75	1.95
18～29（歳）	1.50	1.75	2.00
30～49（歳）	1.50	1.75	2.00
50～69（歳）	1.50	1.75	2.00
70以上（歳）	1.45	1.70	1.95

参考表：推定エネルギー必要量 (kcal/日)

性別	男 性			女 性		
身体活動レベル[1]	Ⅰ	Ⅱ	Ⅲ	Ⅰ	Ⅱ	Ⅲ
0～5（月）	－	550	－	－	500	－
6～8（月）	－	650	－	－	600	－
9～11（月）	－	700	－	－	650	－
1～2（歳）	－	950	－	－	900	－
3～5（歳）	－	1,300	－	－	1,250	－
6～7（歳）	1,350	1,550	1,750	1,250	1,450	1,650
8～9（歳）	1,600	1,850	2,100	1,500	1,700	1,900
10～11（歳）	1,950	2,250	2,500	1,850	2,100	2,350
12～14（歳）	2,300	2,600	2,900	2,150	2,400	2,700
15～17（歳）	2,500	2,850	3,150	2,050	2,300	2,550
18～29（歳）	2,300	2,650	3,050	1,650	1,950	2,200
30～49（歳）	2,300	2,650	3,050	1,750	2,000	2,300
50～69（歳）	2,100	2,450	2,800	1,650	1,900	2,200
70以上（歳）[2]	1,850	2,200	2,500	1,500	1,750	2,000
妊婦（付加量）[3] 初期				+50	+50	+50
中期				+250	+250	+250
後期				+450	+450	+450
授乳婦（付加量）				+350	+350	+350

[1] 身体活動レベルは、低い、ふつう、高いの3つのレベルとして、それぞれⅠ、Ⅱ、Ⅲで示した。
[2] 主として、70～75歳ならびに自由な生活を営んでいる対象者に基づく報告から算定した。
[3] 妊婦個々の体格や妊娠中の体重増加量、胎児の発育状況の評価を行うことが必要である。

注1：活用に当たっては、食事摂取状況のアセスメント、体重及びBMIの把握を行い、エネルギーの過不足は、体重の変化またはBMIを用いて評価すること。

注2：身体活動レベルⅠの場合、少ないエネルギー消費量に見合った少ないエネルギー摂取量を維持することになるため、健康の保持・増進の観点からは、身体活動量を増加させる必要があること。

日本人の食事摂取基準（2015年版）　171

たんぱく質 (推定平均必要量、推奨量、目安量：g/日、目標量（中央値）：%エネルギー)

性別	男性				女性			
年齢等	推定平均必要量	推奨量	目安量	目標量[1]（中央値[2]）	推定平均必要量	推奨量	目安量	目標量[1]（中央値[2]）
0〜5（月）	-	-	10	-	-	-	10	-
6〜8（月）*	-	-	15	-	-	-	15	-
9〜11（月）*	-	-	25	-	-	-	25	-
1〜2（歳）	15	20	-	13〜20 (16.5)	15	20	-	13〜20 (16.5)
3〜5（歳）	20	25	-	13〜20 (16.5)	20	25	-	13〜20 (16.5)
6〜7（歳）	25	35	-	13〜20 (16.5)	25	30	-	13〜20 (16.5)
8〜9（歳）	35	40	-	13〜20 (16.5)	30	40	-	13〜20 (16.5)
10〜11（歳）	40	50	-	13〜20 (16.5)	40	50	-	13〜20 (16.5)
12〜14（歳）	50	60	-	13〜20 (16.5)	45	55	-	13〜20 (16.5)
15〜17（歳）	50	65	-	13〜20 (16.5)	45	55	-	13〜20 (16.5)
18〜29（歳）	50	60	-	13〜20 (16.5)	40	50	-	13〜20 (16.5)
30〜49（歳）	50	60	-	13〜20 (16.5)	40	50	-	13〜20 (16.5)
50〜69（歳）	50	60	-	13〜20 (16.5)	40	50	-	13〜20 (16.5)
70以上（歳）	50	60	-	13〜20 (16.5)	40	50	-	13〜20 (16.5)
妊婦（付加量）初期					+ 0	+ 0	-	-
中期					+ 5	+ 10	-	-
後期					+ 20	+ 25	-	-
授乳婦（付加量）					+ 15	+ 20	-	-

* 乳児の目安量は、母乳栄養児の値である。
[1] 範囲については、おおむねの値を示したものである。
[2] 中央値は、範囲の中央値を示したものであり、最も望ましい値を示すものではない。

脂質

性別	男性				女性			
	脂質（脂質の総エネルギーに占める割合（脂肪エネルギー比率）：%エネルギー）			飽和脂肪酸（%エネルギー）	脂質			飽和脂肪酸（%エネルギー）
年齢等	目安量	目標量[1]（中央値[2]）		目標量	目安量	目標量[1]（中央値[2]）		目標量
0〜5（月）	50	-		-	50	-		-
6〜11（月）	40	-		-	40	-		-
1〜2（歳）	-	20〜30 (25)		-	-	20〜30 (25)		-
3〜5（歳）	-	20〜30 (25)		-	-	20〜30 (25)		-
6〜7（歳）	-	20〜30 (25)		-	-	20〜30 (25)		-
8〜9（歳）	-	20〜30 (25)		-	-	20〜30 (25)		-
10〜11（歳）	-	20〜30 (25)		-	-	20〜30 (25)		-
12〜14（歳）	-	20〜30 (25)		-	-	20〜30 (25)		-
15〜17（歳）	-	20〜30 (25)		-	-	20〜30 (25)		-
18〜29（歳）	-	20〜30 (25)		7以下	-	20〜30 (25)		7以下
30〜49（歳）	-	20〜30 (25)		7以下	-	20〜30 (25)		7以下
50〜69（歳）	-	20〜30 (25)		7以下	-	20〜30 (25)		7以下
70以上（歳）	-	20〜30 (25)		7以下	-	20〜30 (25)		7以下
妊婦					-	-		-
授乳婦					-	-		-

性別	男性	女性	男性	女性
	n-6系脂肪酸（g/日）	n-6系脂肪酸（g/日）	n-3系脂肪酸（g/日）	n-3系脂肪酸（g/日）
年齢等	目安量	目安量	目安量	目安量
0〜5（月）	4	4	0.9	0.9
6〜11（月）	4	4	0.8	0.8
1〜2（歳）	5	5	0.7	0.8
3〜5（歳）	7	6	1.3	1.1
6〜7（歳）	7	7	1.4	1.3
8〜9（歳）	9	7	1.7	1.4
10〜11（歳）	9	8	1.7	1.5
12〜14（歳）	12	10	2.1	1.7
15〜17（歳）	13	10	2.3	1.6
18〜29（歳）	11	8	2.0	1.6
30〜49（歳）	10	8	2.1	1.6
50〜69（歳）	10	8	2.4	2.0
70以上（歳）	8	7	2.2	1.9
妊婦		9		1.8
授乳婦		9		1.8

[1] 範囲については、おおむねの値を示したものである。
[2] 中央値は、範囲の中央値を示したものであり、最も望ましい値を示すものではない。

炭水化物

性別	男性	女性	男性	女性
	炭水化物（%エネルギー）	炭水化物（%エネルギー）	食物繊維（g/日）	食物繊維（g/日）
年齢等	目標量[1,2]（中央値[3]）	目標量[1,2]（中央値[3]）	目標量	目標量
0〜5（月）	-	-	-	-
6〜11（月）	-	-	-	-
1〜2（歳）	50〜65 (57.5)	50〜65 (57.5)	-	-
3〜5（歳）	50〜65 (57.5)	50〜65 (57.5)	-	-
6〜7（歳）	50〜65 (57.5)	50〜65 (57.5)	11以上	10以上
8〜9（歳）	50〜65 (57.5)	50〜65 (57.5)	12以上	12以上
10〜11（歳）	50〜65 (57.5)	50〜65 (57.5)	13以上	13以上
12〜14（歳）	50〜65 (57.5)	50〜65 (57.5)	17以上	16以上
15〜17（歳）	50〜65 (57.5)	50〜65 (57.5)	19以上	17以上
18〜29（歳）	50〜65 (57.5)	50〜65 (57.5)	20以上	18以上
30〜49（歳）	50〜65 (57.5)	50〜65 (57.5)	20以上	18以上
50〜69（歳）	50〜65 (57.5)	50〜65 (57.5)	20以上	18以上
70以上（歳）	50〜65 (57.5)	50〜65 (57.5)	19以上	17以上
妊婦		-		-
授乳婦		-		-

[1] 範囲については、おおむねの値を示したものである。
[2] アルコールを含む。ただし、アルコールの摂取を勧めるものではない。
[3] 中央値は、範囲の中央値を示したものであり、最も望ましい値を示すものではない。

エネルギー産生栄養素バランス（%エネルギー）（男女共通）

年齢等	目標量（中央値）（男女共通）			
	たんぱく質	脂質[3]		炭水化物[4,5]
		脂質	飽和脂肪酸	
0〜11（月）	-	-	-	-
1〜17（歳）	13〜20 (16.5)	20〜30 (25)	-	50〜65 (57.5)
18〜69（歳）	13〜20 (16.5)	20〜30 (25)	7以下	50〜65 (57.5)
70以上（歳）	13〜20 (16.5)	20〜30 (25)	7以下	50〜65 (57.5)

[1] 各栄養素の範囲については、おおむねの値を示したものであり、弾力的に運用すること。
[2] 範囲に関しては、おおむねの値を示したものであり、生活習慣病の予防や高齢者の虚弱の予防の観点からは、弾力的に運用すること。
[3] 脂質については、その構成成分である飽和脂肪酸など、質への配慮を十分に行う必要がある。
[4] アルコールを含む。ただし、アルコールの摂取を勧めるものではない。
[5] 食物繊維の目標量を十分に注意すること。

脂溶性ビタミン

ビタミンA (μgRAE/日)[1]

性別	男性				女性			
年齢等	推定平均必要量[2]	推奨量[2]	目安量[3]	耐容上限量[3]	推定平均必要量[2]	推奨量[2]	目安量[3]	耐容上限量[3]
0～5 (月)	-	-	300	600	-	-	300	600
6～11 (月)	-	-	400	600	-	-	400	600
1～2 (歳)	300	400	-	600	250	350	-	600
3～5 (歳)	350	500	-	700	300	400	-	700
6～7 (歳)	300	450	-	900	300	400	-	900
8～9 (歳)	350	500	-	1,200	350	500	-	1,200
10～11 (歳)	450	600	-	1,500	400	600	-	1,500
12～14 (歳)	550	800	-	2,100	500	700	-	2,100
15～17 (歳)	650	900	-	2,600	500	650	-	2,600
18～29 (歳)	600	850	-	2,700	450	650	-	2,700
30～49 (歳)	650	900	-	2,700	500	700	-	2,700
50～69 (歳)	600	850	-	2,700	500	700	-	2,700
70以上 (歳)	550	800	-	2,700	450	650	-	2,700
妊婦 (付加量) 初期					+0	+0	-	-
中期					+0	+0	-	-
後期					+60	+80	-	-
授乳婦 (付加量)					+300	+450	-	-

[1] レチノール活性当量 (μgRAE) = レチノール (μg) + β-カロテン (μg) × 1/12 + α-カロテン (μg) × 1/24 + β-クリプトキサンチン (μg) × 1/24 + その他のプロビタミンAカロテノイド (μg) × 1/24
[2] プロビタミンAカロテノイドを含む。
[3] プロビタミンAカロテノイドを含まない。

ビタミンD (μg/日)

性別	男性		女性	
年齢等	目安量	耐容上限量	目安量	耐容上限量
0～5 (月)	5.0	25	5.0	25
6～11 (月)	5.0	25	5.0	25
1～2 (歳)	2.0	20	2.0	20
3～5 (歳)	2.5	30	2.5	30
6～7 (歳)	3.0	40	3.0	40
8～9 (歳)	3.5	40	3.5	40
10～11 (歳)	4.5	60	4.5	60
12～14 (歳)	5.5	80	5.5	80
15～17 (歳)	6.0	90	6.0	90
18～29 (歳)	5.5	100	5.5	100
30～49 (歳)	5.5	100	5.5	100
50～69 (歳)	5.5	100	5.5	100
70以上 (歳)	5.5	100	5.5	100
妊婦			7.0	-
授乳婦			8.0	-

ビタミンE (mg/日)[1]

性別	男性		女性	
年齢等	目安量	耐容上限量	目安量	耐容上限量
0～5 (月)	3.0	-	3.0	-
6～11 (月)	4.0	-	4.0	-
1～2 (歳)	3.5	150	3.5	150
3～5 (歳)	4.5	200	4.5	200
6～7 (歳)	5.0	300	5.0	300
8～9 (歳)	5.5	350	5.5	350
10～11 (歳)	5.5	450	5.5	450
12～14 (歳)	7.5	650	6.0	600
15～17 (歳)	7.5	750	6.0	650
18～29 (歳)	6.5	800	6.0	650
30～49 (歳)	6.5	900	6.0	700
50～69 (歳)	6.5	850	6.0	700
70以上 (歳)	6.5	750	6.0	650
妊婦			6.5	-
授乳婦			7.0	-

[1] α-トコフェロールについて算定した。α-トコフェロール以外のビタミンEは含んでいない。

ビタミンK (μg/日)

性別	男性	女性
年齢等	目安量	目安量
0～5 (月)	4	4
6～11 (月)	7	7
1～2 (歳)	60	60
3～5 (歳)	70	70
6～7 (歳)	85	85
8～9 (歳)	100	100
10～11 (歳)	120	120
12～14 (歳)	150	150
15～17 (歳)	160	160
18～29 (歳)	150	150
30～49 (歳)	150	150
50～69 (歳)	150	150
70以上 (歳)	150	150
妊婦		150
授乳婦		150

水溶性ビタミン

ビタミンB_1（mg/日）[1]

性別	男性			女性		
年齢等	推定平均必要量	推奨量	目安量	推定平均必要量	推奨量	目安量
0～5（月）	-	-	0.1	-	-	0.1
6～11（月）	-	-	0.2	-	-	0.2
1～2（歳）	0.4	0.5	-	0.4	0.5	-
3～5（歳）	0.6	0.7	-	0.6	0.7	-
6～7（歳）	0.7	0.8	-	0.7	0.8	-
8～9（歳）	0.8	1.0	-	0.8	0.9	-
10～11（歳）	1.0	1.2	-	0.9	1.1	-
12～14（歳）	1.2	1.4	-	1.1	1.3	-
15～17（歳）	1.3	1.5	-	1.0	1.2	-
18～29（歳）	1.2	1.4	-	0.9	1.1	-
30～49（歳）	1.2	1.4	-	0.9	1.1	-
50～69（歳）	1.1	1.3	-	0.9	1.0	-
70以上（歳）	1.0	1.2	-	0.8	0.9	-
妊婦（付加量）				+0.2	+0.2	-
授乳婦（付加量）				+0.2	+0.2	-

[1] 身体活動レベルⅡの推定エネルギー必要量を用いて算定した。
特記事項：推定平均必要量は、ビタミンB_1の欠乏症である脚気を予防するに足る最小必要量からではなく、尿中にビタミンB_1の排泄量が増大し始める摂取量（体内飽和量）から算定。

ビタミンB_2（mg/日）[1]

性別	男性			女性		
年齢等	推定平均必要量	推奨量	目安量	推定平均必要量	推奨量	目安量
0～5（月）	-	-	0.3	-	-	0.3
6～11（月）	-	-	0.4	-	-	0.4
1～2（歳）	0.5	0.6	-	0.5	0.5	-
3～5（歳）	0.7	0.8	-	0.6	0.8	-
6～7（歳）	0.8	0.9	-	0.7	0.9	-
8～9（歳）	0.9	1.1	-	0.9	1.0	-
10～11（歳）	1.1	1.4	-	1.1	1.3	-
12～14（歳）	1.3	1.6	-	1.3	1.4	-
15～17（歳）	1.4	1.7	-	1.2	1.4	-
18～29（歳）	1.3	1.6	-	1.0	1.2	-
30～49（歳）	1.3	1.6	-	1.0	1.2	-
50～69（歳）	1.2	1.5	-	1.0	1.1	-
70以上（歳）	1.1	1.3	-	0.9	1.1	-
妊婦（付加量）				+0.2	+0.3	-
授乳婦（付加量）				+0.5	+0.6	-

[1] 身体活動レベルⅡの推定エネルギー必要量を用いて算定した。
特記事項：推定平均必要量は、ビタミンB_2の欠乏症である口唇炎、口角炎、舌炎などの皮膚炎を予防するに足る最小摂取量からではなく、尿中にビタミンB_2の排泄量が増大し始める摂取量（体内飽和量）から算定。

ナイアシン（mg NE/日）[1]

性別	男性				女性			
年齢等	推定平均必要量	推奨量	目安量	耐容上限量[2]	推定平均必要量	推奨量	目安量	耐容上限量[2]
0～5（月）[3]	-	-	2	-	-	-	2	-
6～11（月）	-	-	3	-	-	-	3	-
1～2（歳）	5	5	-	60(15)	4	5	-	60(15)
3～5（歳）	6	7	-	80(20)	6	7	-	80(20)
6～7（歳）	7	9	-	100(30)	7	8	-	100(25)
8～9（歳）	9	11	-	150(35)	8	10	-	150(35)
10～11（歳）	11	13	-	200(45)	10	12	-	200(45)
12～14（歳）	12	15	-	250(60)	12	14	-	250(60)
15～17（歳）	14	16	-	300(75)	11	13	-	250(65)
18～29（歳）	13	15	-	300(80)	9	11	-	250(65)
30～49（歳）	13	15	-	350(85)	10	12	-	250(65)
50～69（歳）	12	14	-	350(80)	9	11	-	250(65)
70以上（歳）	11	13	-	300(75)	8	10	-	250(60)
妊婦（付加量）					+3	+3	-	-
授乳婦（付加量）					+3	+3	-	-

NE＝ナイアシン当量＝ナイアシン＋1/60トリプトファン。
[1] 身体活動レベルⅡの推定エネルギー必要量を用いて算定した。
[2] 耐容上限量は、ニコチンアミドのmg量、（ ）内はニコチン酸のmg量。参照体重を用いて算定した。
[3] 単位はmg/日。

ビタミンB_6（mg/日）[1]

性別	男性				女性			
年齢等	推定平均必要量	推奨量	目安量	耐容上限量[2]	推定平均必要量	推奨量	目安量	耐容上限量[2]
0～5（月）	-	-	0.2	-	-	-	0.2	-
6～11（月）	-	-	0.3	-	-	-	0.3	-
1～2（歳）	0.4	0.5	-	10	0.4	0.5	-	10
3～5（歳）	0.5	0.6	-	15	0.5	0.6	-	15
6～7（歳）	0.7	0.8	-	20	0.6	0.7	-	20
8～9（歳）	0.8	0.9	-	25	0.8	0.9	-	25
10～11（歳）	1.0	1.2	-	30	1.0	1.2	-	30
12～14（歳）	1.2	1.4	-	40	1.1	1.3	-	40
15～17（歳）	1.2	1.5	-	50	1.1	1.3	-	45
18～29（歳）	1.2	1.4	-	55	1.0	1.2	-	45
30～49（歳）	1.2	1.4	-	60	1.0	1.2	-	45
50～69（歳）	1.2	1.4	-	55	1.0	1.2	-	45
70以上（歳）	1.2	1.4	-	50	1.0	1.2	-	40
妊婦（付加量）					+0.2	+0.2	-	-
授乳婦（付加量）					+0.3	+0.3	-	-

[1] たんぱく質食事摂取基準の推奨量を用いて算定した（妊婦・授乳婦の付加量は除く）。
[2] 食事性ビタミンB_6の量ではなく、ピリドキシンとしての量である。

ビタミンB12 (μg/日)

性別		男性			女性	
年齢等	推定平均必要量	推奨量	目安量	推定平均必要量	推奨量	目安量
0〜5（月）	-	-	0.4	-	-	0.4
6〜11（月）	-	-	0.5	-	-	0.5
1〜2（歳）	0.7	0.9	-	0.7	0.9	-
3〜5（歳）	0.8	1.0	-	0.8	1.0	-
6〜7（歳）	1.0	1.3	-	1.0	1.3	-
8〜9（歳）	1.2	1.5	-	1.2	1.5	-
10〜11（歳）	1.5	1.8	-	1.5	1.8	-
12〜14（歳）	1.9	2.3	-	1.9	2.3	-
15〜17（歳）	2.1	2.5	-	2.1	2.5	-
18〜29（歳）	2.0	2.4	-	2.0	2.4	-
30〜49（歳）	2.0	2.4	-	2.0	2.4	-
50〜69（歳）	2.0	2.4	-	2.0	2.4	-
70以上（歳）	2.0	2.4	-	2.0	2.4	-
妊婦（付加量）				+0.3	+0.4	-
授乳婦（付加量）				+0.7	+0.8	-

葉酸 (μg/日)[1]

性別		男性				女性			
年齢等	推定平均必要量	推奨量	目安量	耐容上限量[2]	推定平均必要量	推奨量	目安量	耐容上限量[2]
0〜5（月）	-	-	40	-	-	-	40	-
6〜11（月）	-	-	60	-	-	-	60	-
1〜2（歳）	70	90	-	200	70	90	-	200
3〜5（歳）	80	100	-	300	80	100	-	300
6〜7（歳）	100	130	-	400	100	130	-	400
8〜9（歳）	120	150	-	500	120	150	-	500
10〜11（歳）	150	180	-	700	150	180	-	700
12〜14（歳）	190	230	-	900	190	230	-	900
15〜17（歳）	210	250	-	900	210	250	-	900
18〜29（歳）	200	240	-	900	200	240	-	900
30〜49（歳）	200	240	-	1,000	200	240	-	1,000
50〜69（歳）	200	240	-	1,000	200	240	-	1,000
70以上（歳）	200	240	-	900	200	240	-	900
妊婦（付加量）					+200	+200	-	-
授乳婦（付加量）					+80	+100	-	-

[1] 妊娠を計画している女性、または、妊娠の可能性がある女性は、神経管閉鎖障害のリスクの低減のために、付加的に、400μg/日のプテロイルモノグルタミン酸の摂取が望まれる。
[2] サプリメントや強化食品に含まれるプテロイルモノグルタミン酸の量である。

パントテン酸 (mg/日) / ビオチン (μg/日)

性別	パントテン酸 男性 目安量	パントテン酸 女性 目安量	ビオチン 男性 目安量	ビオチン 女性 目安量
0〜5（月）	4	4	4	4
6〜11（月）	3	3	10	10
1〜2（歳）	3	3	20	20
3〜5（歳）	4	4	20	20
6〜7（歳）	5	5	25	25
8〜9（歳）	5	5	30	30
10〜11（歳）	6	6	35	35
12〜14（歳）	7	6	50	50
15〜17（歳）	7	5	50	50
18〜29（歳）	5	4	50	50
30〜49（歳）	5	4	50	50
50〜69（歳）	5	5	50	50
70以上（歳）	5	5	50	50
妊婦		5		50
授乳婦		5		50

ビタミンC (mg/日)

性別		男性			女性	
年齢等	推定平均必要量	推奨量	目安量	推定平均必要量	推奨量	目安量
0〜5（月）	-	-	40	-	-	40
6〜11（月）	-	-	40	-	-	40
1〜2（歳）	30	35	-	30	35	-
3〜5（歳）	35	40	-	35	40	-
6〜7（歳）	45	55	-	45	55	-
8〜9（歳）	50	60	-	50	60	-
10〜11（歳）	60	75	-	60	75	-
12〜14（歳）	80	95	-	80	95	-
15〜17（歳）	85	100	-	85	100	-
18〜29（歳）	85	100	-	85	100	-
30〜49（歳）	85	100	-	85	100	-
50〜69（歳）	85	100	-	85	100	-
70以上（歳）	85	100	-	85	100	-
妊婦（付加量）				+10	+10	-
授乳婦（付加量）				+40	+45	-

特記事項：推定平均必要量は、壊血病の回避ではなく、心臓血管系の疾病予防効果並びに抗酸化作用効果から算定。

日本人の食事摂取基準（2015年版）

多量ミネラル

ナトリウム（mg/日、（ ）は食塩相当量 [g/日]）

性別	男性			女性		
年齢等	推定平均必要量	目安量	目標量	推定平均必要量	目安量	目標量
0～5（月）	-	100 (0.3)	-	-	100 (0.3)	-
6～11（月）	-	600 (1.5)	-	-	600 (1.5)	-
1～2（歳）	-	-	(3.0未満)	-	-	(3.5未満)
3～5（歳）	-	-	(4.0未満)	-	-	(4.5未満)
6～7（歳）	-	-	(5.0未満)	-	-	(5.5未満)
8～9（歳）	-	-	(5.5未満)	-	-	(6.0未満)
10～11（歳）	-	-	(6.5未満)	-	-	(7.0未満)
12～14（歳）	-	-	(8.0未満)	-	-	(7.0未満)
15～17（歳）	-	-	(8.0未満)	-	-	(7.0未満)
18～29（歳）	600 (1.5)	-	(8.0未満)	600 (1.5)	-	(7.0未満)
30～49（歳）	600 (1.5)	-	(8.0未満)	600 (1.5)	-	(7.0未満)
50～69（歳）	600 (1.5)	-	(8.0未満)	600 (1.5)	-	(7.0未満)
70以上（歳）	600 (1.5)	-	(8.0未満)	600 (1.5)	-	(7.0未満)
妊婦				-	-	-
授乳婦				-	-	-

カリウム（mg/日）

性別	男性		女性	
年齢等	目安量	目標量	目安量	目標量
0～5（月）	400	-	400	-
6～11（月）	700	-	700	-
1～2（歳）	900	-	800	-
3～5（歳）	1,100	-	1,000	-
6～7（歳）	1,300	1,800以上	1,200	1,800以上
8～9（歳）	1,600	2,000以上	1,500	2,000以上
10～11（歳）	1,900	2,200以上	1,800	2,000以上
12～14（歳）	2,400	2,600以上	2,200	2,400以上
15～17（歳）	2,800	3,000以上	2,100	2,600以上
18～29（歳）	2,500	3,000以上	2,000	2,600以上
30～49（歳）	2,500	3,000以上	2,000	2,600以上
50～69（歳）	2,500	3,000以上	2,000	2,600以上
70以上（歳）	2,500	3,000以上	2,000	2,600以上
妊婦			2,000	-
授乳婦			2,200	-

カルシウム（mg/日）

性別	男性				女性			
年齢等	推定平均必要量	推奨量	目安量	耐容上限量	推定平均必要量	推奨量	目安量	耐容上限量
0～5（月）	-	-	200	-	-	-	200	-
6～11（月）	-	-	250	-	-	-	250	-
1～2（歳）	350	450	-	-	350	400	-	-
3～5（歳）	500	600	-	-	450	550	-	-
6～7（歳）	500	600	-	-	450	550	-	-
8～9（歳）	550	650	-	-	600	750	-	-
10～11（歳）	600	700	-	-	600	750	-	-
12～14（歳）	850	1,000	-	-	700	800	-	-
15～17（歳）	650	800	-	-	550	650	-	-
18～29（歳）	650	800	-	2,500	550	650	-	2,500
30～49（歳）	550	650	-	2,500	550	650	-	2,500
50～69（歳）	600	700	-	2,500	550	650	-	2,500
70以上（歳）	600	700	-	2,500	500	650	-	2,500

マグネシウム（mg/日）

性別	男性				女性			
年齢等	推定平均必要量	推奨量	目安量	耐容上限量[1]	推定平均必要量	推奨量	目安量	耐容上限量[1]
0～5（月）	-	-	20	-	-	-	20	-
6～11（月）	-	-	60	-	-	-	60	-
1～2（歳）	60	70	-	-	60	70	-	-
3～5（歳）	80	100	-	-	80	100	-	-
6～7（歳）	110	130	-	-	110	130	-	-
8～9（歳）	140	170	-	-	140	160	-	-
10～11（歳）	180	210	-	-	180	220	-	-
12～14（歳）	250	290	-	-	240	290	-	-
15～17（歳）	300	360	-	-	260	310	-	-
18～29（歳）	280	340	-	-	230	270	-	-
30～49（歳）	310	370	-	-	240	290	-	-
50～69（歳）	290	350	-	-	240	290	-	-
70以上（歳）	270	320	-	-	220	270	-	-
妊婦（付加量）					+30	+40	-	-
授乳婦（付加量）					+0	+0	-	-

[1] 通常の食品以外からの摂取量の耐容上限量は成人の場合 350 mg/日、小児では 5 mg/kg 体重/日とする。それ以外の通常の食品からの摂取の場合、耐容上限量は設定しない。

リン（mg/日）

性別	男性		女性	
年齢等	目安量	耐容上限量	目安量	耐容上限量
0～5（月）	120	-	120	-
6～11（月）	260	-	260	-
1～2（歳）	500	-	500	-
3～5（歳）	800	-	600	-
6～7（歳）	900	-	900	-
8～9（歳）	1,000	-	900	-
10～11（歳）	1,100	-	1,000	-
12～14（歳）	1,200	-	1,100	-
15～17（歳）	1,200	-	900	-
18～29（歳）	1,000	3,000	800	3,000
30～49（歳）	1,000	3,000	800	3,000
50～69（歳）	1,000	3,000	800	3,000
70以上（歳）	1,000	3,000	800	3,000
妊婦			800	-
授乳婦			800	-

微量ミネラル

鉄 (mg/日)[1]

性別	年齢等	男性 推定平均必要量	男性 推奨量	男性 目安量	男性 耐容上限量	女性 月経なし 推定平均必要量	女性 月経なし 推奨量	女性 月経あり 推定平均必要量	女性 月経あり 推奨量	女性 目安量	女性 耐容上限量
	0~5（月）	-	-	0.5	-	-	-	-	-	0.5	-
	6~11（月）	3.5	5.0	-	-	3.5	4.5	-	-	-	-
	1~2（歳）	3.0	4.5	-	25	3.0	4.5	-	-	-	20
	3~5（歳）	4.0	5.5	-	25	4.0	5.0	-	-	-	25
	6~7（歳）	4.5	6.5	-	30	4.5	6.5	-	-	-	30
	8~9（歳）	6.0	8.0	-	35	6.0	8.5	-	-	-	35
	10~11（歳）	7.0	10.0	-	35	7.0	10.0	10.0	14.0	-	35
	12~14（歳）	8.5	11.5	-	50	7.0	10.0	10.0	14.0	-	50
	15~17（歳）	8.0	9.5	-	50	5.5	7.0	8.5	10.5	-	40
	18~29（歳）	6.0	7.0	-	50	5.0	6.0	8.5	10.5	-	40
	30~49（歳）	6.5	7.5	-	55	5.5	6.5	9.0	10.5	-	40
	50~69（歳）	6.0	7.5	-	50	5.5	6.5	9.0	10.5	-	40
	70以上（歳）	6.0	7.0	-	50	5.0	6.0	-	-	-	40
	妊婦（付加量）初期					+2.0	+2.5				
	妊婦（付加量）中期・後期					+12.5	+15.0				
	授乳婦（付加量）					+2.0	+2.5				

[1] 過多月経（月経出血量が80 mL/回以上）の人を除外して策定した。

亜鉛 (mg/日)

性別	年齢等	男性 推定平均必要量	男性 推奨量	男性 目安量	男性 耐容上限量	女性 推定平均必要量	女性 推奨量	女性 目安量	女性 耐容上限量
	0~5（月）	-	-	2	-	-	-	2	-
	6~11（月）	-	-	3	-	-	-	3	-
	1~2（歳）	3	3	-	-	3	3	-	-
	3~5（歳）	3	4	-	-	3	4	-	-
	6~7（歳）	4	5	-	-	4	5	-	-
	8~9（歳）	5	6	-	-	5	5	-	-
	10~11（歳）	6	7	-	-	6	7	-	-
	12~14（歳）	8	9	-	-	7	8	-	-
	15~17（歳）	9	10	-	-	6	8	-	-
	18~29（歳）	8	10	-	40	6	8	-	35
	30~49（歳）	8	10	-	45	6	8	-	35
	50~69（歳）	8	10	-	45	6	8	-	35
	70以上（歳）	8	9	-	40	6	7	-	35
	妊婦（付加量）					+1	+2		
	授乳婦（付加量）					+3	+3		

銅 (mg/日)

性別	年齢等	男性 推定平均必要量	男性 推奨量	男性 目安量	男性 耐容上限量	女性 推定平均必要量	女性 推奨量	女性 目安量	女性 耐容上限量
	0~5（月）	-	-	0.3	-	-	-	0.3	-
	6~11（月）	-	-	0.3	-	-	-	0.3	-
	1~2（歳）	0.2	0.3	-	-	0.2	0.3	-	-
	3~5（歳）	0.3	0.4	-	-	0.3	0.4	-	-
	6~7（歳）	0.4	0.5	-	-	0.4	0.5	-	-
	8~9（歳）	0.4	0.6	-	-	0.4	0.5	-	-
	10~11（歳）	0.5	0.7	-	-	0.5	0.7	-	-
	12~14（歳）	0.7	0.8	-	-	0.6	0.8	-	-
	15~17（歳）	0.8	1.0	-	-	0.6	0.8	-	-
	18~29（歳）	0.7	0.9	-	10	0.6	0.8	-	10
	30~49（歳）	0.7	1.0	-	10	0.6	0.8	-	10
	50~69（歳）	0.7	0.9	-	10	0.6	0.8	-	10
	70以上（歳）	0.7	0.9	-	10	0.6	0.7	-	10
	妊婦（付加量）					+0.1	+0.1		
	授乳婦（付加量）					+0.5	+0.5		

マンガン (mg/日)

性別	年齢等	男性 目安量	男性 耐容上限量	女性 目安量	女性 耐容上限量
	0~5（月）	0.01	-	0.01	-
	6~11（月）	0.5	-	0.5	-
	1~2（歳）	1.5	-	1.5	-
	3~5（歳）	1.5	-	1.5	-
	6~7（歳）	2.0	-	2.0	-
	8~9（歳）	2.5	-	2.5	-
	10~11（歳）	3.0	-	3.0	-
	12~14（歳）	4.0	-	4.0	-
	15~17（歳）	4.5	-	3.5	-
	18~29（歳）	4.0	11	3.5	11
	30~49（歳）	4.0	11	3.5	11
	50~69（歳）	4.0	11	3.5	11
	70以上（歳）	4.0	11	3.5	11
	妊婦			3.5	-
	授乳婦			3.5	-

ヨウ素 (μg/日)

性別	男性			女性		
年齢等	推定平均必要量	推奨量	目安量	耐容上限量	推定平均必要量	推奨量	目安量	耐容上限量

性別	男性				女性			
年齢等	推定平均必要量	推奨量	目安量	耐容上限量	推定平均必要量	推奨量	目安量	耐容上限量
0～5 (月)	-	-	100	250	-	-	100	250
6～11 (月)	-	-	130	250	-	-	130	250
1～2 (歳)	35	50	-	250	35	50	-	250
3～5 (歳)	45	60	-	350	45	60	-	350
6～7 (歳)	55	75	-	500	55	75	-	500
8～9 (歳)	65	90	-	500	65	90	-	500
10～11 (歳)	80	110	-	500	80	110	-	500
12～14 (歳)	100	140	-	1,200	100	140	-	1,200
15～17 (歳)	100	140	-	2,000	100	140	-	2,000
18～29 (歳)	95	130	-	3,000	95	130	-	3,000
30～49 (歳)	95	130	-	3,000	95	130	-	3,000
50～69 (歳)	95	130	-	3,000	95	130	-	3,000
70以上 (歳)	95	130	-	3,000	95	130	-	3,000
妊婦 (付加量)					+75	+110	-	-[1]
授乳婦 (付加量)					+100	+140	-	-

[1] 妊婦の耐容上限量は、2,000 μg/日とする。

セレン (μg/日)

性別	男性				女性			
年齢等	推定平均必要量	推奨量	目安量	耐容上限量	推定平均必要量	推奨量	目安量	耐容上限量
0～5 (月)	-	-	15	-	-	-	15	-
6～11 (月)	-	-	15	-	-	-	15	-
1～2 (歳)	10	10	-	80	10	10	-	70
3～5 (歳)	10	15	-	110	10	10	-	110
6～7 (歳)	15	15	-	150	15	15	-	150
8～9 (歳)	15	20	-	190	15	20	-	180
10～11 (歳)	20	25	-	240	20	25	-	240
12～14 (歳)	25	30	-	330	25	30	-	320
15～17 (歳)	30	35	-	400	20	25	-	350
18～29 (歳)	25	30	-	420	20	25	-	330
30～49 (歳)	25	30	-	460	20	25	-	350
50～69 (歳)	25	30	-	440	20	25	-	350
70以上 (歳)	25	30	-	400	20	25	-	330
妊婦 (付加量)					+5	+5	-	-
授乳婦 (付加量)					+15	+20	-	-

クロム (μg/日)

性別	男性	女性
年齢等	目安量	目安量
0～5 (月)	0.8	0.8
6～11 (月)	1.0	1.0
1～2 (歳)	-	-
3～5 (歳)	-	-
6～7 (歳)	-	-
8～9 (歳)	-	-
10～11 (歳)	-	-
12～14 (歳)	-	-
15～17 (歳)	-	-
18～29 (歳)	10	10
30～49 (歳)	10	10
50～69 (歳)	10	10
70以上 (歳)	10	10
妊婦		-
授乳婦		10

モリブデン (μg/日)

性別	男性				女性			
年齢等	推定平均必要量	推奨量	目安量	耐容上限量	推定平均必要量	推奨量	目安量	耐容上限量
0～5 (月)	-	-	2	-	-	-	2	-
6～11 (月)	-	-	10	-	-	-	10	-
1～2 (歳)	-	-	-	-	-	-	-	-
3～5 (歳)	-	-	-	-	-	-	-	-
6～7 (歳)	-	-	-	-	-	-	-	-
8～9 (歳)	-	-	-	-	-	-	-	-
10～11 (歳)	-	-	-	-	-	-	-	-
12～14 (歳)	-	-	-	-	-	-	-	-
15～17 (歳)	-	-	-	-	-	-	-	-
18～29 (歳)	20	25	-	550	20	20	-	450
30～49 (歳)	25	30	-	550	20	25	-	450
50～69 (歳)	20	25	-	550	20	25	-	450
70以上 (歳)	20	25	-	550	20	20	-	450
妊婦 (付加量)					-	-	-	-
授乳婦 (付加量)					+3	+3	-	-

付表2　主な経静脈栄養剤の組成

開始液

種類	開始液		
会社名	陽進堂	大塚製薬	テルモ
商品名	ソリタT-1号	KN1号	ソルデム1
容量（mL）	200mL/500mL	200mL/500mL	200mL/500mL
Na^+（mEq/L）	90	77	90
K^+（mEq/L）	—	—	—
Ca^{2+}（mEq/L）	—	—	—
Mg^{2+}（mEq/L）	—	—	—
Cl^-（mEq/L）	70	77	70
SO_4^{2-}（mEq/L）	—	—	—
$lactate^-$（mEq/L）	20	—	20
$acetate^-$（mEq/L）	—	—	—
$gluconate^-$（mEq/L）	—	—	—
$citrate^{3-}$（mEq/L）	—	—	—
P（mmol/L）	—	—	—
Zn（μmol/L）	—	—	—
糖質（g/L）	26	25	26
熱量（kcal/L）	104	100	104
pH	3.5〜6.5	約4.9	4.5〜7.0
浸透圧比	約1	約1	約1

脱水補給液

種類	脱水補給液		
会社名	陽進堂	大塚製薬	テルモ
商品名	ソリタT-2号	KN2号	ソルデム2
容量（mL）	200mL/500mL	500mL	200mL/500mL
Na^+（mEq/L）	84	60	77.5
K^+（mEq/L）	20	25	30
Ca^{2+}（mEq/L）	—	—	—
Mg^{2+}（mEq/L）	—	2	—
Cl^-（mEq/L）	66	49	59
SO_4^{2-}（mEq/L）	—	—	—
$lactate^-$（mEq/L）	20	25	48.5
$acetate^-$（mEq/L）	—	—	—
$gluconate^-$（mEq/L）	—	—	—
$citrate^{3-}$（mEq/L）	—	—	—
P（mmol/L）	10	6.5	—
Zn（μmol/L）	—	—	—
糖質（g/L）	32	23.5	14.5
熱量（kcal/L）	128	94	58
pH	3.5〜6.5	約4.8	4.5〜7.0
浸透圧比	約1	約1	約1

維持液

種類	維持液			
	ブドウ糖濃度5％以下 電解質液（維持液・3号液）		ブドウ糖濃度10％以上 高濃度糖加維持液（維持液・3号液）	
会社名	陽進堂	大塚製薬	陽進堂	大塚製薬
商品名	ソリタT-3号	KN3号	ソリタT-3号G	KNMG3号
容量（mL）	200mL/500mL	200mL/500mL	200mL/500mL	200mL/500mL
Na^+（mEq/L）	35	50	35	50
K^+（mEq/L）	20	20	20	20
Ca^{2+}（mEq/L）	—	—	—	—
Mg^{2+}（mEq/L）	—	—	—	—
Cl^-（mEq/L）	35	50	35	50
SO_4^{2-}（mEq/L）	—	—	—	—
$lactate^-$（mEq/L）	20	20	20	20
$acetate^-$（mEq/L）	—	—	—	—
$gluconate^-$（mEq/L）	—	—	—	—
$citrate^{3-}$（mEq/L）	—	—	—	—
P（mmol/L）	—	—	—	—
Zn（μmol/L）	—	—	—	—
糖質（g/L）	43	27	75	100
熱量（kcal/L）	172	108	300	400
pH	約3.5〜6.5	約5.4	3.5〜6.5	約4.9
浸透圧比	約1	約1	約2	約3

術後回復液／糖加低濃度アミノ酸液

種類	術後回復液		糖加低濃度アミノ酸液	
会社名	陽進堂	テルモ	大塚製薬	テルモ/田辺三菱
商品名	ソリタT-4号	ソルデム6	アミノフリード	アミカリック
容量（mL）	200mL/500mL	200mL/500mL	500mL/1,000mL	200mL/500mL
Na^+（mEq/L）	30	30	35	30
K^+（mEq/L）	—	—	20（振分型）	25
Ca^{2+}（mEq/L）	—	—	5	—
Mg^{2+}（mEq/L）	—	—	5	3
Cl^-（mEq/L）	20	20	35	50
SO_4^{2-}（mEq/L）	—	—	5	—
$lactate^-$（mEq/L）	10	10	20	40
$acetate^-$（mEq/L）	—	—	13	—
$gluconate^-$（mEq/L）	—	—	5	—
$citrate^{3-}$（mEq/L）	—	—	6	—
P（mmol/L）	—	—	10	HPO_4^{2-}：3mEq/L
Zn（μmol/L）	—	—	5	—
塩酸チアミン（mg/L）	—	—	—	—
遊離アミノ酸（g/L）	—	—	30.0	27.5
糖質（g/L）	43	40.0	75	75
熱量（kcal/L）	172	160	420	410
NPC/N比	—	—	64	70
pH	3.5〜6.5	4.5〜7.0	約6.7	4.6〜5.6
浸透圧比	約1	約0.9	約3	約3

主な経静脈栄養剤の組成

種類	高カロリー輸液基本液			
会社名	大塚製薬		テルモ	
商品名	トリパレン1号	トリパレン2号	ハイカリック液1号	ハイカリックNC-L
容量（mL）	600mL	600mL	700mL	700mL
Na^+（mEq）	3	35	—	50
K^+（mEq）	27	27	30	30
Ca^{2+}（mEq）	5	5	8.5	8.5
Mg^{2+}（mEq）	5	5	10	10
Cl^-（mEq）	9	44	—	49
SO_4^{2-}（mEq）	5	5	10	—
$lactate^-$（mEq）	—	—	—	30
$acetate^-$（mEq）	6	6	25	11.9
$gluconate^-$（mEq）	5	5	8.5	8.5
$citrate^{3-}$（mEq）	12	11	—	—
P（mmol）	6	6	150mg	250mg
Zn（μmol）	10	10	10	20
糖質（g）	G79.8,F40.2,X19.8	G100.2,F49.8,X25.2	120	120
熱量（kcal）	560	700	480	480
pH	約4.7	約4.6	3.5〜4.5	4.0〜5.0
浸透圧比	約6	約8	約4	約4

トリパレン＝600mL中，ハイカリック＝700mL中

種類	高カロリー輸液用アミノ酸・糖・ビタミン・電解質			
会社名	大塚製薬		テルモ，田辺三菱製薬	
商品名	ネオパレン1号	ネオパレン2号	フルカリック1号	フルカリック2号
容量（mL）	1,000mL	1,000mL	903mL	1,003mL
Na^+（mEq/L）	50	50	50	50
K^+（mEq/L）	22	27	30	30
Ca^{2+}（mEq/L）	4	5	8.5	8.5
Mg^{2+}（mEq/L）	4	5	10	10
Cl^-（mEq/L）	50	50	49	49
SO_4^{2-}（mEq/L）	4	5	—	—
$lactate^-$（mEq/L）	—	—	30	30
$acetate^-$（mEq/L）	47	53	11.9	11.9
$gluconate^-$（mEq/L）	—	—	8.5	8.5
$citrate^{3-}$（mEq/L）	4	12	—	—
$L-malate^{2+}$（mEq/L）	—	—	—	—
P（mmol/L）	5	6	250mg	250mg
Zn（μmol/L）	20	20	20	20
糖質（g/L）	120	175	120	175
脂肪（g/袋）	オーツカMV注1/2本		ネオラミンマルチV：1/2本	ネオラミンマルチV：1/2本
遊離アミノ酸（g/袋）	20	30	20	30
熱量（kcal/L）	560	820	560	820
NPC/N比	153	149	154	150
pH	約5.6	約5.4	4.5〜5.5	4.8〜5.8
浸透圧比	約4	約5.4	約4	約5

フルカリック1号＝903mL，フルカリック2号＝1,003mL中

種類	高カロリー輸液用アミノ酸・糖・電解質液			
会社名	陽進堂	大塚製薬		
商品名	ピーエヌツイン1号	アミノトリパ1号	ミキシッドL	ミキシッドH
容量（mL）	1,000mL	850mL	900mL	900mL
Na^+（mEq/L）	50	35	35	35
K^+（mEq/L）	30	22	27	27
Ca^{2+}（mEq/L）	8	4	8.5	8.5
Mg^{2+}（mEq/L）	6	4	5	5
Cl^-（mEq/L）	50	35	44	40.5
SO_4^{2-}（mEq/L）	6	4	5	5
$lactate^-$（mEq/L）	—	—	—	—
$acetate^-$（mEq/L）	34	44	25	25
$gluconate^-$（mEq/L）	8	4	8.5	8.5
$citrate^{3-}$（mEq/L）	—	10	—	—
$L-malate^{2+}$（mEq/L）	—	—	—	—
P（mmol/L）	8	5	150	200
Zn（μmol/L）	20	8	10	10
糖質（g/L）	120.0	G79.80,F40.20,X19.80 計139.80	110	150
脂肪（g/袋）	—	—	15.6	19.8
遊離アミノ酸（g/袋）	20.0	25.0	30	30
熱量（kcal/L）	560	660	700	900
NPC/N比	158	143	126	169
pH	約5	約5.6	約4	約6
浸透圧比	約4	約5	約4	約5

アミノトリパ1号＝850mL中，ミキシッド＝900mL中

種類	高カロリー輸液用総合ビタミン剤			
会社名	単位	AMAガイドライン	大塚製薬 オーツカMV注	テルモ，日本化薬 ビタジェクト
容器			バイアルアンプル	2本シリンジ
貯蔵法			遮光・室温保存	遮光・室温保存
塩酸チアミン（B_1：チアミンとして）	mg	3.0	3.9（3.1）	3.0
リン酸リボフラビン（B_2：リボフラビンとして）	mg	3.6	4.6（3.6）	5.08（4）
塩酸ピリドキシン（B_6：ピリドキシンとして）	mg	4.0	4.9（4.0）	4.0
シアノコバラミン（ビタミンB_{12}）	mg	0.005	0.005	0.01
ニコチン酸アミド	mg	40	40	40
葉酸	mg	0.4	0.4	0.4
ビオチン	mg	0.06	0.06	0.1
アスコルビン酸	mg	100	100	100
パンテノール（パンテン酸として）	mg	15	14（15）	14.04（15）
ビタミンA	VA単位	3,300	3,300	3,300
コレカシフェロール（ビタミンD_3）	I.U.	200	200	エルゴカシフェロール10μg
酢酸トコフェロール（ビタミンE）	mg	10	10	15
フィトナジオン（ビタミンK_1）	mg	2	2	2

種類	高濃度アミノ酸液			
会社名	陽進堂	大塚製薬	テルモ	
商品名	アミニック	アミパレン	プロテアミン12	アミゼットB
容量（mL）	200mL	200mL/300mL 400mL	200mL	200mL
Na^+ (mEq/L)	2.9以下	2	約150	―
Cl^- (mEq/L)	―	―	約150	―
$acetate^-$ (mEq/L)	約80	120	―	―
BCAA比（%）	35.9	30	21.3	31
遊離アミノ酸（%）	10.04	10	11.36	10
窒素総量（g/L）	15.2	15.7	18.15	15.6
E/N比	1.71	1.44	0.88	1.33
糖質（g/L）	―	―	―	―
熱量（kcal/L）	401	400	454	400
pH	6.8〜7.8	約6.9	5.7〜6.7	6.1〜7.1
浸透圧比	約3	約3	約5	約3

種類	肝不全アミノ酸液		
会社名	EAファーマ	大塚製薬	テルモ
商品名	モリヘパミン	アミノレバン	テルフィス
容量（mL）	200mL/300mL 500mL	200mL/500mL	200mL/500mL
Na^+ (mEq/L)	約3	約14	約14
K^+ (mEq/L)	―	―	―
Ca^{2+} (mEq/L)	―	―	―
Mg^{2+} (mEq/L)	―	―	―
Cl^- (mEq/L)	―	約94	約94
SO_4^{2-} (mEq/L)	―	―	―
$lactate^-$ (mEq/L)	―	―	―
$acetate^-$ (mEq/L)	―	―	―
$gluconate^-$ (mEq/L)	―	―	―
Fischer比	54.13	37.05	37.03
遊離アミノ酸（%）	7.47	7.99	79.9
熱量（kcal/L）	299	320	320
pH	6.6〜7.6	約5.9	5.9〜6.9
浸透圧比	約3	約3	約3

種類	腎不全用アミノ酸液		腎不全等TPN基本液
会社名	陽進堂	大塚製薬	テルモ
商品名	ネオアミユー	キドミン	ハイカリックRF
容量（mL）	200mL	200mL/300mL	200mL/500mL 1,000mL
Na^+ (mEq/L)	約2	約2	50
K^+ (mEq/L)	―	―	―
Ca^{2+} (mEq/L)	―	―	6
Mg^{2+} (mEq/L)	―	―	6
Cl^- (mEq/L)	―	―	30
SO_4^{2-} (mEq/L)	―	―	―
$lactate^-$ (mEq/L)	―	―	30
$acetate^-$ (mEq/L)	約47	約45	―
$gluconate^-$ (mEq/L)	―	―	6
P (mmol/L)	―	―	―
Zn (μmol/L)	―	―	20
糖質（g/L）	―	―	500
E/N比	3.21	2.6	―
遊離アミノ酸（%）	5.9	7.2	―
熱量（kcal/L）	238	288	2,000
pH	6.6〜7.6	約7.0	4.0〜5.0
浸透圧比	約2	約2	約11

種類	脂肪乳剤
会社名	大塚製薬
商品名	イントラリポス10%
容量（mL）	250mL
ダイズ油（g/L）	100
リノール酸（脂肪酸組成）（%）	51
リノレン酸（脂肪酸組成）（%）	7.1
オレイン酸（脂肪酸組成）（%）	23.7
パルミチン酸（脂肪酸組成）（%）	12.5
ステアリン酸（脂肪酸組成）（%）	5
P(mmol/L)酸（脂肪酸組成）（%）	15
卵黄レシチン（g/L）	12
注射用グリセリン（g/L）	22
熱量（kcal/L）	約1,100
pH	6.5〜8.5
浸透圧比	約1
貯蔵方法	室温（凍結を避けて暗所保存）

索引

欧文

AAA	113
ADME	67
AI	55
ASPEN	86
Atwater 指数	7
BCAA	15,84,113,120,122
BCM	6
BEE	9,82
BMI	46,54,56,76,115
BV	15
Ca	33
cal	7
CHI	15,79
CKD	146,148
Cl	36
CNVs	66
Co	39
CoA	31
CONUT	82,139
COPD	140
Cr	38
CRBSI	87,111
Cu	38
CYP3A4	70
CYP450	70
DG	55
DHA	17
DIT	9
DOHaD	44
EAR	55
ECF	6
ECS	6
ED	89
EE	8
EER	10
EN	89
EPA	17
ERAS	108
ESSENSE	108
F	39
FABP	12
FAD	26
Fe	36
FFM	6
FMN	26
GABA	14
GDM	126
GI	13,65
GLUT	11,13
GWAS	66
Harris-Benedict の式	10,82
HDN	26
HPN	109
I	37
IFALD	112
J	7
JSPEN	113
K	36
kcal	7,60
kJ	61
kwashiorkor	18,51,119,121
LBM	7
LPL	16
marasmus	18,51,119,121
MCT	12
Menkes 病	38
Mg	35
Mn	38
MNA	78
Mo	39
MUFA	17
MUST	78
n−3系	17,127
n−6系	17,127
Na	36
Na^+/糖輸送体	13
NAD	26
NASH	88
NPC/N 比	83
NPRQ	8
NPU	15
NRS	78
NST	74,113
NST 専門療法士	113
ODA	78,114
P	34
PAL	9
PDCA サイクル	59
PEG	102
PTEG	104
PEG-J	103
PEM	18,51,75,78,119
PER	15
PICC	110,124
PIH	126
PNI	82
PPN	87,108
PUFA	17
RAG	14
RBP	23,76
RDA	55
REE	10,83
Rohrer 指数	46
RQ	8
RTH	104
RTP	76
S	36

索引

SCFA	106
Se	38
SGA	78, 114
SGLT	11, 13
SNPs	66
SV	62
TEE	9
TEF	9
TG	15
TPN	84, 87, 108
TQM	74
UL	55
UN	8
warfarin	25, 71
Wernicke-Korsakoff syndrome	26, 125
Wilson 病	38
Zn	38
α-カロテン	23
α-トコフェロール	25, 57
α-リノレン酸	17
β-カロテン	23
β-クリプトキサンチン	23
γ-アミノ酪酸	14

あ

亜鉛	38, 58
悪液質	51
悪性貧血	29
悪玉菌	106
アスコルビン酸	31, 41
アセチル-CoA	15
アディポカイン	117
アトウォーター指数	7
アドメ	67
アミノ酸	14, 83
──スコア	122
──製剤	112, 124
アラキドン酸	17
安静時エネルギー消費量	10, 82

い

硫黄	36
一価不飽和脂肪酸	17
一般治療食	99
遺伝子	66
イレウス	152
胃瘻	102

う

ウイルソン病	38
ウェルニッケ脳症	26, 125
運動	65
──療法	118

え・お

エイコサペンタエン酸	17
栄養アセスメント	75, 78, 114
栄養学的ゲノム研究	66
栄養価計算	61
栄養管理実施加算	113
栄養機能食品	64
栄養サポートチーム	74, 113
──加算	114
栄養障害	51, 75, 78, 119
栄養・食事指導	99
栄養スクリーニング	75, 78, 114
栄養補給法	86
栄養補助食品	64
栄養療法	74, 118
エネルギー	7
──・栄養必要量	82, 85
──収支バランス	56
──消費量	8
エルゴカルシフェロール	23
嚥下障害	163
炎症性腸疾患	142
塩素	36
悪阻	125

か

カーボ・ローディング	65
壊血病	31, 41, 58
カイロミクロン	12, 16, 23
陰膳法	77
可欠アミノ酸	14
可食部	61
カシン・ベック病	38
脚気	26
活性酸素	41
活動係数	83
カテーテル	102, 109
──関連血流感染症	87, 111
──バー	105
カヘキシー	51
ガラクトース	11, 13
カリウム	36, 58
カルシウム	33, 58
カルニチン欠乏症	112
カロテノイド	41
カロリー	7
肝硬変	144
肝障害	88

き

基礎エネルギー消費量	9
基礎代謝量	82
機能性表示食品制度	64, 71
客観的栄養評価	78, 114
吸収	10
急性胃腸炎	156
急速代謝回転タンパク質	76
巨赤芽球性貧血	29
キロカロリー	60
キロジュール	60
筋肉減少症	53, 75

く

グアーガム	40, 106
グリコーゲン	65

グリセミックインデックス 13,65	コルサコフ症候群 26	食事バランスガイド 62
グルコース 11,13	コレカルシフェロール 23	食事誘導熱産生 9
――輸送体ファミリー 13	コレステロール 12,15	食生活指針 62
くる病 25,34	混合ビタミン製剤 113	褥瘡 160
クレアチニン身長係数 15,79		食品成分表→日本食品標準成分表
クレチン病 38	**さ**	食物繊維 40,106
クロール 36	サイアミン 26	除脂肪組織 6
クローン病 142	在宅中心静脈栄養 109	除脂肪体重 7
クロム 38,59	細胞 6	自立障害 49,53
クワシオルコル 18,51,119,121	サプリメント 64,67	シリンジ 105
	サルコペニア 7,53,75,121	神経性やせ症 47,119
け	酸化ストレス 41	人工乳 45
経口・経腸栄養 86,120	参照体位 56	新生児出血症 26,44
経静脈栄養 86,108,120	三大栄養素 13	身体活動レベル 9
経腸栄養 89,102,124		身体計測 75
――剤 89	**し**	シンバイオティクス 40,106
――剤投与ライン 104	脂質 12,15,56,84	心不全 138
――アクセスライン 105	――異常症 18,136	
経皮経食道胃管挿入術 104	――代謝 82	**す**
経皮内視鏡的胃瘻造設術 102	――代謝異常 18	推奨量 55
欠食 49	シトクロムP450 70	推定エネルギー必要量 10,56
血清タンパク 79	脂肪酸結合タンパク 12	推定必要エネルギー 118
ゲノム 66	脂肪組織 6	推定平均必要量 55
健康食品 64,67	脂肪乳剤 111,113,120	水溶性ビタミン 26,57,85
	周産期合併症 127	ストレス係数 83
こ	重量変化率 61	
高カロリー輸液用液 113	ジュール 7	**せ・そ**
高コレステロール血症 18	主観的包括的栄養評価 78,114	生活習慣病 48
抗酸化物質 41	消化 10	制限アミノ酸 15
高脂血症 18	――態栄養剤 89	生体電気インピーダンス法 7,157
甲状腺ホルモン 37	小球性低色素性貧血 37	生物学的利用効率 10
高トリグリセリド血症（高TG血症）	脂溶性ビタミン 22,57,85	生物価 15
18,20,136	正味タンパク質利用率 15	成分栄養剤 89
コエンザイムA 15	食事記録法 77	成分変化率 61
誤嚥性肺炎 157	食事指導料 100,101	セレン 38,58
呼吸商 8	食事摂取基準→日本人の食事摂取	――欠乏 112
克山病 38,58	基準	善玉菌 106
骨軟化症 25,34	食事摂取頻度調査法 77	総エネルギー消費量 9
コバラミン 29	食事箋 99	早期経腸栄養 107
コバルト 39	食事調査 76	

索引

た

体格	54, 56
――指数	76, 115
体脂肪計	7
代謝酵素	70
体重減少率	75
体組成	6
大腸がん	154
耐容上限量	55
多価不飽和脂肪酸	17
ダクロンカフ	109
脱水	156
多量ミネラル	33, 58
短鎖脂肪酸	106
炭水化物	13, 57
タンパク質	11, 14, 56, 65, 83, 121
――・エネルギー栄養障害	18, 51, 75, 119
――効率	15
タンパク同化作用	122
ダンピング症候群	105, 107

ち・つ

チアミン	26
チーム医療	74
地中海式食事	42
窒素バランス（窒素平衡，窒素出納）	14, 76, 82
中心静脈栄養	84, 87, 108, 120, 124
中性脂肪	15
チューブ	102
腸管不全合併肝障害	112
調製粉乳	45
腸内細菌叢	40
つ（SV）	62

て

低栄養	51
低脂血症	18
鉄	36, 58
鉄欠乏性貧血	37, 125
電解質	32, 84
――製剤	112
デンプン	11, 13

と

銅	38, 58
糖質	11
糖新生	13
透析	150
糖尿病	130, 132
――性腎症	134
特定保健用食品	64
特別治療食	99
トクホ	64
ドコサヘキサエン酸	17
トコトリエノール	25
トコフェロール	25
ドライウェイト	148, 150
トリアシルグリセロール	12, 15
トリグリセリド	15

な

ナイアシン	28, 57
内臓脂肪型肥満	117
ナトリウム	36, 58
難消化性オリゴ糖	40

に・の

ニコチン酸	28
二次性徴	47
二次性能動輸送	11
24時間思い出し法	77
日本食品標準成分表	60
日本人の食事摂取基準	54
乳児用ミルク	45
ニュートリゲノミクス	66
ニュートリジェネティクス	66
尿中3-メチルヒスチジン	79
妊娠悪阻	125

は

妊娠高血圧症候群	126
妊娠性鉄欠乏性貧血	125
妊娠糖尿病	126, 158
濃厚流動食	89
%IBW	75
%通常時体重	75
%理想体重	75
バイオアベイラビリティ	10
廃棄部位	61
バクテリアルトランスロケーション	111
ハリス-ベネディクトの式	10, 82
半消化態栄養剤	89
パントテン酸	31, 57

ひ

非アルコール性脂肪性肝炎	88
ビオチン	30, 58
ビタミン	22, 41, 85
――A	22, 57
――B_1	26, 57
――B_2	26, 57
――B_6	28, 57
――B_{12}	29, 57
――C	31, 41, 58
――D	23, 57, 122
――E	25, 41, 57
――K	25, 57
非タンパク質/窒素比	83
非タンパク質呼吸商	8
必須脂肪酸	17
ヒドロキシアパタイト	33
非必須アミノ酸	14
肥満	46, 115
――症	116
――度	46
――妊婦	127
標準体重	115

ピリドキシン 28	母乳 44,45	**や 行**
微量元素 32,36,58,85	ポリフェノール 41	薬物相互作用 67
――製剤 113	ポンプ 105,110	やせ 18,119
微量ミネラル 58	ボンプ熱量計 7	輸液 112
		――回路 110
ふ	**ま・み**	――ポンプ 110
フィロキノン 25,57	マイプレート 63	葉酸 29,57
フードガイド 63	マグネシウム 35,58	ヨウ素（ヨード） 37,58
フォローアップミルク 45	末梢静脈栄養	予後栄養指数 82
不可欠脂肪酸 17	87,108,120,123,125	
フッ素 39	末梢静脈内留置針 108	**ら 行**
フルクトース 11,13	マラスムス 18,51,119,121	理想体重 115
フレイル 52,121	――・クワシオルコル 18,119	離乳食 46
プレバイオティクス 40,106	マンガン 38,58	リノール酸 17
フレンチパラドックス 42	慢性腎臓病 146,148	リフィーディングシンドローム
プロバイオティクス 40,106	慢性閉塞性肺疾患 140	119,121,155
プロビタミンA 41	ミネラル 32	リポタンパク 16
分岐鎖（分枝）アミノ酸		――リパーゼ 16
15,84,113,120,122	**め・も**	リボフラビン 26
	メタボリックシンドローム 117	リン 34,58
へ	メナキノン 25,57	臨床検査 76
ペプチド 12	目安量 55	臨床診査 75
ペラグラ 28,57	免疫能 82	レチノール 23
ペントースリン酸回路 26	メンケス病 38	――結合タンパク 23,76
	目標量 55	ローレル指数 46
ほ	モリブデン 39,59	
芳香族アミノ酸 113		**わ**
保健機能食品制度 64		ワルファリン 25,71

〔編著者代表〕

折茂英生　日本医科大学大学院　教授

〔編著者〕（五十音順）

勝川史憲　慶應義塾大学スポーツ医学研究センター　教授
田中芳明　久留米大学病院医療安全管理部　教授
吉田　博　東京慈恵会医科大学臨床検査医学講座　教授，大学院代謝栄養内科学　教授
　　　　　東京慈恵会医科大学附属柏病院　副院長

〔著　者〕（五十音順）

浅桐公男　久留米大学医学部小児外科　准教授
阿部雅紀　日本大学医学部内科学系腎臓高血圧内分泌内科学分野　教授
石井信二　久留米大学医学部小児外科　助教
石橋生哉　公立八女総合病院　診療部長，外科部長
磯﨑泰介　社会福祉法人聖隷福祉事業団聖隷浜松病院　腎臓内科顧問
伊藤公美恵　医療法人社団桜緑会日本橋さくらクリニック　副院長
今井久美子　川村学園女子大学生活創造学部　教授
上野高浩　医療法人社団三健会渡辺整形外科内科医院　副院長
内山　幹　東京慈恵会医科大学附属柏病院消化器肝臓内科　講師
大荷満生　杏林大学医学部高齢医学　准教授
川口　巧　久留米大学医学部消化器内科　講師
岸本良美　お茶の水女子大学寄附研究部門「食と健康」　寄附研究部門准教授
近藤和雄　東洋大学食環境科学部　教授
七種伸行　久留米大学医学部小児外科　助教
三枝英人　東京女子医科大学八千代医療センター耳鼻咽喉科・小児耳鼻咽喉科　科長，講師
澤田正二郎　東北大学病院糖尿病代謝科　院内講師
下澤達雄　東京大学医学部附属病院検査部　講師
田嶋華子　日本医科大学小児科学教室　助教
田尻祐司　久留米大学医学部内分泌代謝内科　准教授
茜原弘光　医療法人社団愛弘会みらいウィメンズクリニック　院長
中島　啓　神奈川県立保健福祉大学栄養学科　教授
　　　　　埼玉医科大学総合医療センター内分泌・糖尿病内科　客員教授
永松あゆ　久留米大学病院栄養治療部　管理栄養士
松井貞子　日本女子大学家政学部　専任講師
丸山千寿子　日本女子大学家政学部　教授
森山純江　国立国際医療研究センター国府台病院糖尿病・内分泌代謝科　医師
柳内秀勝　国立国際医療研究センター国府台病院　内科系統括診療部門長
吉川雅則　奈良県立医科大学内科学第二講座／栄養管理部　病院教授

研修医・医学生のための
症例で学ぶ栄養学

2017年（平成29年）3月15日　初版発行

編著者代表　折　茂　英　生
発　行　者　筑　紫　和　男
発　行　所　株式会社 建　帛　社
　　　　　　　KENPAKUSHA

〒112-0011　東京都文京区千石4丁目2番15号
　　　　　　TEL（03）3944-2611
　　　　　　FAX（03）3946-4377
　　　　　　http://www.kenpakusha.co.jp/

ISBN 978-4-7679-3420-4　C3047　　　　　　中和印刷／常川製本
Ⓒ折茂英生ほか，2017　　　　　　　　　　　Printed in Japan
（定価はカバーに表示してあります。）

本書の複製権・翻訳権・上映権・公衆送信権等は株式会社建帛社が保有します。
JCOPY〈出版者著作権管理機構　委託出版物〉
本書の無断複製は著作権法上での例外を除き禁じられています。複製される
場合は，そのつど事前に，出版者著作権管理機構（TEL 03-3513-6969，
FAX 03-3513-6979，e-mail：info@jcopy.or.jp）の許諾を得て下さい。